Essen

kann unser Leben verändern.
In welche Richtung diese Veränderung geht,
liegt in unseren Händen.

Life changing food

Das **LCF** Prinzip

DAS 21 TAGE
PROGRAMM

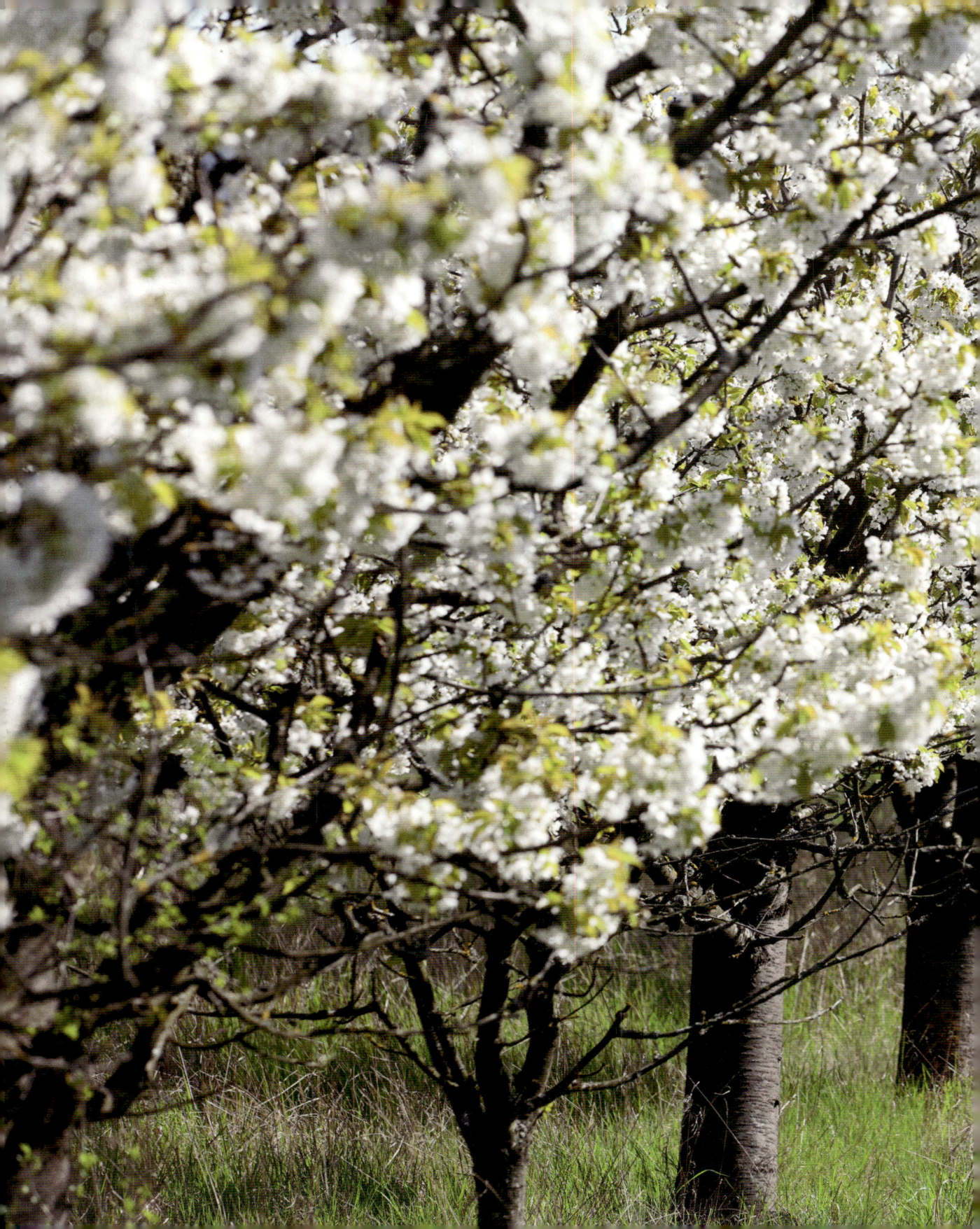

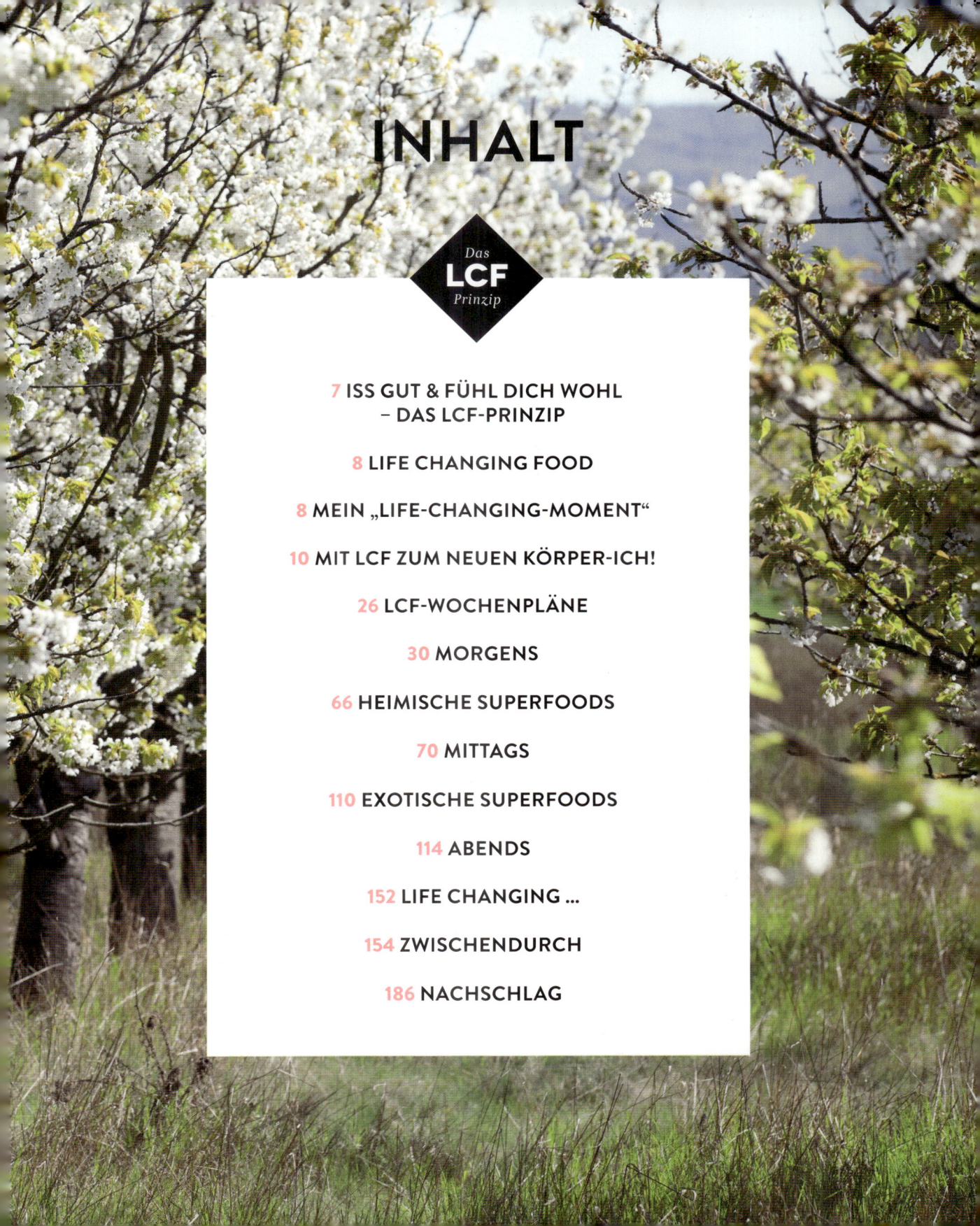

INHALT

Das **LCF** *Prinzip*

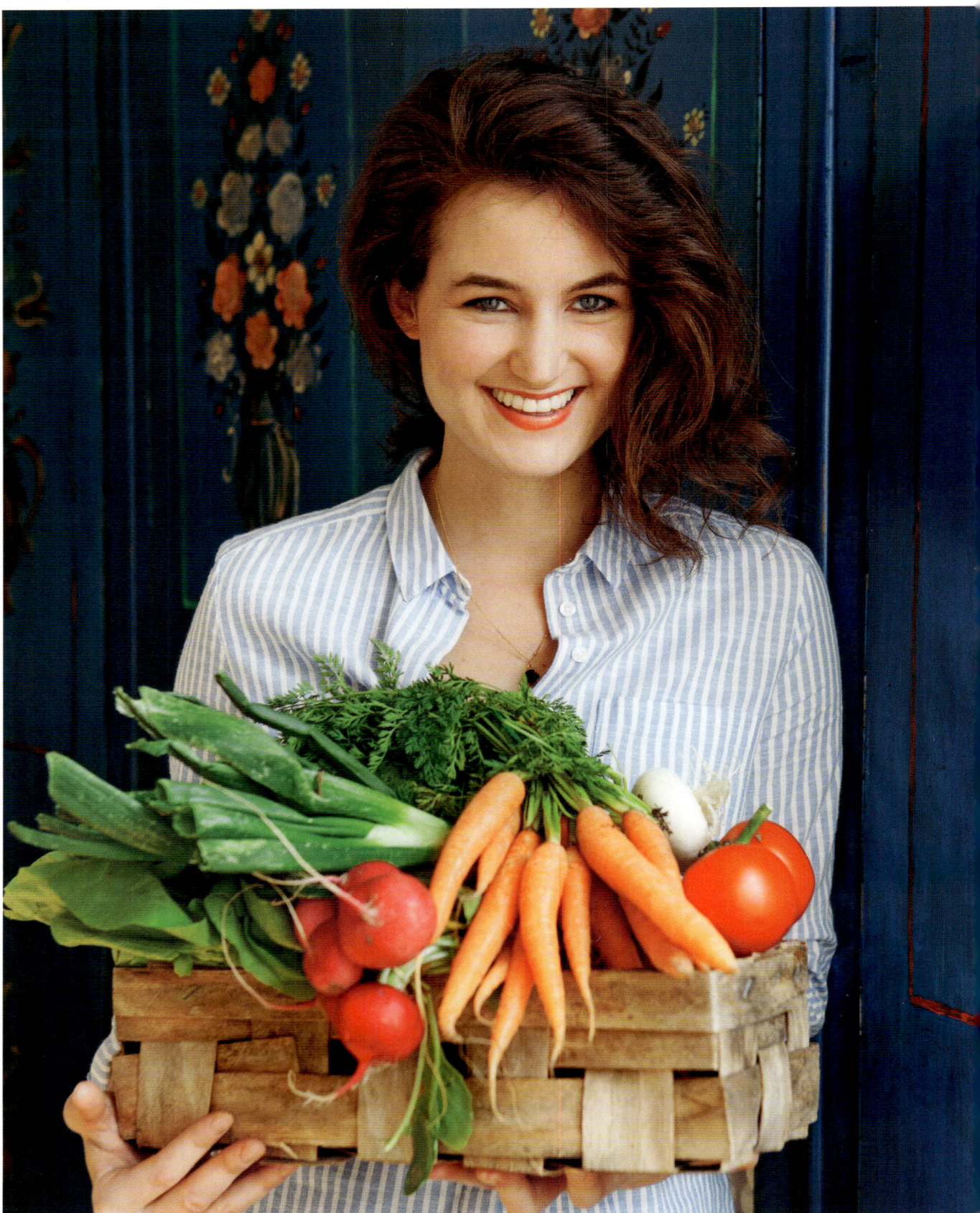

ISS GUT & FÜHL DICH WOHL

Das LCF Prinzip

Essen ist für mich die schönste notwendige Sache der Welt. Ich habe immer gern gegessen. Als ich mit 21 erfuhr, dass ich Zöliakie (Glutenunverträglichkeit) habe, hat sich mein Leben radikal verändert. Glutenfrei zu kochen war für mich der Schlüssel in eine Welt unbekannter Genüsse. Aus der Notwendigkeit wurde eine Entdeckung.

Ich habe angefangen, mich intensiv mit Ernährung und Kochen zu beschäftigen und meinen Speisezettel komplett umgestellt. Diese Umstellung macht mich seitdem jeden Tag glücklich. Heute ist Glutenfreiheit in meiner Küche ein Aspekt neben anderen – besonders wichtig ist mir die Verwendung von nährstoffreichen, natürlichen Lebensmitteln. Ich bin ein neugieriger Mensch, ich probiere gern Neues aus, ich liebe Abwechslung. Und ich finde, Essen soll vor allem eines: guttun und gut schmecken.

Diese Erfahrung, wie sehr gesundes Essen das Leben verändern kann, möchte ich weitergeben. Deshalb habe ich das Life-Changing-Food-Prinzip entwickelt: ein ganzheitliches, leicht anzuwendendes Ernährungsprinzip, das auf Genuss und Wohlbefinden basiert. Life Changing Food orientiert sich an Lebensfreude, im Sinne von „Iss gut. Fühl dich wohl!". Life Changing Food versorgt Körper und Seele mit echter Wohlfühlnahrung.

Essen kann dein Leben verändern. In welche Richtung diese Veränderung geht, liegt in deinen Händen. Mit diesem Buch möchte ich mein Wissen weitergeben, wie du erreichen kannst, dass das, was du isst, dein Leben zum Positiven verändert, dir Glück und Wohlbefinden bringt.

> **Life Changing Food liefert die wichtigsten Nährstoffe, stärkt das Immunsystem, vitalisiert – und ist nicht zuletzt purer Genuss!**

Viel Freude beim Lesen
& Nachkochen!

LIFE CHANGING FOOD

Nahrungsmittel, die unsere **STIMMUNG** positiv beeinflussen, uns mehr **ENERGIE** geben, uns **VITALER, LEISTUNGSFÄHIGER, AKTIVER** machen und uns helfen können, das Wohlfühlgewicht zu erreichen bzw. zu halten, machen uns als Summe all dieser Wirkungen auch glücklicher. Das ist das Life-Changing-Food-Prinzip, kurz LCF-Prinzip. Es gibt also viele Gründe, ab sofort damit zu starten!

Unser Körper und unsere Gesundheit sind unser höchstes Gut. Wenn wir unserem Körper Gutes tun, tun wir uns Gutes. Wenn wir unseren Körper mit unpassender Ernährung belasten, schaden wir uns. „Der Mensch ist, was er isst", meinte einst der deutsche Philosoph Ludwig Feuerbach. Man muss nicht Philosoph sein, um zu wissen, dass da etwas dran ist: **Wer auf seinen Körper und seine Signale achtet, spürt, wie sehr Essen unser Wohlbefinden beeinflusst.**

Nahrung kann uns erstrahlen lassen, uns Energie schenken, uns fitter und leistungsfähiger machen, schlanker, glücklicher und aktiver. Life Changing Food (LCF) bedeutet, diese Erkenntnis systematisch zu nutzen, um das Leben bestmöglich zu beeinflussen. LCF nutzt das Wissen um die Eigenschaften von Lebensmitteln, um Genuss mit Wohlbefinden zu verbinden. LCF ist keine anlassbezogene Ernährung oder einseitige Diät. Im Gegenteil, LCF sagt einseitigen Ernährungsformen den Kampf an. Vielseitiger, ausgewogen und abwechslungsreicher kann Essen kaum sein.

Appetitlich angerichtete, herrlich duftende und wohlschmeckende Speisen machen das positive Erlebnis komplett. Das nötige Knowhow – vom Einkauf über die Inhaltsstoffe bis zur Zubereitung – stellt dieses Buch bereit. Es möchte Lust aufs Ausprobieren machen und nachhaltig wirken.

LCF verwendet ausschließlich Lebensmittel, die ihren Namen als „Mittel des Lebens" verdienen. Sie sind sehr nährstoffreich, weisen einen hohen Gehalt an Antioxidantien auf, manche von ihnen sind sogenannte Superfoods. Hinter diesem etwas exotisch klingenden Begriff verbergen sich unter anderem eine ganze Reihe einheimischer Genüsse wie Brokkoli oder Heidelbeeren. Superfoods sind außerordentlich nährstoffreiche Nahrungsmittel mit überdurchschnittlich vielen Vitaminen und Mineralstoffen, viel Eiweiß, essenziellen Fettsäuren und anderen wertvollen Inhaltsstoffen.

MEIN „LIFE-CHANGING-MOMENT"

Es war an einem verregneten, grauen Herbsttag, als ich erschöpft von der Arbeit kam. Auf dem Nachhauseweg fiel mir ein entzückendes kleines Café ins Auge. Die Vielfalt der Speisen faszinierte mich, ich konnte nicht widerstehen und betrat das Café. Ausgepowert wie ich war, bestellte ich eine Matcha-Milch aus hausgemachter Mandelmilch mit Goji-Beeren, dazu eine in Kakao gewälzte Energiekugel aus getrockneten Früchten.

Noch nie zuvor habe ich die wohltuende Wirkung einer Mahlzeit so bewusst erlebt wie in diesem Moment. Ich hatte den Eindruck, direkt zu spüren, wie das Essen meinem Körper Energie schenkte und mich meinen Stress vergessen ließ. Es war ein Moment nur für mich, ein Moment, der mir meinen Körper und seine Bedürfnisse wieder ins Bewusstsein brachte. Als ich das Café verließ, fühlte ich mich energiegeladen und erholt – aufgrund der nährstoffreichen Köstlichkeiten, die ich genossen hatte, nicht verwunderlich.

Nach diesem Erlebnis begann ich mich intensiv mit heimischen wie auch exotischen Super- und Powerfoods auseinanderzusetzen: Essen, das nachhaltig Freude macht, mit vitalisierenden, köstlichen und natürlichen Zutaten. So wurde die Einkehr in diesem kleinen Café zu meinem „Life-Changing-Moment".

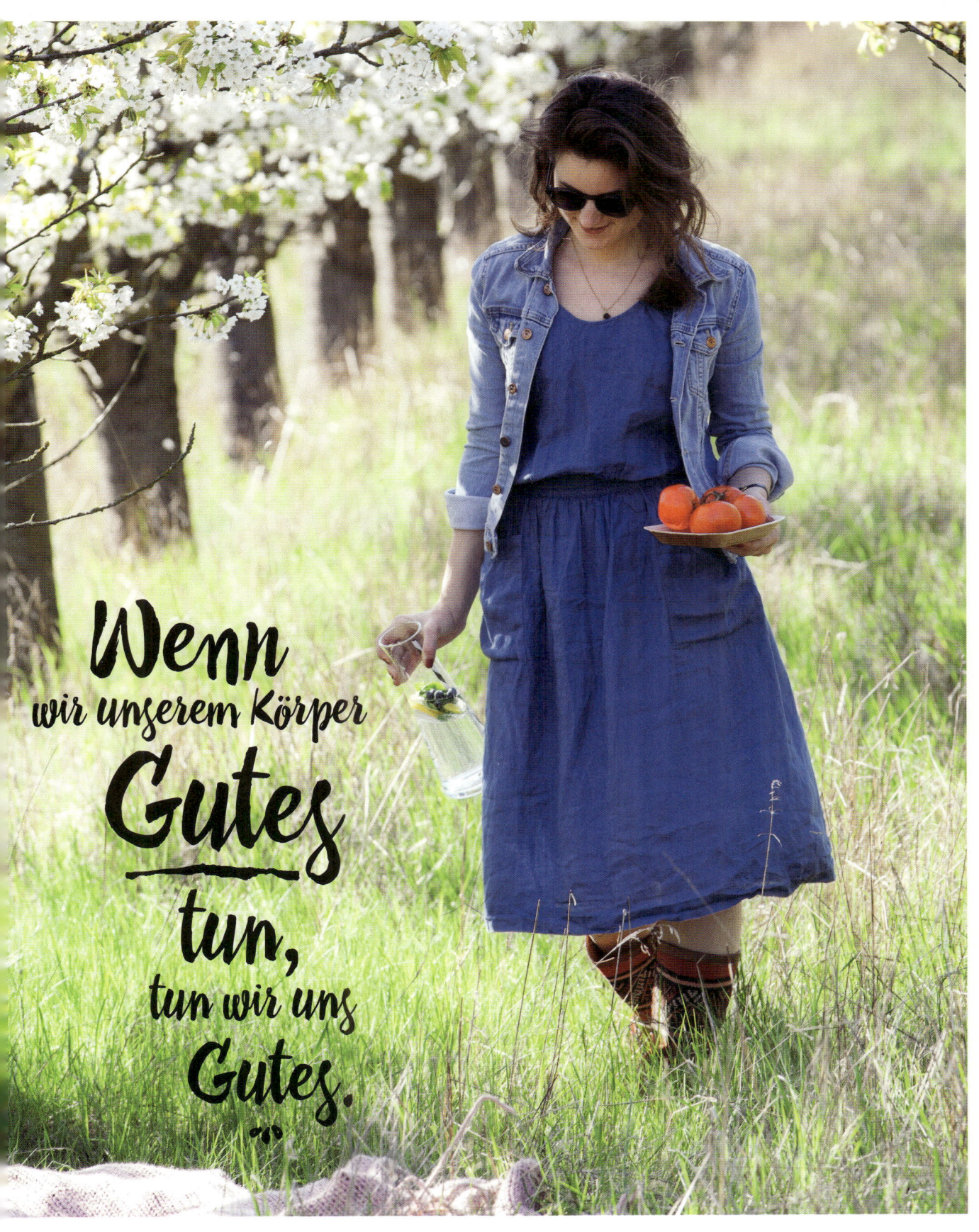

Wenn
wir unserem Körper
Gutes
tun,
tun wir uns
Gutes.

MIT LCF ZUM NEUEN KÖRPER-ICH!

Hochwertige Nahrung ist eine Grundvoraussetzung für Gesundheit und Lebensfreude. Bei den heute üblichen Ernährungsgewohnheiten besteht jedoch ein großes Risiko für Übersäuerung und Verfettung bei gleichzeitiger Mangelernährung.

Durch das Überangebot an fertigen Speisen ist heute eine gesunde Ernährungsweise mit frischen Zutaten alles andere als selbstverständlich. Selbst zu kochen, zu wissen, woher Lebensmittel kommen, wie z.B. die Tiere, deren Fleisch wir konsumieren, aufgewachsen sind, und womit sie gefüttert wurden, ist genauso wenig selbstverständlich.

Warum sind wir in so vielen anderen Lebensbereichen skeptisch und hinterfragen alles, doch wenn es um unsere Ernährung geht, nicht? Wir essen oft ohne nachzudenken, was da eigentlich in unseren Körper gelangt und was es – auch langfristig – bewirkt.

Zu wissen, was man isst, bedeutet Verantwortung zu übernehmen, achtsam zu sein, auf sich zu schauen und sich etwas Gutes zu tun. Wer sich bewusst mit Ernährung auseinandersetzt und selbst kocht, lernt, Lebensmittel mit schädlichen Inhaltsstoffen wie Geschmacksverstärkern, Konservierungsstoffen oder künstlichen Zusätzen zu meiden und Lebensmittel zu schätzen, die dem Körper wirklich guttun. Das Bewusstsein für den Körper – dafür, was ihn „antreibt und ölt" – wächst.

Viele Menschen haben schon die ein oder andere Diät probiert, grundsätzlich wissen die meisten, was gesunde Lebensmittel sind und welche man nur in Maßen konsumieren sollte. Aber um aus dem Vollen zu schöpfen und das Potential unserer Nahrungsmittel an Nährwert, Geschmack, Gesundheit und Energie wirklich zu nutzen, bedarf es einer nachhaltigen Ernährungsweise.

DER WOHLFÜHLINDEX

Selbstbewusstsein · Wohlfühlgewicht · Leistungsfähigkeit · Wohlbefinden · Familie · Freunde · Zeit · Das LCF Prinzip · Liebe · Verdauung · Sport · Energie · Positive Gedanken · Balance · Ausstrahlung · Körper-Ich · Glück · Immunsystem

DIE SIEBEN LCF-GLÜCKSVERSPRECHEN

1. **LCF** SCHENKT DIR MEHR **ENERGIE & AUSSTRAHLUNG**
2. **LCF** STÄRKT DEIN **IMMUNSYSTEM** UND SORGT FÜR MEHR WOHLBEFINDEN
3. **LCF** MACHT DICH **LEISTUNGSFÄHIGER**
4. **LCF** VERSORGT DICH MIT ALLEN WICHTIGEN **NÄHRSTOFFEN**
5. **LCF** IST VOLLER GESCHMACK UND **PURER GENUSS**
6. **LCF** STEIGERT DEINE **LIBIDO**
7. **LCF** BRINGT DICH ZUM **WOHLFÜHLGEWICHT**

SUPERFOOD AVOCADO

Eines meiner Lieblings-Superfoods sind Avocados. Ihre ungesättigten Fettsäuren fördern die Aufnahme von Vitaminen und Mineralstoffen, nicht nur auf Grund ihrer optimalen Fett-Zusammensetzung sind sie sehr gesund. Sie können den Cholesterinspiegel senken, Herz und Gefässe schützen und so das Risiko für Herz- und Kreislauferkrankungen senken. Neben Kalium, Kalzium und Eisen enthalten sie Vitamin A, Beta-Carotin, Biotin sowie Vitamin E.

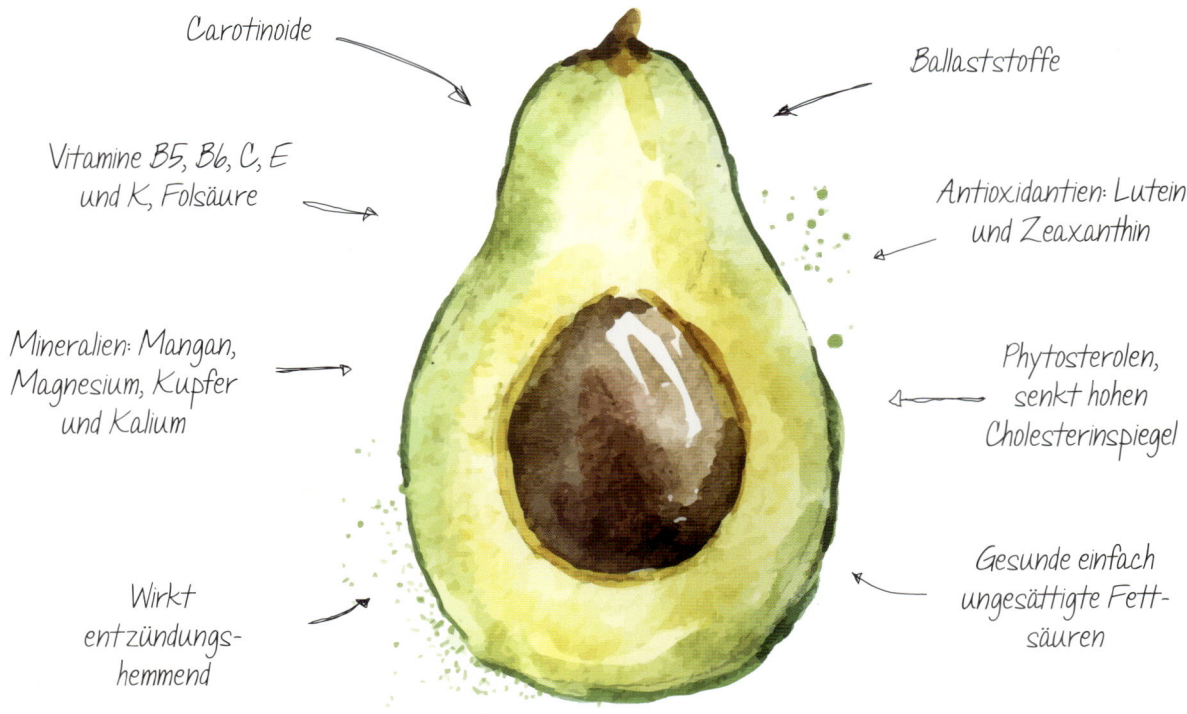

Carotinoide

Ballaststoffe

Vitamine B5, B6, C, E und K, Folsäure

Antioxidantien: Lutein und Zeaxanthin

Mineralien: Mangan, Magnesium, Kupfer und Kalium

Phytosterolen, senkt hohen Cholesterinspiegel

Wirkt entzündungshemmend

Gesunde einfach ungesättigte Fettsäuren

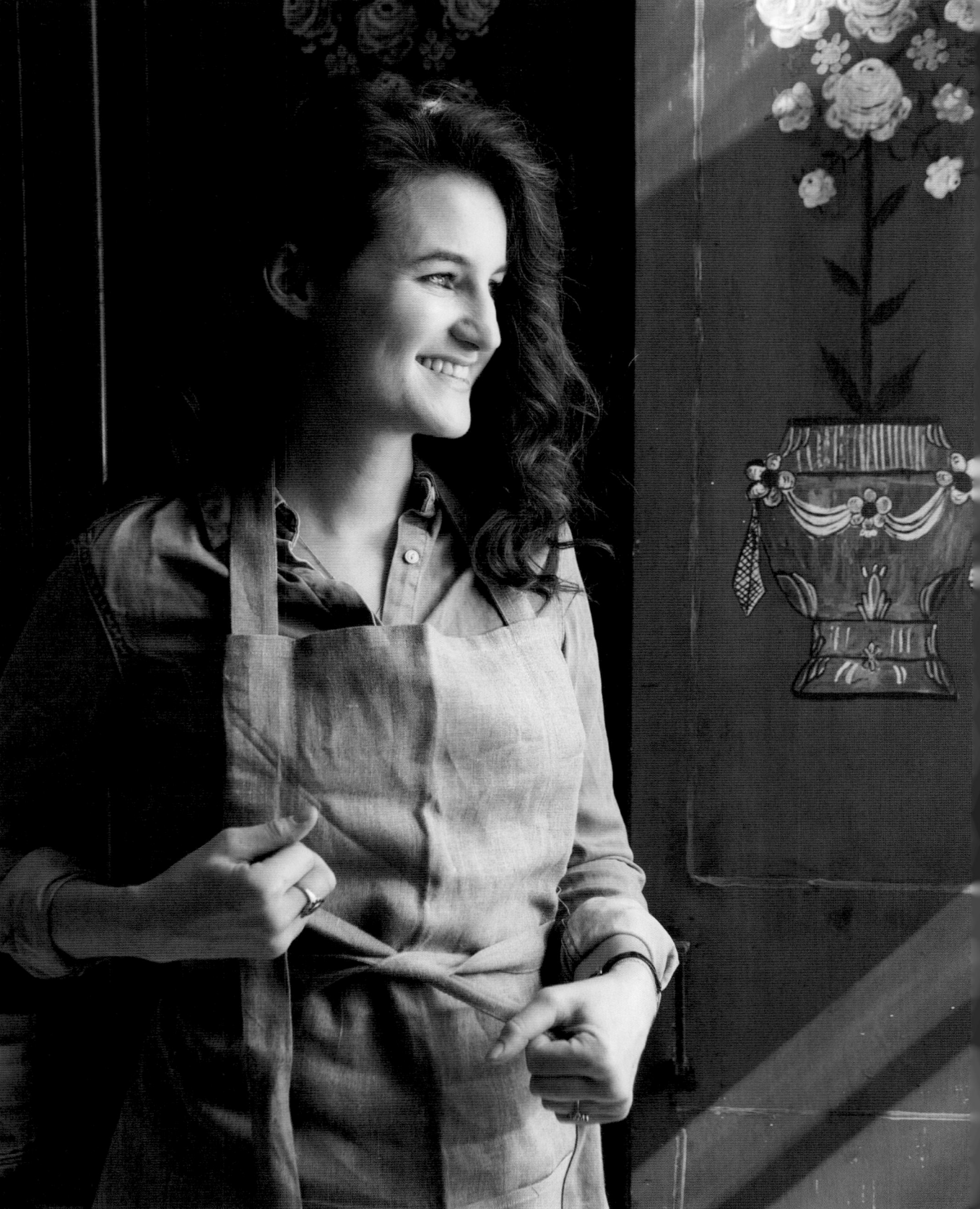

MEINE GESCHICHTE

Als ich 21 war, wurde bei mir Zöliakie, d.h. Glutenunverträglichkeit, diagnostiziert. Die Diagnose erforderte eine Essens-Umstellung von heute auf morgen. Zu Beginn war ich oft frustriert. Ich bin ein sehr neugieriger Mensch und auch ein Genussmensch, deshalb fiel es mir anfangs schwer, nicht mehr alles probieren zu können. Heute jedoch sehe ich, dass meine Krankheit der Anstoß für einen positiven Wandel in meinem Leben war. Ohne sie hätte ich nicht Gesundheitsmanagement studiert und wäre nie Food-Fotografin und Food-Bloggerin geworden.

Zu erfahren, dass man Zöliakie hat, verlangt eine eingehende Auseinandersetzung mit Lebensmitteln, Inhaltsstoffen und Verpackungsangaben. Deshalb habe ich das Thema Ernährung zu meinem neuen Lebensinhalt gemacht. Im Laufe der Jahre wurde daraus eine wahre Leidenschaft und schließlich mein Beruf. Was gibt's Schöneres!

Da glutenfreies Essen auswärts oder als Takeaway kaum erhältlich ist, koche ich sehr viel selbst. Die glutenfreie Küche hat mich gelehrt, kreativ zu kochen und umzudenken. Besonders wichtig ist mir, dass ich nie das Gefühl des Verzichts habe, und dass mein Essen lecker, gesund und nährstoffreich ist. So gibt es in meiner Küche Kuchen ohne Mehl – das wird z.B. mit Kidneybohnen oder Mandelmus ersetzt.

Meine Recherchen zu glutenfreiem Essen und alternativen Getreidesorten haben mich auch zu faszinierenden Superfoods geführt: Lebensmitteln, die nicht nur lecker sind, sondern meine Gesundheit und Stimmung positiv beeinflussen. Daraus habe ich im Laufe der Jahre das LCF-Prinzip entwickelt. Die Lebensmittel, die ich heute verwende, funktionieren wie ein Antriebsstoff für den Körper. Sie garantieren neue Geschmacksmomente, schulen die Geschmacksnerven und bringen ein Optimum an Nährstoffen, Genuss und damit auch Lebensfreude.

SCHÖNHEIT VON INNEN

Ein Sprichwort sagt: „Wahre Schönheit kommt von innen". Ich sage: **INNERE SCHÖNHEIT** kommt von der richtigen **ERNÄHRUNG**. Wer sich ungesund ernährt, beschleunigt natürliche Alterungsprozesse.

Verhindern kann man Altern nicht. Aber man kann das fortschreitende Absterben unserer Körperzellen verzögern. Besonders wichtig dafür ist die Zufuhr von Antioxidantien, die die sogenannten freien Radikale unschädlich machen, die sonst unsere Zellen schädigen würden. „Beauty Food" sind vor allem pflanzliche Lebensmittel, die sich durch ihren Gehalt an den Vitaminen A, B2, B3, C und E auszeichnen, sowie die Spurenelemente Zink, Kupfer, Eisen und vor allem Selen enthalten – LCF eben!

Diese Vitamine unterstützen die Bildung der körpereigenen Antioxidantien, d.h. bestimmter Enzyme (s. S. 23). Bei meinem Lieblings-Superfood, der Avocado, z.B. (S. 11) heißt das konkret: Vitamin E sorgt für schöne Haut, und auch die Vitamine A und C, die

Radikalfänger sind, sind reichlich vorhanden. Auch Aprikosen sagt man nach, dass sie uns durch den hohen Gehalt an Betacarotin eine „Pfirsichhaut" bescheren. Um innen und außen so richtig zu strahlen, ist darüber hinaus die ausreichende Versorgung mit Wasser sehr wichtig, genauso wie regelmäßige Bewegung, die den Stoffwechsel und die Durchblutung fördert.

Stress und Schlafmangel, aber auch Alkohol und Nikotin führen zu vermehrten Oxidationsprozessen in unseren Körperzellen und dadurch zu sogenanntem oxidativem Stress. Deshalb ist es so wichtig, auch im Alltag immer wieder zu innerer Ruhe zu kommen und auf die Zusammensetzung der Ernährung zu achten.

MIT LCF LANGFRISTIG ZUM WOHLFÜHLGEWICHT

LCF-Gerichte enthalten mehr Nährstoffe als die meisten anderen Speisen, aber nicht mehr Kalorien. Das bedeutet: Wer regelmäßig nach dem LCF-Prinzip kocht, versorgt seinen Körper mit allen Vitaminen, Mineralstoffen, Eiweißen, Enzymen, essenziellen Fettsäuren, Koenzyme etc., die man braucht.

Und das bei gleichzeitig geringerer Kalorienaufnahme als bei der in unserer Kultur üblichen Ernährung. LCF zügelt auch Heißhungerattacken bzw. sättigt länger und gibt über den Tag verteilt mehr Energie.

Es geht bei LCF nicht darum, Kalorien zu zählen und in einem bestimmten Zeitraum eine bestimmte Gewichtsreduktion zu erreichen. Im Gegenteil, mir ist ein entspanntes, positives Verhältnis zum Körper sehr wichtig.

LCF ist keine Diät. Dank der Nährstoffdichte der LCF-Speisen und des bewussten Umgangs mit Lebensmitteln kann diese Ernährungsform jedoch für Personen, die abnehmen wollen, hilfreich sein.

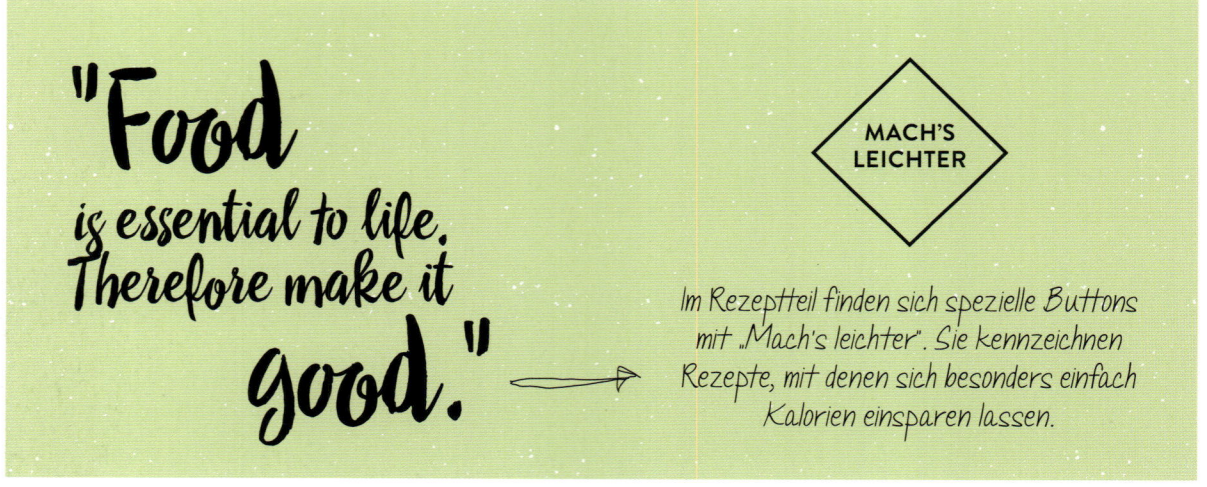

"Food is essential to life. Therefore make it good."

MACH'S LEICHTER

Im Rezeptteil finden sich spezielle Buttons mit „Mach's leichter". Sie kennzeichnen Rezepte, mit denen sich besonders einfach Kalorien einsparen lassen.

Oft essen wir nur, um unseren Blutzuckerspiegel aufrechtzuerhalten. So wird beispielsweise das Mittagstief mit einem Stück Schokolade oder einem zuckerhaltigen Snack bekämpft. Weiß man aber, wie man mittels LCF dafür sorgen kann, dass ein solches Energietief gar nicht erst entsteht oder wie man es im Falle des Falles sinnvoll behebt, dann kann man auf die üblichen nährstofflosen, aber stark kalorienhaltigen Nahrungsmittel leicht verzichten. Dank LCF wird auch das Bedürfnis nach solchen Lebensmitteln stark abgeschwächt.

LCF beinhaltet viel Gemüse und Hülsenfrüchte. Diese Art von Kohlenhydraten liefert uns wichtige Mineralstoffe und Vitamine, die unserem Organismus auf natürliche Weise helfen, rascher abzunehmen und da-

bei gesund zu bleiben. Kohlenhydrate, die in Gemüse und Hülsenfrüchten zu finden sind, gelangen immer nur nach und nach aus dem Verdauungstrakt ins Blut; deshalb erhöhen sie den Insulinspiegel nur gering und lösen keine Heißhungerattacken aus.

Regelmäßige Bewegung gehört zu einem gesunden Lebensstil, sie hilft sich wohlzufühlen und das individuelle Wohlfühlgewicht zu erreichen bzw. zu halten. Um den inneren Schweinehund zu überwinden und regelmäßig Sport zu machen, beginnt man am besten etappenweise und setzt sich langsam höhere Ziele. Am besten gemeinsam mit einer/m Freund/in oder Partner. Denn miteinander macht es noch viel mehr Spaß. Die Motivation kommt dann nach den ersten Versuchen und (kleinen) Erfolgen von selbst.

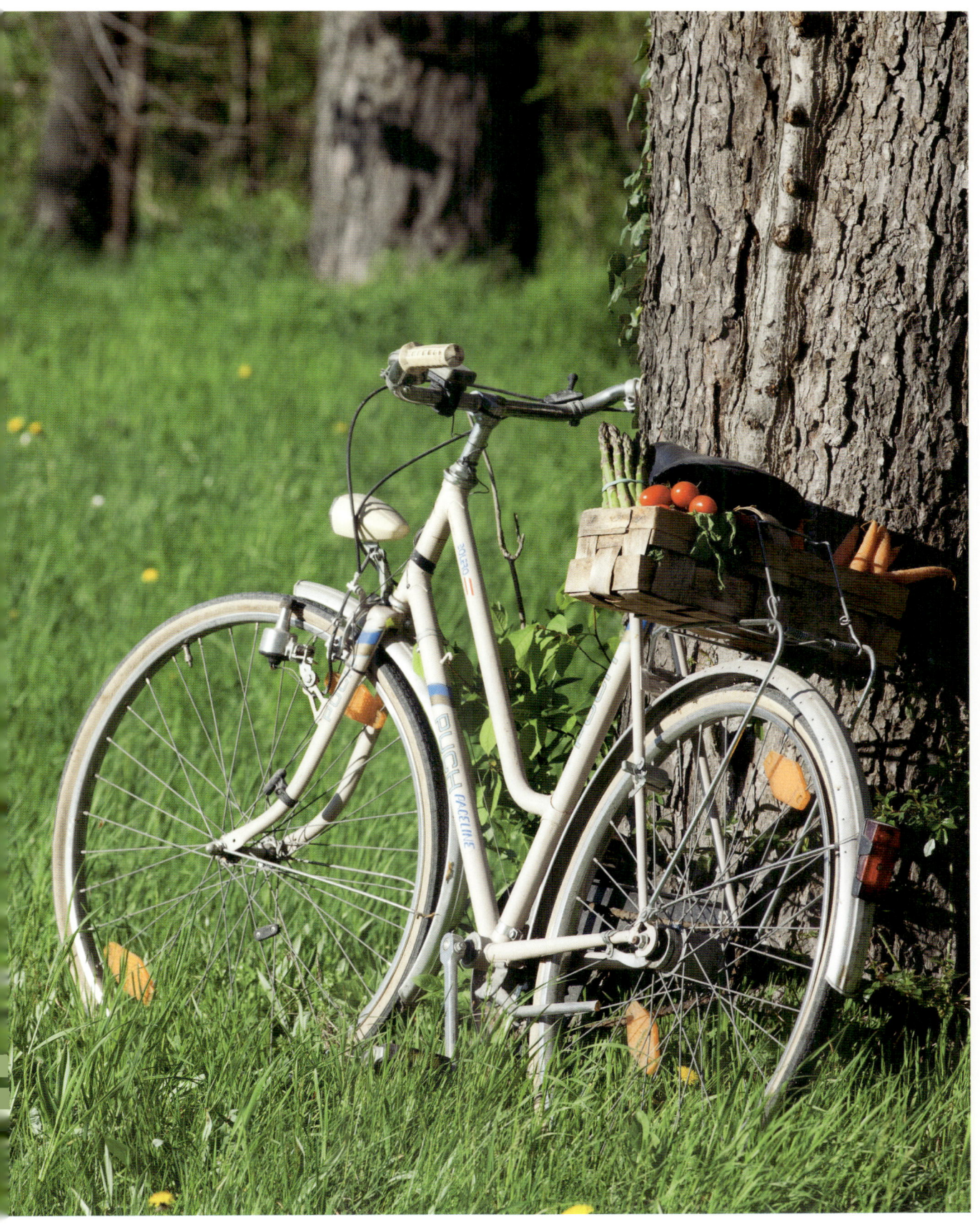

DAS 21-TAGE-PROGRAMM

21 TAGE FÜR EINEN LUSTVOLLEN EINSTIEG IN EINE WOHLTUENDE UND GESUNDE ERNÄHRUNGS-WEISE. 21 TAGE, IN DENEN SICH DEIN LEBEN — DEINE GESUNDHEIT UND FITNESS, DEIN KÖRPER UND DEIN BEWUSSTSEIN — POSITIV VERÄNDERN KANN. 21 TAGE, DIE DIE BASIS FÜR EINE NACHHALTIGE UMSTELLUNG SIND.

LCF hat mir bereits nach kurzer Zeit mehr Energie, eine Verbesserung des Zustands meiner Haut und mehr Zufriedenheit geschenkt. Diese Erfahrung möchte ich mit diesem Buch an alle weitergeben, die nährstoffreiches Essen probieren und einen genussvollen und gesunden Neustart machen wollen.

Deshalb bietet dieses Buch Rezepte für 21 Tage voller Neu- und Wiederentdeckungen von Bekanntem und nicht so Bekanntem, in jedem Fall aber: Natürlichem, Genussvollem und Guten. Wer mit LCF startet, wird, je nach individueller Konstitution und Voraussetzung, in 21 Tagen erste Veränderungen an seinem Körper bemerken. In welcher Reihenfolge die Rezepte innerhalb der 21 Tage zubereitet und genossen werden, kann man ganz nach persönlichem Geschmack und Vorlieben entscheiden. Eine mögliche Aufteilung zeigt mein Wochenplan auf S. 27–29.

Veränderung bedeutet immer, sich auf Neues einzulassen. Dafür braucht es gute Gründe. Ich denke, für LCF gibt es den besten Grund überhaupt: In seine Gesundheit und seinen Körper zu investieren, ist meiner Meinung nach das Beste, was wir Menschen tun können.

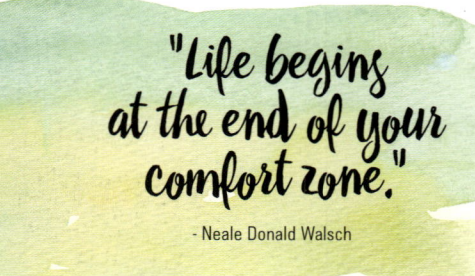

"Life begins at the end of your comfort zone."

- Neale Donald Walsch

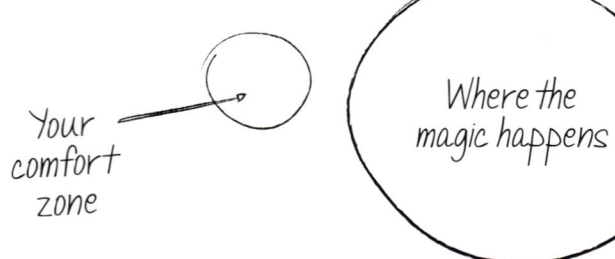

Your comfort zone

Where the magic happens

SO KLAPPT DIE UMSTELLUNG AUF DAS LCF-PRINZIP

Gesunde Ernährung kann man lernen, sie ist eine Frage der Übung und Gewöhnung: Je öfters man etwas macht, desto normaler und einfacher wird es. Je länger man dabeibleibt, desto mehr arbeitet die Zahl der Wiederholungen für sich. Wer nach dem LCF-Prinzip kocht, merkt schnell, dass das Verlangen nach Süßem und Speisen mit Geschmacksverstärkern immer schwächer wird. Stattdessen beginnt sich der Körper schnell nach gutem Essen zu sehnen, sobald man das LCF-Programm gestartet hat.

Am einfachsten funktioniert die Umstellung, wenn man Freunde oder Familie hat, die einen bei der Umstellung unterstützen, begleiten und am besten auch mitmachen. Sehr hilfreich ist auch, das Kochen und die Vorbereitung eines gesunden Snacks oder eines Mittagessens (außerhalb oder auch während des Arbeits-/Bürotages) genauso wie andere Termine einzuplanen. Der Körper ist das wichtigste Gut, das wir besitzen – die Zeit, die man in ihn investiert, ist eine sehr gute Anlage.

Die Rezepte in diesem Buch sind, sofern nicht anders angegeben, für zwei Personen berechnet. Wer für eine größere Runde kocht, nimmt einfach entsprechend mehr.

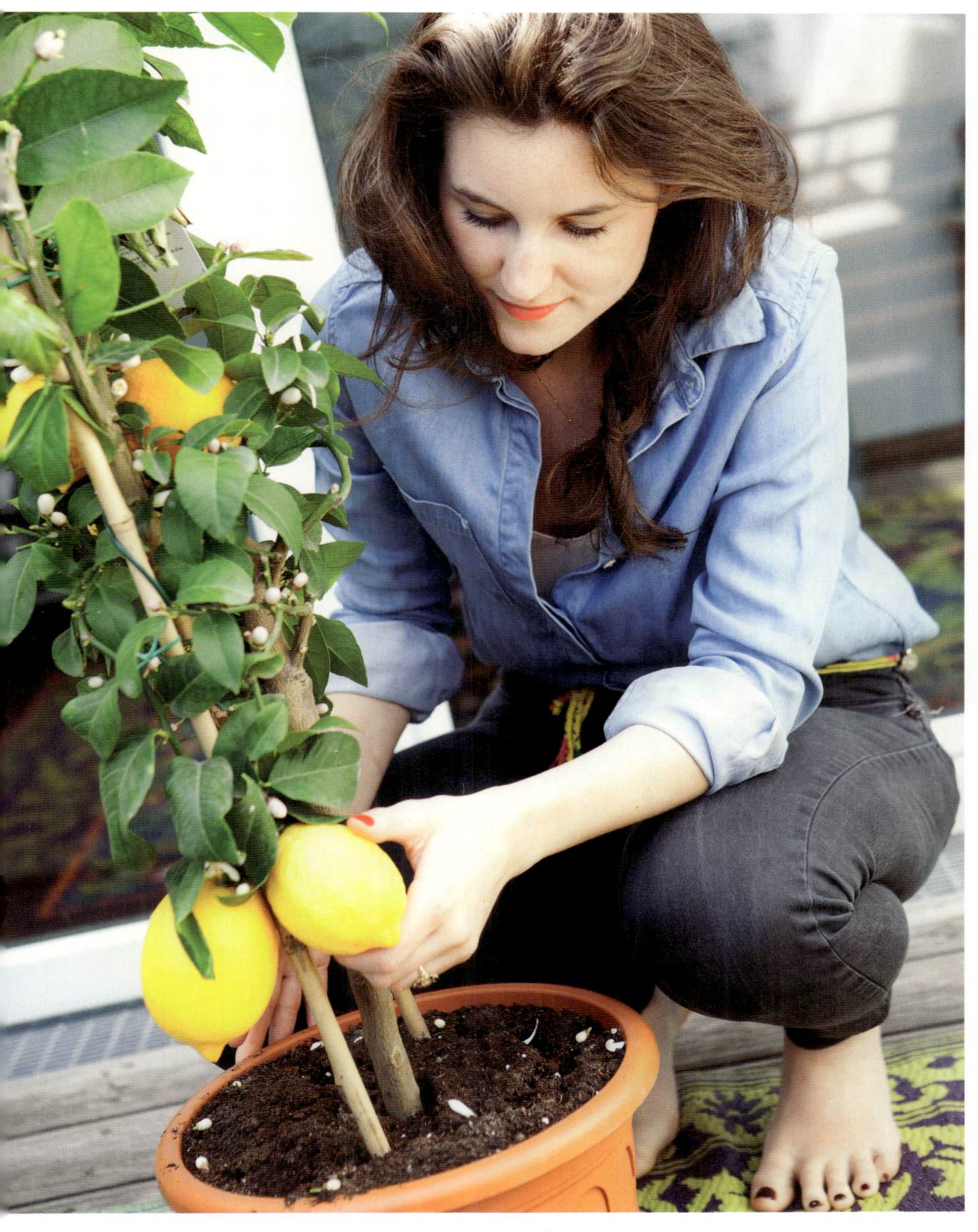

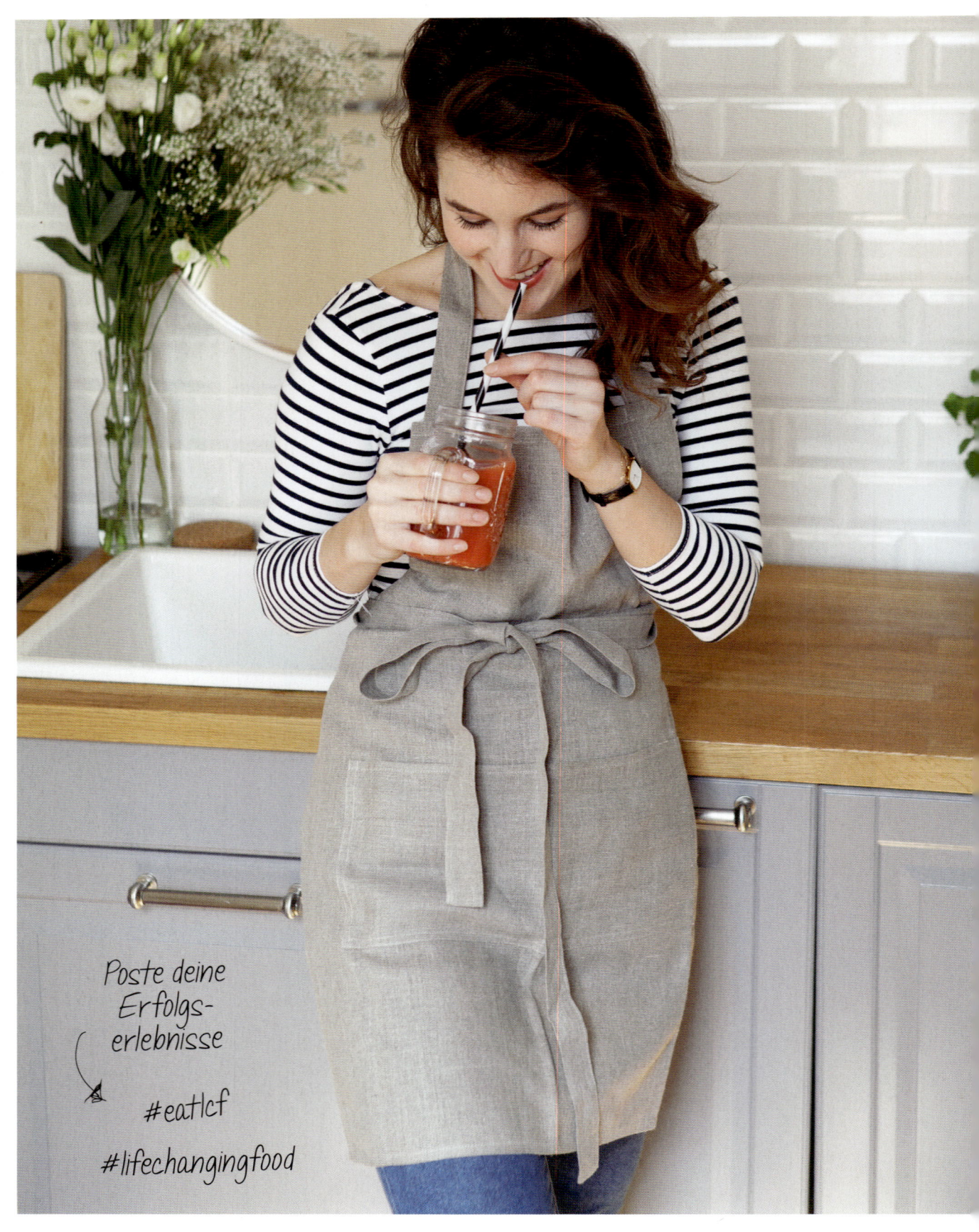

Poste deine
Erfolgs-
erlebnisse

#eatlcf

#lifechangingfood

FÜNF TIPPS

WIE DU DEINE ERNÄHRUNG UMSTELLEN UND DAS LCF-PRINZIP IN DEINEN ALLTAG INTEGRIEREN KANNST

TIPP 1: Sieh deine Ernährungsumstellung mit LCF als Projekt an. Betrachte LCF als positive lebensverändernde Möglichkeit. Gesteigerte Lebenskraft, ein stärkeres Immunsystem und Wohlfühlgewicht sind angesagt – und du bist nicht weit davon entfernt.

TIPP 2: Weg mit ungesunden Lebensmitteln! Miste deinen Küchenschrank, deinen Kühlschrank und die Tiefkühltruhe aus und verabschiede dich von ungesunden Fertigprodukten, stark zucker- und fetthaltigen Produkten. Ersetze ungesunde Snacks im Alltag durch LCF-Snacks.

TIPP 3: Erstelle eine Einkaufsliste und vermeide Lebensmittel-Einkäufe mit leerem Magen. Lies dir auf S. 22–24 durch, welche Lebensmittel welche Eigenschaften haben und erstelle eine Einkaufsliste. Besorg dir die Produkte vor Ort oder bestelle sie im Internet, damit aus deinem Vorsatz Realität werden kann.

TIPP 4: Frisch kochen! Nur wenn du frisch kochst, lernst du mit den Lebensmitteln umzugehen, wirst kreativ und bekommst Routine.
Eine größere Menge oder gleich für den nächsten Tag vorzukochen, für das Mittagessen oder Snacks im Berufsalltag, lohnt sich.

TIPP 5: Integriere Familie & Freunde. Verdopple die Motivation! Gemeinsam mit der Familie, dem Partner oder Freunden lassen sich Projekte / Ziele und somit auch die Umstellung auf das LCF-Prinzip besser umsetzen und motivieren zum Weitermachen.

SMART EINKAUFEN – MEINE LCF-VORRATSKAMMER

LCF-Rezepte enthalten viel frisches Gemüse und, je nach Saison und Geschmack, auch Obst. Dabei bedeutet gesund noch lange nicht teuer oder exotisch. Die heimische Natur schenkt uns eine große Vielfalt an hochwertigen Lebensmitteln und Superfoods wie Heidelbeeren oder rote Bete, Walnüsse und Knoblauch. Weitere LCF-Basics sind hochwertige Öle und Fette, natürliche Süßstoffe wie Ahornsirup oder Kokosblütenzucker, schnell kochende Getreidesorten und Alternativen wie Quinoa oder Hirse und, für alle, die tierische Milch nicht vertragen oder vermeiden wollen, pflanzliche Milchsorten wie Mandel- oder Reismilch.

Wann immer möglich, kaufe ich Lebensmittel in Bio-Qualität – Bio und gesunder Genuss gehören für mich zusammen. Bio-Produkte geben mir die Sicherheit, meinem Körper nur das Beste zuzuführen: gesunde Nahrung pur. Keine Pestizidrückstände, keine schädlichen Zusatzstoffe. Das gilt für Gemüse und Obst ebenso wie für Gewürze und Kräuter und tierische Produkte wie Eier, Käse, Fisch und Fleisch. Zu wissen, dass die Tiere den strengen Bio-Richtlinien entsprechend gehalten werden, ist mir sehr wichtig, und ich finde, den Unterschied schmeckt man.

Beim klassischen Großeinkauf zum Wochenende werden häufig zu viele Produkte erworben. Ohne Plan und Nachhaltigkeit, nicht am tatsächlichen Bedarf orientiert. Nicht wenige Lebensmittel landen dann im Abfall, weil sie verderben, bevor wir dazu kommen, sie zu essen. Ein solches Einkaufsverhalten schadet der Geldbörse genauso wie der Gesundheit und der Umwelt. Besser ist, anhand einer Einkaufsliste gezielt einzukaufen. Ich habe die wichtigsten Grundzutaten für LCF immer zu Hause. Für den ersten Einkauf muss man etwas mehr Geld einplanen. Doch die Lebensmittel halten lange und man muss nur frische Zutaten nach Bedarf zukaufen – das spart dann Zeit und Geld.

GETREIDE & ALTERNATIVEN

- Hirse
- Buchweizen und Buchweizenmehl
- Quinoa
- Vollkornmehl
- Haferflocken

MILCHPRODUKTE

- Mandelmilch
- Kokos-Drink
- Kokosmilch
- Reismilch

ÖL & FETT

- Kokosöl
- Butter
- Leinsamenöl
- Sesamöl
- Hanföl
- Olivenöl

NÜSSE & KERNE

- Walnüsse
- Mandeln
- Pistazien
- Cashewkerne
- Erdnüsse, ungesalzen
- Kürbiskerne

SAMEN

- Leinsamen
- Sesam
- Chiasamen
- Hanfsamen

SUPERFOODS

- Maca
- Matcha

- Gojibeeren
- Roher Kakao
- Kakaonibs
- Weizengraspulver
- Kokosflocken

NATÜRLICHE SÜSSE

- Ahornsirup
- Datteln
- Birkenzucker
- Kokosblütenzucker
- Honig

ZEHN GUIDELINES FÜR DIE UMSTELLUNG

Diese Guidelines helfen, **DAS LCF-PRINZIP IN DEN ALLTAG ZU INTEGRIEREN.** Wenn sich die Empfehlungen nicht immer mit dem Alltag verbinden lassen, setze die „Besser-als-Regel" ein: Falls LCF einmal nicht in deinen Alltag integrierbar ist, versuche dich trotzdem an einem gesunden Lebensstil und natürlichen, nicht verarbeiteten Bio-Lebensmitteln zu orientieren. Das ist ein guter Kompromiss.

1 Den Tag mit einer **NAHRHAFTEN SPEISE,** z.B. einem warmen Porridge mit frischen Früchten, starten.

2 Bei Heißhunger auf Süßes oder auf salzige Snacks immer eine **GESUNDE ALTERNATIVE** wie getrocknete Früchte, einen Apfel oder Nüsse parat haben.

3 Weniger Kaffee trinken, lieber z.B. **GRÜNEN TEE** (Matcha).

4 **EINKAUFLISTEN** erstellen und ungesundes Essen im Kühl- und Küchenschrank aussortieren.

5 Sich **ZEIT** beim Essen und Kauen nehmen, Handy, Laptop usw. abschalten bzw. weglegen.

6 Regelmäßig **WASSER TRINKEN.** Mindestens 2 Liter pro Tag!

7 Sich täglich **MIND. 30 MINUTEN BEWEGEN:** Treppensteigen statt den Lift nutzen, spazierengehen, laufen, wandern, radfahren und/oder mit Fitnesstraining starten.

8 **ZIELE FORMULIEREN:** „In einem Monat möchte ich fitter, gesünder sein, mehr Energie haben ..."

9 **WENIGER FLEISCH** essen, dafür vegetarische Gerichte mit Gemüse, Hülsenfrüchten und Getreide.

10 Fertigprodukte vermeiden! **FRISCH KOCHEN** oder frische Fertiggerichte bevorzugen.

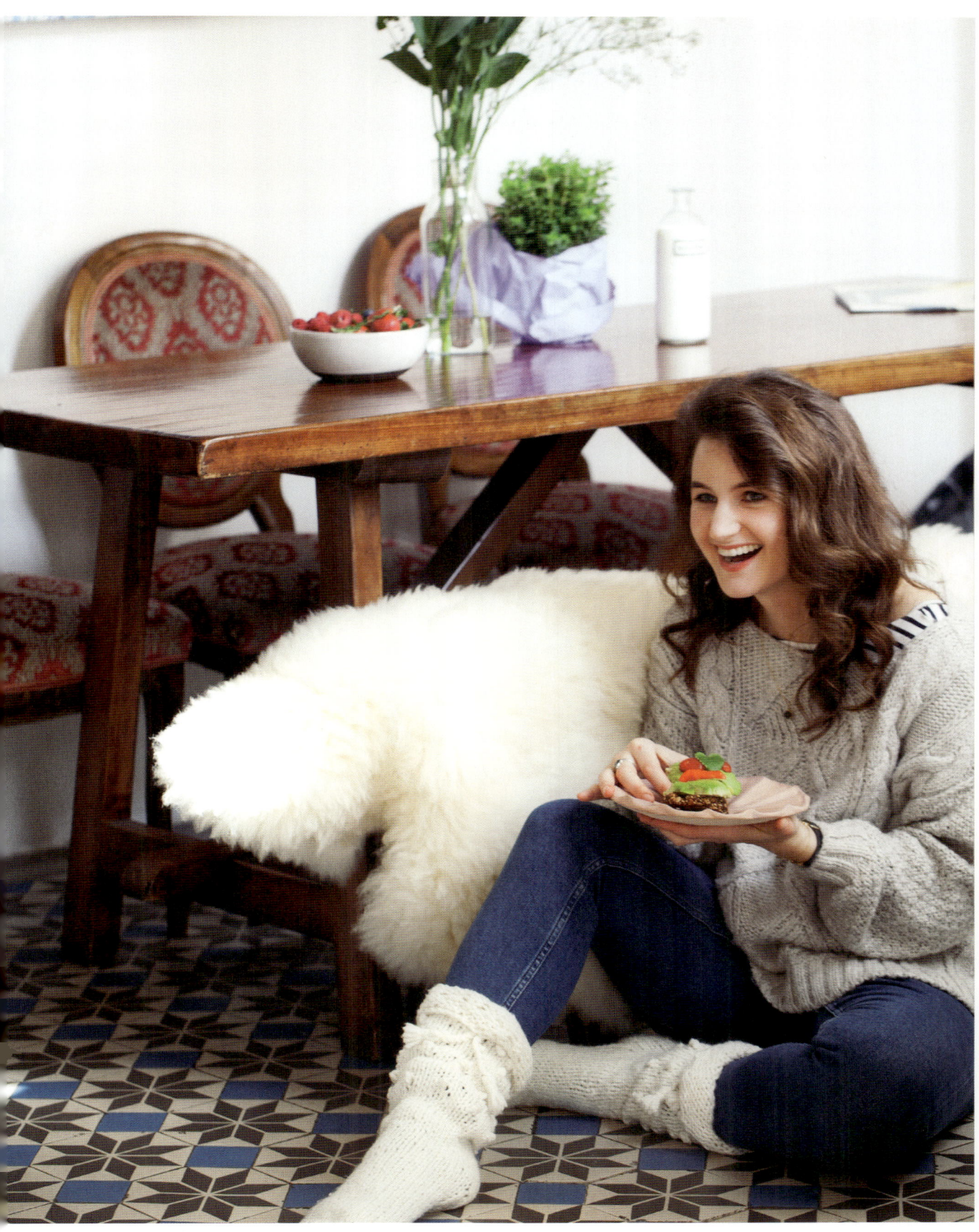

NÄHRSTOFFREICH & GESUND

NÄHRSTOFFDICHTE

Unter Nährstoffdichte versteht man die Kombination aus Makro- und Mikronährstoffen, vereinfacht gesagt das Verhältnis von Mikronährstoffen zu Kalorien. Makronährstoffe sind Eiweiß, Fett und Kohlenhydrate. Mikronährstoffe sind Nährstoffe, die der Körper in geringen Mengen braucht. Trotzdem sind sie lebensnotwendig für uns, da sie uns mit Vitaminen, Mineralstoffen sowie Spurenelementen versorgen. Ohne Mikronährstoffe können zahlreiche wichtige Funktionen wie Wachstum oder Energieproduktion nicht stattfinden. Zu den Mikronährstoffen zählen auch organische Säuren, Antioxidantien und sekundäre Pflanzenstoffe.

Die Nährstoffdichte kann je nach Lebensmittel sehr unterschiedlich sein. Käse beispielsweise hat viele Kalorien und wenige Nährstoffe, also eine geringe Nährstoffdichte. Hohe Nährstoffdichte weisen Lebensmittel mit wenig Kalorien und vielen Nährstoffen auf, z.B. Heidelbeeren. Eine hohe Nährstoffdichte ist typisch für Superfoods. Nährstoffdichte Lebensmittel schenken Energie und halten bei geringerer Kalorienmenge länger satt als nährstoffarme Lebensmittel. Verzehrt man sie regelmäßig, lässt auch der Heißhunger nach.

ANTIOXIDANTIEN

Antioxidantien unterbinden und verzögern Oxidationsvorgänge. Sie sind für unsere Gesundheit von großer Bedeutung, da sie als sogenannte Radikalfänger wirken und unsere Zellen schützen. Freie Radikale greifen unsere Zellen an und können sie funktionsuntüchtig machen.

Das kann eine Entartung von Zellen hervorrufen, was wiederum bis zu Krebs führen kann. Unser Organismus kann Antioxidantien in Form von Enzymen herstellen, doch der größte Teil an Antioxidantien wird durch die Nahrung aufgenommen. Da wir ständig freien Radikalen ausgesetzt sind, ist es wichtig viele Antioxidantien zu uns zu nehmen.

LEBENSMITTEL, DIE BESONDERS REICH AN ANTIOXIDANTIEN SIND

- Obst und Gemüse
- Salate und Kräuter
- Sprossen, z.B. Linsensprossen, Weizensprossen, Brokkolisprossen usw.
- Wildpflanzen, z.B. Löwenzahn
- Nüsse und Ölsaaten
- Naturbelassene Öle und Fette

DIE TOP 10 DER ANTIOXIDANTIEN

1. Fettlösliches Vitamin E in pflanzlichen Ölen und Nüssen
2. Vitamin C in Obst und Gemüse
3. Spurenelemente wie Selen, Eisen und Zink
4. OPC aus Traubenkernen
5. Anthocyane aus der Aronia-Beere
6. Allicin aus Knoblauch, Lauch und Zwiebeln
7. Carotinoide
8. Flavonoide
9. Phenolsäuren aus Obst und Gemüse und v.a. aus Granatäpfeln
10. Sulforaphan aus Brokkoli

ENZYME

Enzyme sind Eiweißmoleküle, die als Katalysator chemische Reaktionen beschleunigen. Sie unterstützen unseren Stoffwechsel, indem sie bei der Zerkleinerung, Aufschließung und Verwertung unserer Nahrung mithelfen. Ohne sie wäre das, was wir essen, für unseren Körper nicht nutzbar.

Es gibt drei Hauptkategorien von Enzymen: Verdauungsenzyme, Nahrungs- oder Pflanzenenzyme sowie Stoffwechselenzyme.

Viele Enzyme sind körpereigen, sie werden vom Körper produziert. Einige müssen aber durch die Nahrung zugeführt werden. Vor allem Obst und Gemüse dienen als Enzymlieferanten. Enzyme kommen von Natur aus in rohen Lebensmitteln vor. Lebensmittel, die gekocht, tiefgefroren oder in der Mikrowelle erhitzt wurden, enthalten weniger oder gar keine Enzyme.

LEBENSMITTEL, DIE NATÜRLICHE ENZYME ENTHALTEN UND ÖFTERS AUF UNSEREN SPEISEPLAN SOLLTEN

- **Obst:** besonders enzymhaltig sind Ananas, Feigen, Kiwis, Papaya, Birnen und Bananen
- **rohes Gemüse:** Brokkoli, Tomaten, Gurken und Zucchini
- Salat, Sprossen und Wildkräuter
- Nüsse

FOLGENDE FERMENTIERTE LEBENSMITTEL ENTHALTEN BESONDERS VIELE ENZYME

- Miso
- Tempeh
- Kefir
- Kombucha
- Sauerkraut

DIE WIRKUNGEN VON ENZYMEN SIND VIELFÄLTIG

- Sie verbessern unsere Verdauung allgemein
- Sie geben uns mehr Energie, da sie den Körper entlasten
- Sie helfen bei der Prävention von Krankheiten
- Sie unterstützen unser Immunsystem
- Sie reduzieren Entzündungen und Schmerzen in Muskeln und Gelenken
- Sie können positive Wirkung bei allergischen Reaktionen zeigen
- Sie beugen Herzkrankheiten vor
- Sie reduzieren den Alterungsprozess

DIESE SUPERFOODS STECKEN VOLLER ENZYME

- Reishi-Pilze
- Gojibeeren
- Maca-Pulver
- Aloa-Vera-Gel
- Hanfsamen
- Fo-Ti-Wurzel oder -Tee
- Algen
- Blütenpollen
- Camu-Camu
- Microalgen

MESSMETHODEN

FÜR DIE WIRKSAMKEIT VON LEBENSMITTELN AUF UNSERE GESUNDHEIT

ANDI-SYSTEM

Es gibt mehrere Möglichkeiten, zu messen, welche Auswirkungen Lebensmittel auf die menschliche Gesundheit haben. Eine davon nennt sich ANDI-System, „Aggregate Nutrient Density Index". Lebensmittel, die einen hohen ANDI-Wert aufweisen, gelten als besonders gesundheitsfördernd. ANDI bewertet Lebensmittel auf einer Skala von 1 bis 1000, basierend auf ihrer Nährstoffzusammensetzung.

GRÜNES GEMÜSE		HÜLSENFRÜCHTE		FRÜCHTE	
Grünkohl	1000	Sojabohnen	98	Cranberrys	207
Spinat	739	Tofu	82	Erdbeeren	182
Blattsalat	585	Linsen	72	Himbeeren	133
Brokkoli	376	Kidneybohnen	64	Heidelbeeren	132
Zucchini	164	Kichererbsen	55	Orangen	98

NICHT GRÜNES GEMÜSE		NÜSSE & SAMEN		KRÄUTER	
Radieschen	502	Leinsamen	103	Basilikum	518
Karotten	458	Sesam	74	Thymian	422
Blumenkohl	315	Erdnüsse	59	Petersilie	381
Tomaten	186	Chiasamen	46	Schnittlauch	319
Rote Bete	97	Mandeln	38	Minze	293

ORAC-WERT

ORAC steht im Englischen für „Oxygen Radical Absorbance Capacity", was übersetzt bedeutet, „die Fähigkeit, freie Radikale zu binden".

Der ORAC-Wert misst die antioxidative Fähigkeit einer Substanz. Er stellt als Richtwert nicht den Gehalt einer Substanz an Antioxidantien dar, sondern ihr nachweisbares antioxidatives Reaktionsvermögen. Gemessen wird der ORAC-Wert eines Lebensmittels im Reagenzglas, beim Versuch Sauerstoffatome mit einem leuchtenden Farbstoff sichtbar zu machen.

Fügt man die jeweilige Substanz hinzu, kann gemessen werden, wie stark die Leuchtkraft nachlässt. Je intensiver und rascher dieser Prozess abläuft, desto höher ist der ORAC-Wert des Lebensmittels und desto höher ist auch seine Fähigkeit, freie Radikale zu binden.

Lebensmittel mit einem ORAC-Wert < 10.000 gelten als hoch antioxidativ, Lebensmittel mit Werten > 100.000 gelten als außergewöhnlich hoch antioxidativ. Meist liegen die Basiswerte zwischen 3.000 bis 5000 Einheiten bei 100 g des Lebensmittels.

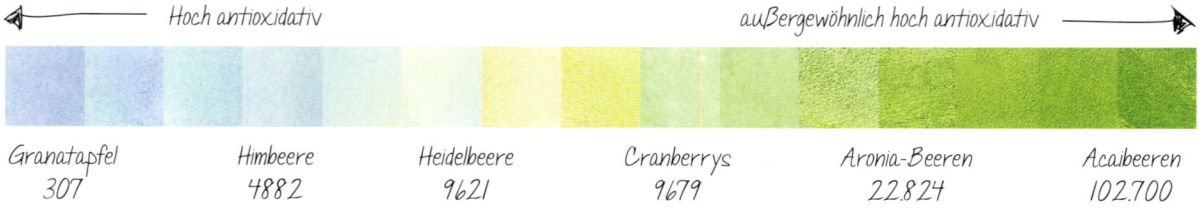

Hoch antioxidativ   außergewöhnlich hoch antioxidativ

Granatapfel	Himbeere	Heidelbeere	Cranberrys	Aronia-Beeren	Acaibeeren
307	4882	9621	9679	22.824	102.700

DER ENERGIEBEDARF DES MENSCHEN

Der empfohlene Gesamtenergiebedarf eines Menschen setzt sich aus dem Grundumsatz sowie dem Leistungsumsatz zusammen. Die hier dargestellten Empfehlungen sind für gesunde Menschen gedacht, bei durchschnittlichem Körpergewicht und üblicher körperlicher Belastung. Ganz wichtig dabei ist die Abwechslung. Entscheidend ist nicht, die Zusammensetzung der drei Energielieferanten Kohlenhydrate, Eiweiß und Fett jeden Tag genau nach den hier angegebenen Prozentsätzen zu gestalten. Vielmehr zählt die Ausgewogenheit über einen längeren Zeitraum, z.B. die Woche, sowie die Vielfalt der konsumierten Nahrungsmittel. Abwechslungsreiche Ernährung ist die beste Voraussetzung, um alle wichtigen Nährstoffe zu erhalten.

KOHLENHYDRATZUFUHR	FETTZUFUHR	EIWEISSZUFUHR
55–60 %	30 %	10–15 %

DER AUSGEWOGENE TELLER

DIE WICHTIGSTEN ENERGIELIEFERANTEN:

KOHLENHYDRATE:
Vollkornprodukte, Obst und Gemüse, Kartoffeln, Nudeln

EIWEISS:
TIERISCH: Eier, Fleisch und Fisch
PFLANZLICH: z.B. Quinoa, Hülsenfrüchte

FETT:
GESÄTTIGTE FETTSÄUREN:
Fleisch, Wurst und fette Milchprodukte wie Butter und Sahne

UNGESÄTTIGTE FETTSÄUREN:
Einfach ungesättigte Fettsäuren: Oliven-, Erdnuss- und Rapsöl, Nüsse und Avocados

Mehrfach ungesättigte Fettsäuren: Raps-, Walnuss- und Leinöl; fettreiche Fische wie Makrele, Hering, Lachs oder Thunfisch

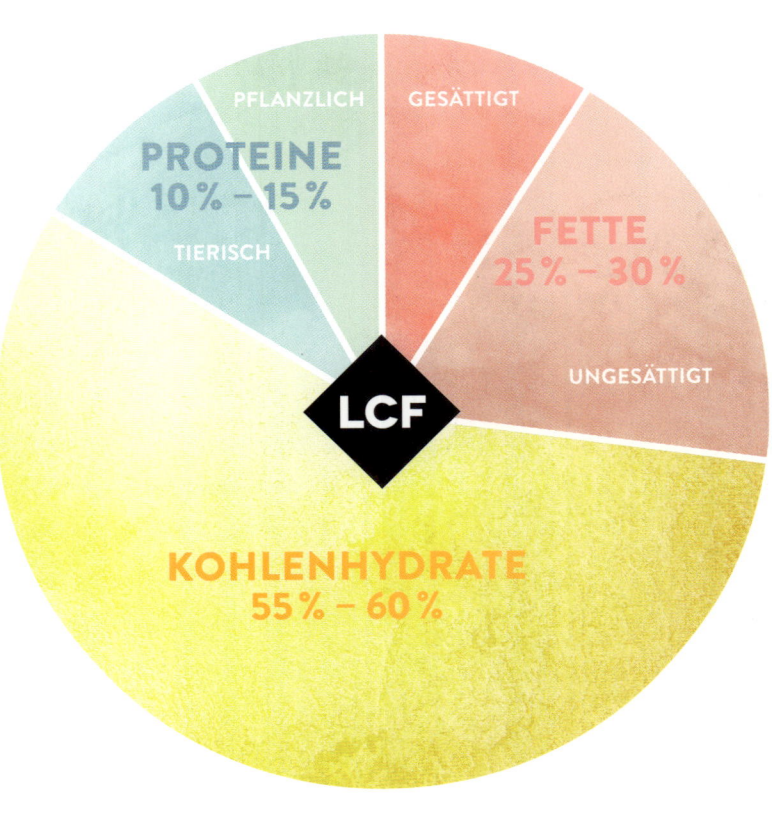

LCF-Wochenpläne

DAS **WESENTLICHE** AN LCF IST **NATÜRLICHER GENUSS:** MIT UNVERARBEITETEN, NÄHRSTOFFREICHEN, AM BESTEN BIOLOGISCH PRODUZIERTEN LEBENSMITTELN FRISCH KOCHEN. DER FANTASIE SIND DABEI KEINE GRENZEN GESETZT.

Mein 21-Tages-Plan versteht sich als **VORSCHLAG,** in dem die Rezepte für die drei Hauptmahlzeiten aus diesem Buch mit Blick auf Ausgewogenheit bei Zutaten, Geschmack und Sättigung zusammengestellt sind. Wer möchte, folgt exakt diesem Plan. Wer experimentierfreudiger ist, stellt sich Speisen nach Wunsch zusammen. Lieblingsgerichte kann man mehrfach zubereiten, Vorschläge für mittags und abends vertauschen oder durch einen gesunden Snack aus dem Kapitel „Zwischendurch" ersetzen. Oder auch größere Mengen kochen, um die zweite Portion ins Büro mitzunehmen. Und dann noch mehr kochen, weil die Kollegen mitnaschen. Mit dem Hinweis „TO GO" habe ich speziell **FÜR BERUFSTÄTIGE** Rezepte gekennzeichnet, die sich gut vorbereiten und mitnehmen lassen.

Zugegeben, LCF braucht etwas mehr Zeit als Essen aus der Packung. Aber es lässt sich gut in den Alltag integrieren und ist v.a. eine Frage der Organisation und Logistik. Wer z.B. einmal Scones (S. 41) bäckt, hat zehn leckere und gesunde Frühstücke!

Wenn einmal **KEINE ZEIT** bleibt fürs Kochen, ist es ein **GUTER KOMPROMISS,** den individuellen Möglichkeiten entsprechend z.B. **EINE MAHLZEIT PRO TAG NACH DEM LCF-PRINZIP** zu genießen und sich bei Snacks und Restaurant-Besuchen an der Verwendung von natürlichen, nicht verarbeiteten (Bio-)Lebensmitteln zu orientieren.

Ein echter LCF-Hit sind **POWER-DRINKS** (S. 52, 184). Sie sind z.B. bestens geeignet für alle morgendlichen Kochmuffel: Just mix it – fertig ist eine kräftigende, hochwertige LCF-Mahlzeit. Das ist **SUPERSCHNELLER GESUNDER GENUSS** deluxe!

ZU CHARAKTERISIERUNG DER REZEPTE HABEN WIR FOLGENDE SYMBOLE ENTWICKELT:

GF — *Das Rezept ist glutenfrei*

LF — *Das Rezept ist laktosefrei*

VEG — *Das Rezept ist vegetarisch*

VG — *Das Rezept ist vegan*

MACH DIE REZEPTE NOCH LEICHTER MIT LCF:

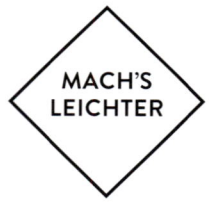

MACH'S LEICHTER

Im Rezeptteil finden sich spezielle Buttons mit „Mach's leichter". Sie kennzeichnen Rezepte, mit denen sich besonders einfach Kalorien einsparen lassen.

ZEITANGABEN:

 ZZ= Zubereitungszeit   *SF= Servierfertig*

SPECIALS:

 To go: Rezepte zum Mitnehmen & Vorbereiten   *Tipps fürs saisonale Kochen*

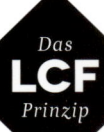

1. WOCHE

	MORGEN	MITTAG	ABEND
MONTAG	Acai-Smoothie-Bowl **S. 42**	Pilz-Burger mit Nektarinen und Guacamole **S. 118**	Zander aus dem Ofen mit Zucchini-Nudeln, Heidelbeeren und Spargel **S. 135**
DIENSTAG	Mehlfreie Heidelbeer-Pancakes **S. 47**	Bunter Radieschen-Quinoa-Salat **S. 73**	Gemüse-Linsen-Curry mit Grünkohl und Blumenkohlreis **S. 117**
MITTWOCH	Mandel-Vanille-Reisflocken-Porridge mit Bananen und Rhabarberkompott **S 35**	Brokkoli-Salat mit Cashewnüssen und Cranberrys **S. 75**	Forellen-Burger mit Guacamole **S. 79**
DONNERSTAG	Veganer French Toast mit Beeren **S. 36**	Belugalinsen-Salat mit knusprigem Tempeh, Aprikosen und Kapern **S. 80**	Quinoa-Tartes mit Kürbis und Salbei **S. 123**
FREITAG	Shake oder Smoothie **S. 52**	Linsensalat mit geräucherter Forelle **S. 83**	Dreierlei mexikanische Tacos **S. 133/134**
SAMSTAG	Huevos Rancheros mit Avocado **S. 65**	Rote-Bete-Tatar **S. 84**	Bunte Süßkartoffeln **S. 130**
SONNTAG	Zucchini-Frühstücks-Pizza **S. 63**	Mini-Mais-Quiches mit Guacamole **S. 104**	Glücksnudelsalat mit pochiertem Hähnchen **S. 125**

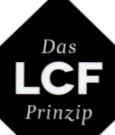

2. WOCHE

	MORGEN	MITTAG	ABEND
MONTAG	Avocadomash mit Schafskäse auf getoastetem Brot **S. 64**	Asiatische Zucchini-Nudeln mit Cherrytomaten und Nusskrokant **S. 91**	Süßkartoffel-Pizza mit Pilzen, Hummus und Avocado **S. 109**
DIENSTAG	Hirse-Kokos-Porridge mit Aprikosen, Cranberrys und Pistazien **S. 48**	Leinsamen-Sandwich mit Roastbeef **S. 92**	Fisch-Bowl auf Ingwer-Kokos-Gemüse und Reis **S. 139**
MITTWOCH	Bunt belegte Brote **S. 61**	Ceviche in Taco Shells **S. 101**	Proscuitto-Tarte mit Birne und Rucola **S. 140**
DONNERSTAG	Superfood-Quinoa-Granola **S. 38**	Tefffladen mit Chili-Hummus, Pilzen und frischen Sprossen **S. 95**	Vietnamesische Pfannkuchen **S. 147**
FREITAG	Chiasamen-Pudding mit Mandelmilch **S. 56**	Blumenkohl-Pizza **S. 129**	Kitchari **S. 148**
SAMSTAG	Buchweizen-Scones mit Cranberrys **S. 41**	Quinoa-Tabouleh mit Granatapfel **S. 76**	Kichererbsensalat mit Kurkuma-Hähnchen **S. 142**
SONNTAG	Frühstücks-Waffeln mit pochiertem Ei und Räucherlachs **S. 55**	Getreidesalat mit Himbeeren und Ziegenkäse **S. 88**	Regenbogenforelle auf Couscous-Spargel-Himbeer-Salat **S. 137**

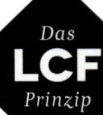

Das **LCF** Prinzip

3. WOCHE

	MORGEN	MITTAG	ABEND
MONTAG	Buchweizen-Crêpes mit frischen Beeren **S. 45**	Warmer Rinderfiletsalat mit Konjak-Nudeln **S. 99**	Glücksrollen **S. 103**
DIENSTAG	Kakao-Aufstrich mit Avocado **S. 44**	Blumenkohl „fried-rice" mit geröstetem Kokos **S. 120**	Rotkohl-Quiche mit Ziegenfrischkäse **S. 145**
MITTWOCH	Shake oder Smoothie **S. 52**	Mango-Salsa-Salat mit Saibling **S. 107**	Buchweizen-Wrap mit Quinoa und Guacamole **S. 121**
DONNERSTAG	Roher Buchweizenbrei **S. 51**	Kräuter-Crêpes mit Räucherlachs und Frischkäse **S. 96**	Bohnen-Hanf-Laibchen **S. 127**
FREITAG	Pikante Rucola-Pancakes mit Zitronen-Sauce und Granatapfel **S. 58**	Pikante Waffeln mit grünem Spargel, Avocado und Kurkuma-Zitronen-Sauce **S. 87**	Chili sin Carne mit Kakao und Pistazien **S. 126**
SAMSTAG	Beeren-Muffins **S. 53**	Knackige grüne Wraps mit Falafeln **S. 77**	Socca de Nice mit zweierlei Zucchini und Feta **S. 150**
SONNTAG	Süße Kokoswaffeln mit Kokos-Sahne und Beeren **S. 33**	Grünkohl-Salat mit weißen Bohnen und Granatapfelkernen **S. 98**	Hirsotto mit Roter Bete, karamellisierten Äpfeln und Ziegenfrischkäse **S. 151**

Morgens

Das
LCF
Prinzip

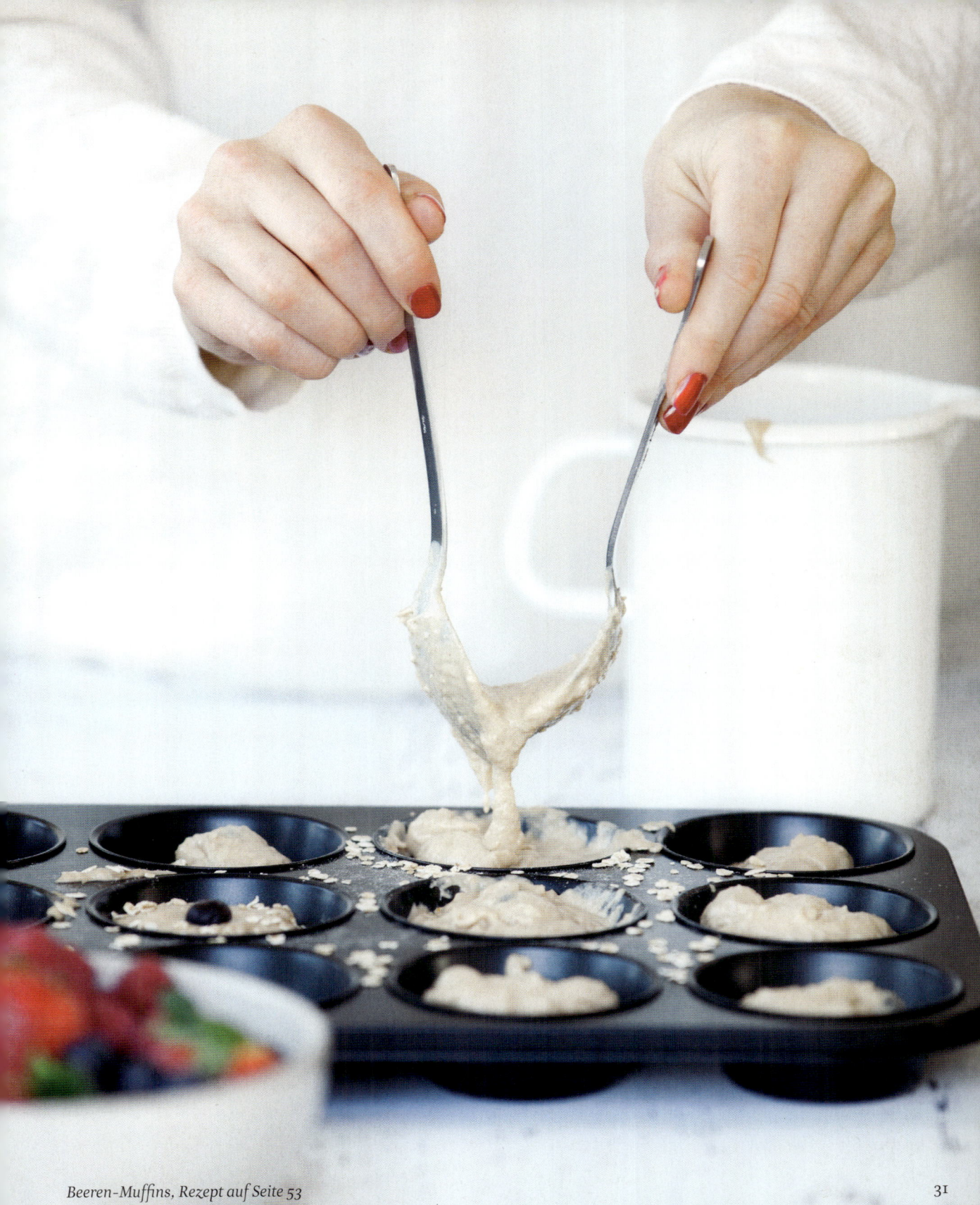

Beeren-Muffins, Rezept auf Seite 53

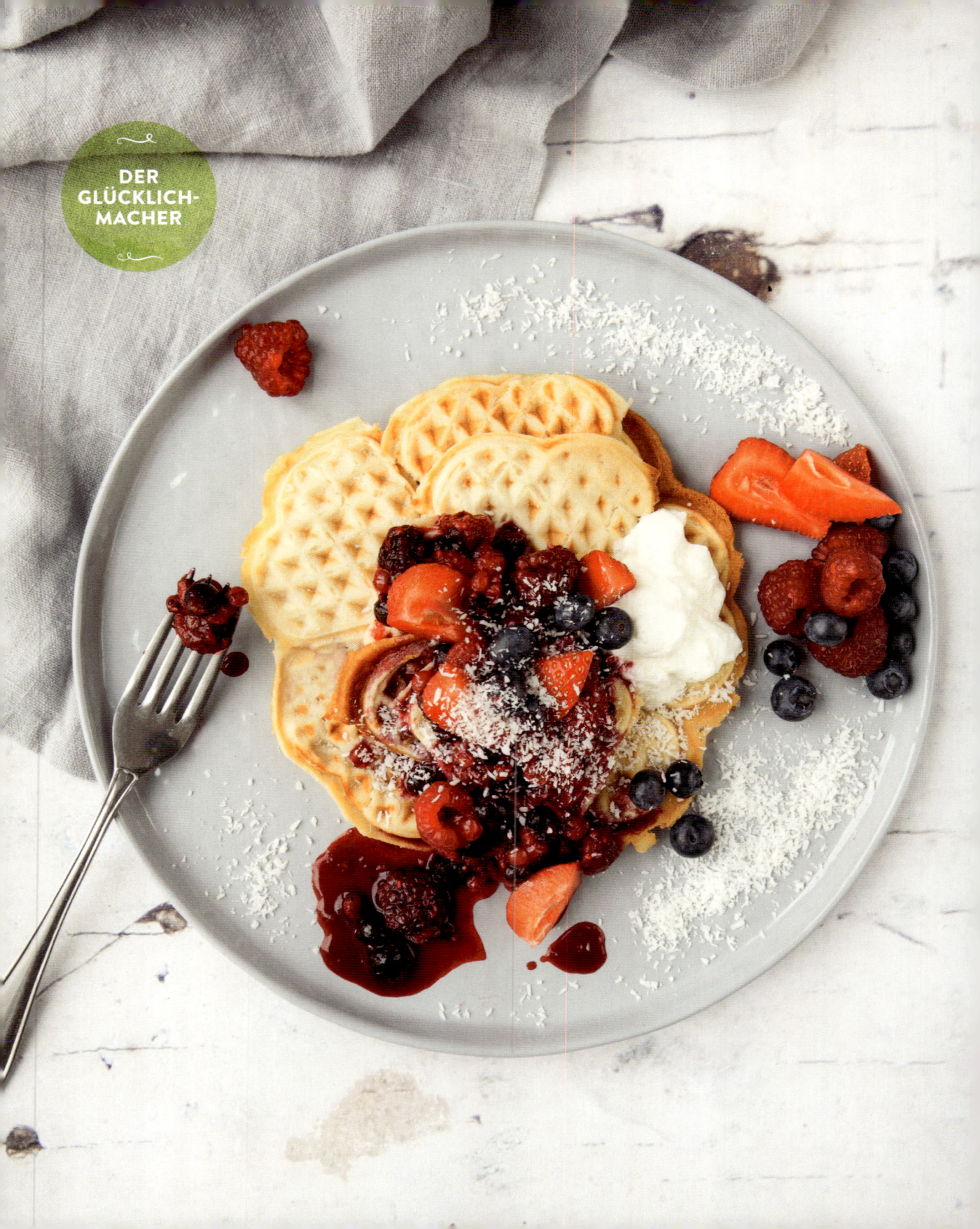

SÜSSE KOKOSWAFFELN MIT KOKOS-SAHNE UND BEEREN

Kokosnüsse erinnern mich an Südsee und Urlaub. Also warum nicht einmal die Kokosnusspalmen und den weissen Sandstrand in die eigene Wohnung zaubern? In Hawaii wird das Fruchtwasser der Kokosnuss sogar als „FRISCHE DES HIMMELS" bezeichnet. Wenn das nicht vielversprechend klingt? Kokosnüsse sind voller Antioxidantien und unterstützen unseren Körper beim Wachstum von Muskeln.

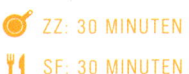 ZZ: 30 MINUTEN

SF: 30 MINUTEN

ZUTATEN FÜR CA. 8 WAFFELN

2 Eier

1 EL Kokosblütenzucker

125 ml Kokosöl

220 g Vollkornmehl

50 g Kokosmehl

1 Pkg. Backpulver

1 Prise Salz

1 Prise Zimt

400 ml Kokosmilch

FÜR DIE KOKOS-SAHNE

S. S. 41

FÜR DIE DEKO

250 g TK-Himbeeren und Heidelbeeren

1 EL Kokosblütenzucker

1 Handvoll Him- und Heidelbeeren

4 Erdbeeren

2 EL Kokosflocken

1. Eier mit einem Handrührgerät schaumig schlagen. Kokosblütenzucker und flüssiges Kokosöl hinzugeben. Beide Mehlsorten mit Backpulver, Salz und Zimt in einer Schüssel vermischen und zu der Eier-Masse geben. Kokosmilch hinzugeben und alles gut mixen. Teig kurz ruhen lassen. Bei Bedarf mehr Flüssigkeit hinzugeben (durch das Kokosmehl wird der Teig sehr klebrig und fest, lässt sich aber dennoch gut backen).

2. Gefrorene Beeren mit Kokosblütenzucker in einem Topf bei mittlerer Hitze ca. 4–5 Minuten erhitzen. Him- und Heidelbeeren waschen und Erdbeeren vierteln. Kokosflocken in einer Pfanne ohne Fett rösten.

3. Waffeleisen heiß werden lassen und gründlich mit Kokosöl einpinseln. Für die Waffeln jeweils etwas Teig im Waffeleisen gleichmäßig verstreichen (evtl. etwas reindrücken, falls der Teig fester ist) und goldbraun backen. Die schon fertig gebackenen Waffeln warm stellen.

4. Waffeln mit der heißen Beerensauce, Kokos-Sahne, Him- und Heidelbeeren sowie Erdbeeren und gerösteten Kokosflocken servieren.

Tipps: Wenn man kein Waffeleisen hat, schmeckt diese Beeren-Kokos-kombination natürlich auch herrlich mit Pfannkuchen!
Wenn es schnell gehen soll, Kokos-Sahne weglassen oder stattdessen Kokos- oder Naturjoghurt verwenden.

 To go: Waffeln kann man gut auf Vorrat machen und ins Büro mitnehmen.

 Saisonal: Man kann auch frische statt TK-Beeren verwenden. Im Winter schmecken die Waffeln auch mit Grapefruit- oder Orangenfilets und Ahornsirup herrlich oder mit Bananenscheiben und gerösteten Kokosflocken.

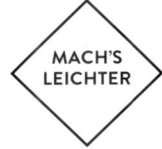 MACH'S LEICHTER

Anstatt der Kokosmilch eignet sich hier auch eine leichtere pflanzliche Milchvariante, z.B. Mandelmilch oder ein Kokos-Drink.

 LF   VEG

Glutenfrei *bei Verwendung von glutenfreiem Mehl und glutenfreiem Backpulver*

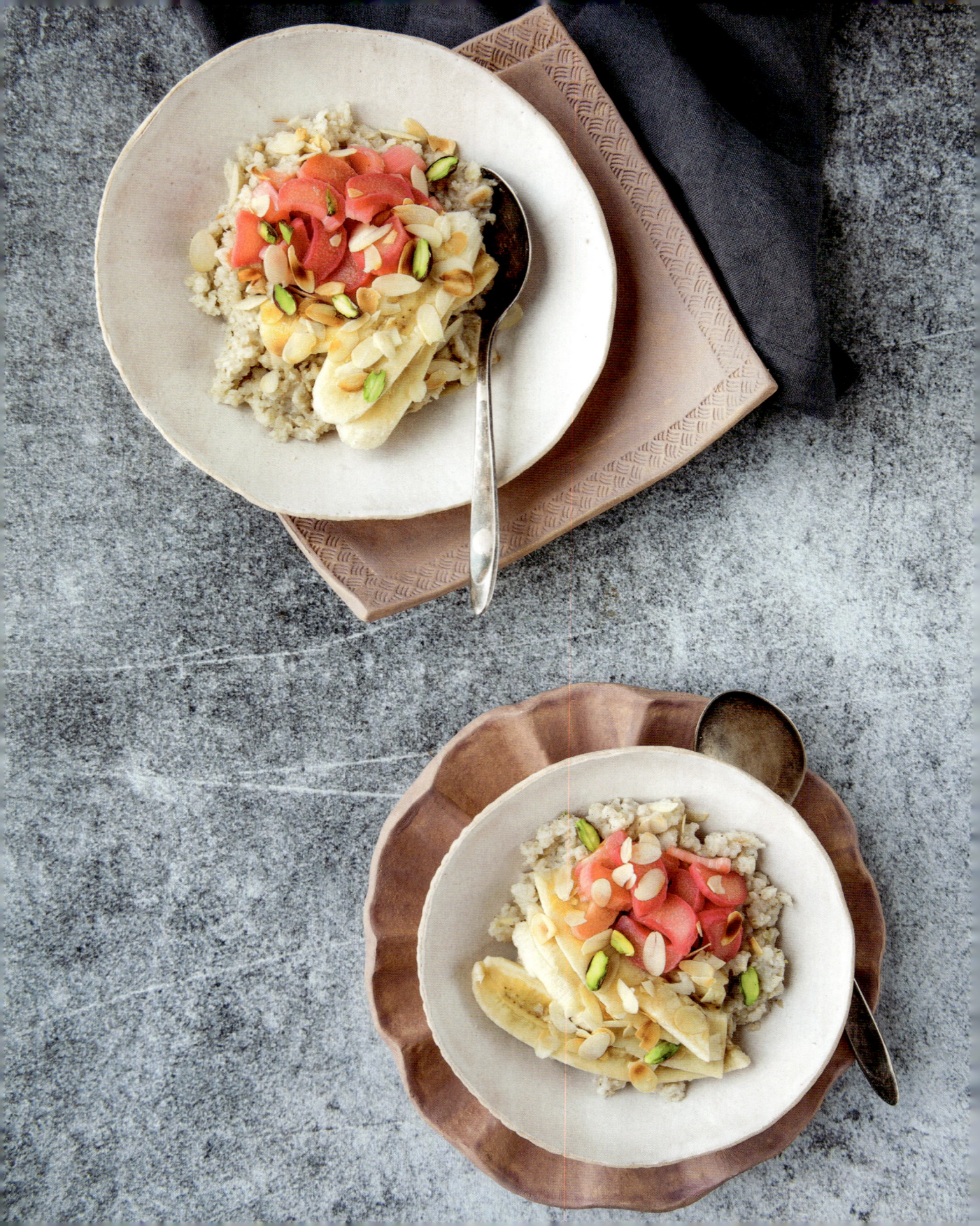

MANDEL-VANILLE-REISFLOCKEN-PORRIDGE MIT BANANEN UND RHABARBERKOMPOTT

DIESES FRÜHSTÜCKS-PORRIDGE KÖNNTE AUCH FAST ALS DESSERT DURCHGEHEN — DIE CREMIGEN REISFLOCKEN IN KOMBINATION MIT DEM ETWAS SÄUERLICHEN UND ERFRISCHENDEN RHABARBERKOMPOTT UND DEN SÜSSEN BANANEN MACHEN OPTISCH UND GESCHMACKLICH VIEL HER. **EIN FRÜHSTÜCK FÜR ALLE SINNE!**

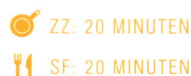 ZZ: 20 MINUTEN

SF: 20 MINUTEN

ZUTATEN FÜR 2 PERSONEN

FÜR DEN RHABARBERKOMPOTT

3 Stangen Rhabarber

25 g Kokosöl

3–5 EL Ahornsirup

1 EL Himbeer- oder Apfelessig

FÜR DIE REISFLOCKEN

180 ml Mandelmilch

1 Msp. Vanillemark

80 g Reisflocken

1 reife Banane

SONSTIGE ZUTATEN

2 EL Mandelsplitter

2 EL Pistazien

 Saisonal: Statt mit Rhabarber-Kompott mit frischen Früchten der Saison genießen.

1. Rhabarber putzen, Blattansatz und Stielende abschneiden und Stängel zerkleinern. (Faserige Stiele sollten geschält werden). Kokosöl, Ahornsirup und Himbeer- oder Apfelessig in einem Topf aufkochen und 5 Minuten kochen lassen. Rhabarberstücke hinzufügen und 5–6 Minuten bei niedriger Temperatur köcheln. Anschließend warm halten.

2. Mandelmilch und ca. 50 ml Wasser in einen Topf geben und mit dem Vanillemark zum Kochen bringen. Reisflocken hinzugeben und bei geringer Hitze ca. 1–2 Minuten köcheln lassen.

3. Banane quer halbieren. Hälfte der Banane mit einer Gabel zerdrücken. Die andere Hälfte längs vierteln. Bananenmus unter die Reisflocken mischen und das Ganze erneut 4–5 Minuten aufkochen. Mandelsplitter ohne Fett in einer Pfanne rösten. Pistazien hacken.

4. Reisflocken-Porridge in Schüsseln aufteilen, Rhabarberkompott und Bananenviertel darüber geben und mit Mandelsplittern und gehackten Pistazien garniert servieren.

 GF **LF** **VG**

VEGANER FRENCH TOAST MIT BEEREN

Der originale French Toast, auf Englisch gerne „eggy toast" genannt, wird in einer Eimasse eingeweicht. Geht aber genauso **OHNE EI – LASS DICH ÜBERZEUGEN.**

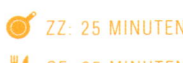 ZZ: 25 MINUTEN

SF: 25 MINUTEN

ZUTATEN FÜR 4 FRENCH TOASTS

200 ml gekühlte Kokosmilch aus der Dose

½ TL Traubenzucker

2 reife Bananen

500 ml Mandelmilch

1 TL Leinsamen

½ TL Zimt

4 Scheiben rustikales Weißbrot

Kokosöl zum Braten

Beerenkompott zum Anrichten

gemischte Beeren zum Anrichten

Ahornsirup zum Anrichten

 Saisonal: Schmeckt im Winter auch köstlich mit Grapefruit- oder Orangenfilets und gehackten Pistazien.

1. Kokosmilch aus dem Kühlschrank holen und verfestigtes Kokosfett bis zur klaren Flüssigkeit in eine Schüssel abschöpfen (nur verfestigtes Kokosfett verwenden, Rest anderweitig einsetzen, z.B. statt Wasser in Porridge). Traubenzucker hinzugeben und mit einem Mixer für ca. 3–5 Minuten aufschlagen, bis eine cremige Konsistenz entstanden ist.

2. Bananen zerdrücken. In einer weiteren Schüssel mit Mandelmilch, Leinsamen und Zimt gut verrühren. 5 Minuten stehen lassen (die Masse sollte flüssig sein).

3. Brot in 1,5 cm dicke Scheiben schneiden. Kokosöl in einer Pfanne erhitzen und Brot rundum goldbraun backen. Brotscheiben in die flüssige Masse tunken und ca. 5–10 Sekunden auf jeder Seite drinnen lassen. Brotscheiben zurück in die Pfanne geben und 3–4 Minuten auf beiden Seiten bei mittlerer Hitze goldbraun backen.

4. French Toast mit Kokoscreme, Beerenkompott, Beeren und Ahornsirup servieren.

 LF   VG

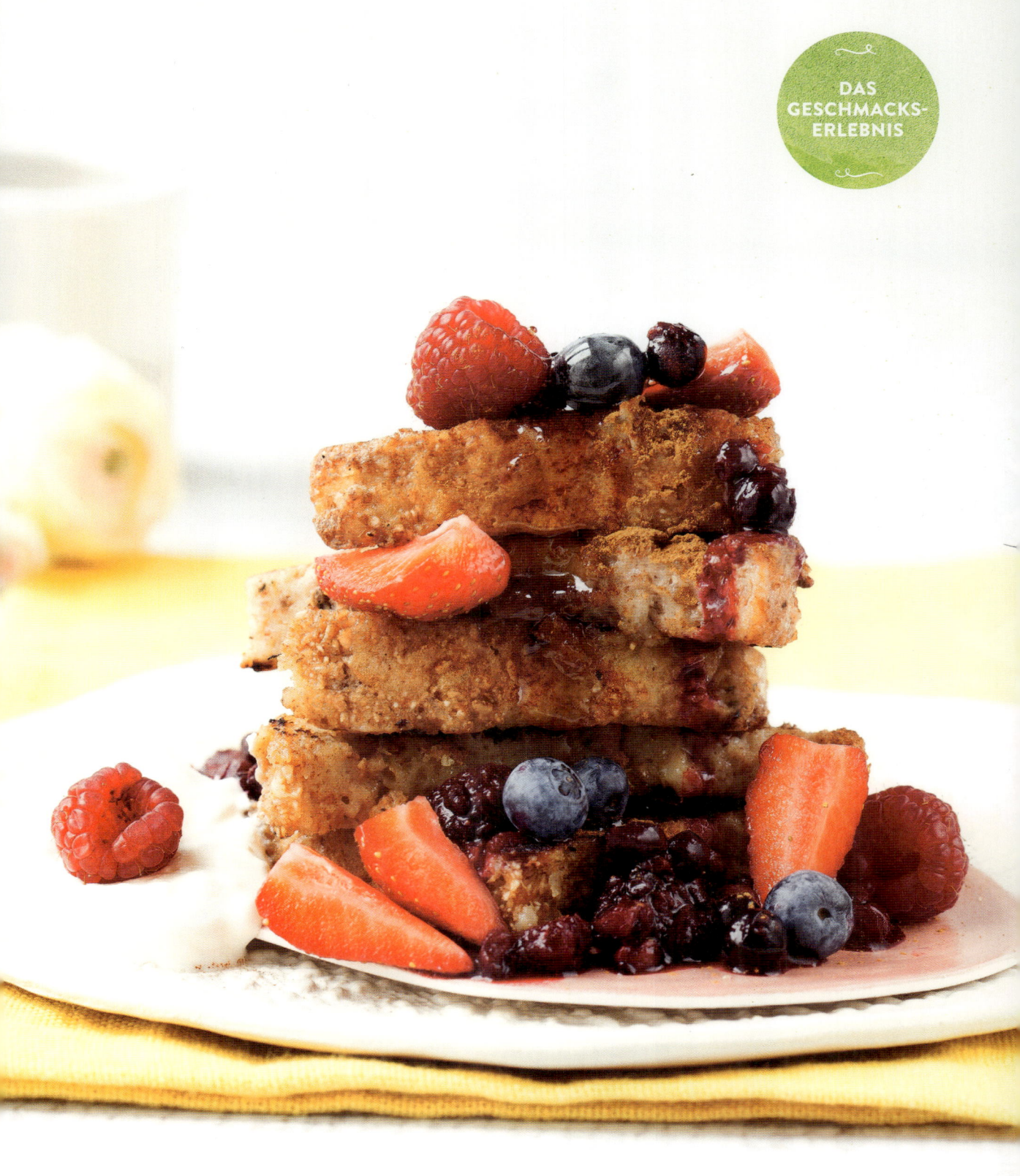

SUPERFOOD-QUINOA-GRANOLA

Der Knuspertraum zum Frühstück. Diese Knuspermüsli-Mischung ist keine zuckerhaltige Mischung — dennoch ein süsser Start in den Tag. Dieses Rezept ist sehr einfach und belohnt mit vielen Frühstücks-Granola-Portionen.

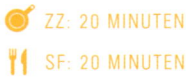 ZZ: 20 MINUTEN

SF: 20 MINUTEN

ZUTATEN FÜR 2 GROSSE VORRATSGLÄSER ODER CA. 15 PORTIONEN

300 g rote Quinoa

150 g Haferflocken

2 EL Chiasamen

2 EL Leinsamen, nicht geschrotet

40 g Sonnenblumenkerne

½ TL Zimt

1 Prise Salz

60 ml Ahornsirup

2 TL Kokosöl

200 g Kokoschips

50 g Gojibeeren

100 g Pekannüsse

 To go: Dieses Granola kann man gut ins Büro mitnehmen und mit Joghurt und/oder Früchten essen.

1. Backofen auf 180 °C Ober-/Unterhitze (160 °C Umluft) vorheizen. Ein Backblech mit Backpapier auslegen.

2. In einer großen Schüssel alle Zutaten bis auf die letzten drei vermengen und gut vermischen. Mischung gleichmäßig auf dem Backpapier ausstreichen und im Ofen 15 Minuten goldbraun backen.

3. Granola vollständig auskühlen lassen (bei Bedarf auseinanderbrechen). Restliche Zutaten hinzugeben, alles gut vermengen, in ein Vorratsglas geben und kühl lagern.

Tipps: Schmeckt herrlich mit Joghurt, Mandelmilch oder griechischem Joghurt und frischen Früchten. Besonders gut macht es sich auch auf meinem Reisflocken-Porridge (S. 35). Ich packe es auch gerne in kleine Säckchen ein und nehme es als Snack wie Studentenfutter für unterwegs mit.

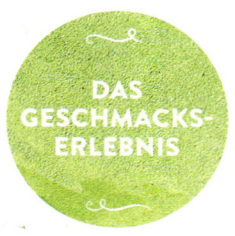

 LF

 VG

Glutenfrei *bei Verwendung von zertifizierten glutenfreien Haferflocken*

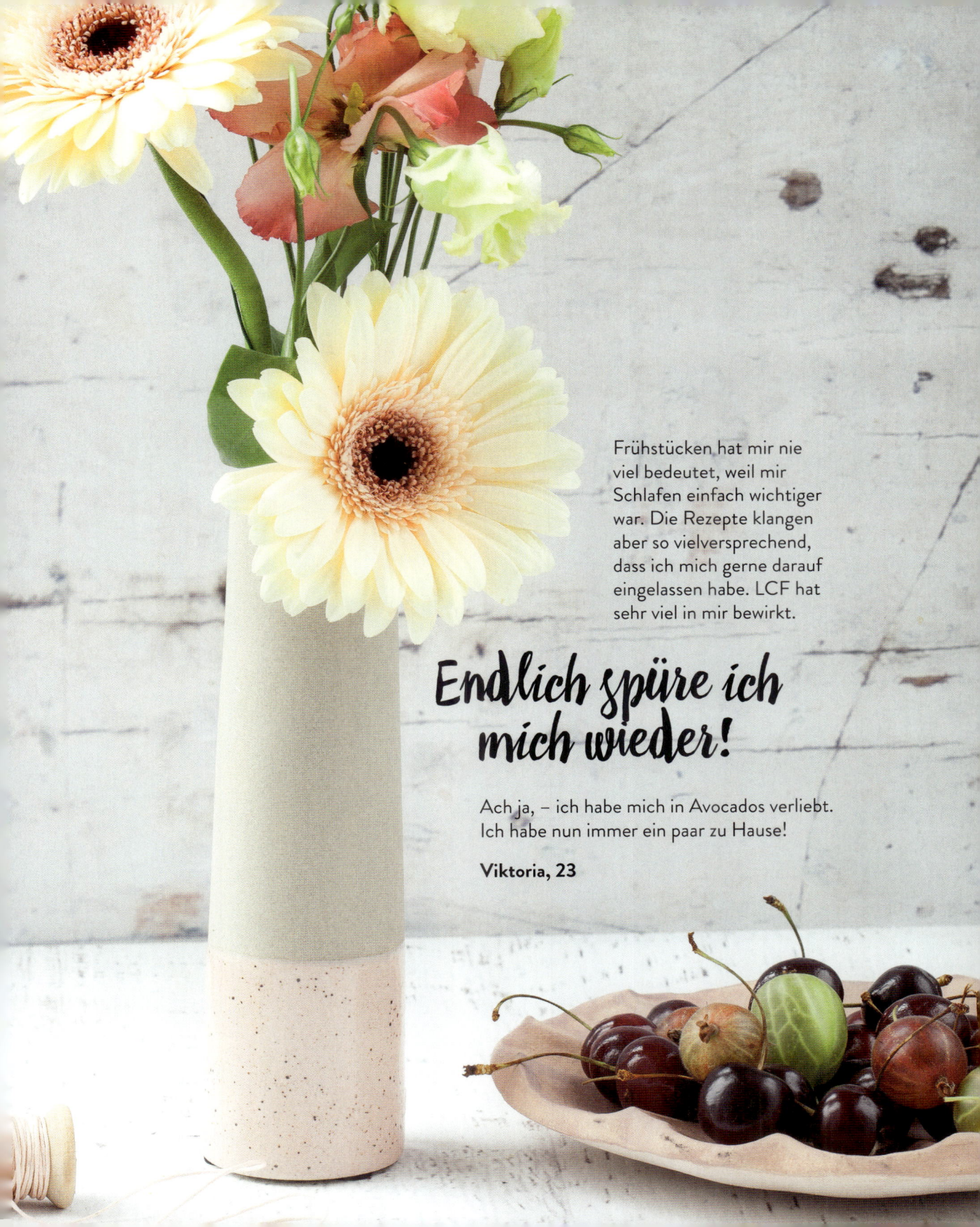

Frühstücken hat mir nie viel bedeutet, weil mir Schlafen einfach wichtiger war. Die Rezepte klangen aber so vielversprechend, dass ich mich gerne darauf eingelassen habe. LCF hat sehr viel in mir bewirkt.

Endlich spüre ich mich wieder!

Ach ja, – ich habe mich in Avocados verliebt. Ich habe nun immer ein paar zu Hause!

Viktoria, 23

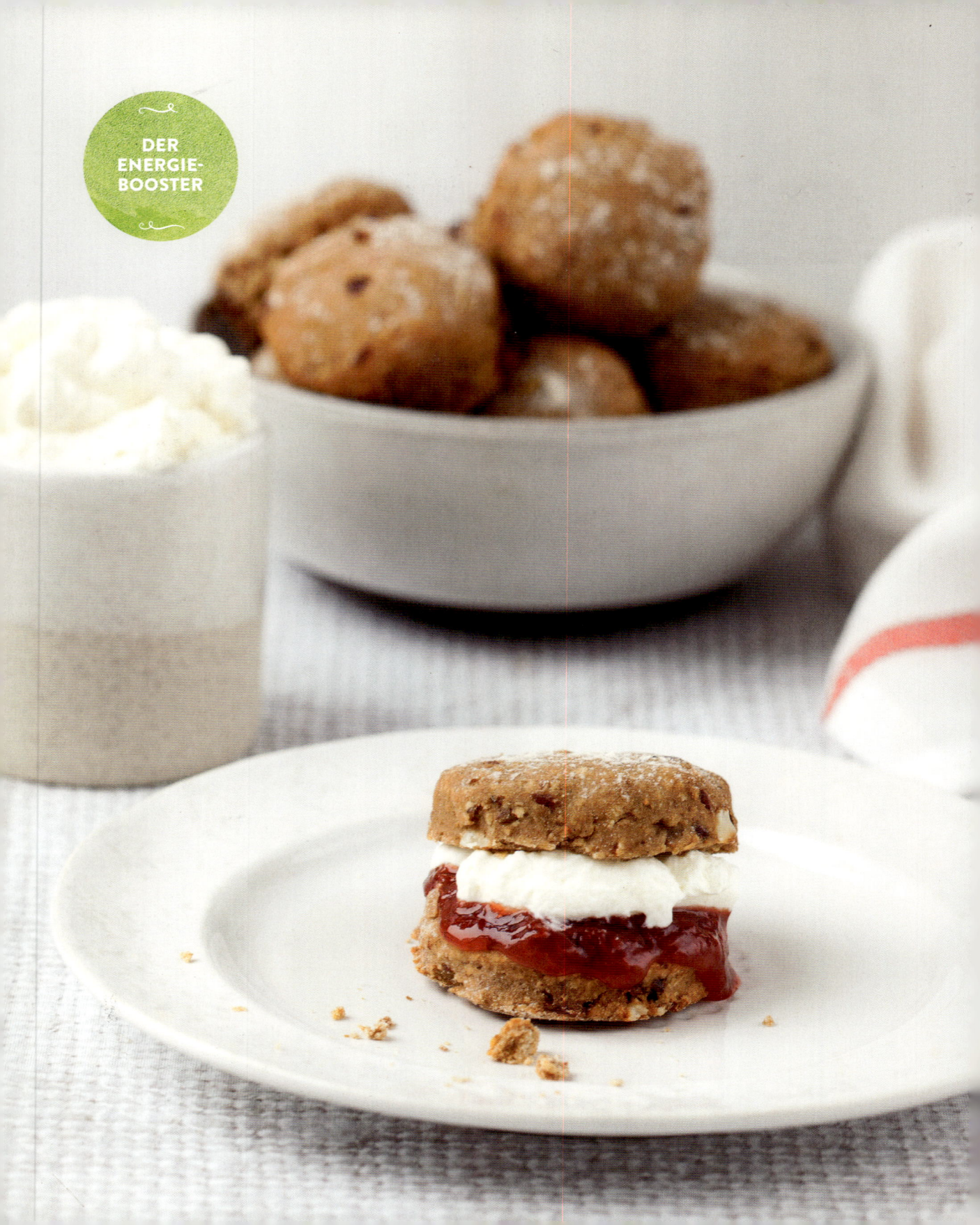

BUCHWEIZEN-SCONES MIT CRANBERRYS

DIESER **ENGLISCHE KLASSIKER** IST NICHT NUR ZUM TEE AM NACHMITTAG LECKER, SONDERN AUCH ZUM FRÜHSTÜCK ODER ZU MATCHA-TEE UND KURKUMA-LATTE. AM LIEBSTEN MAG ICH DIE BUCHWEIZEN-SCONES MIT CRANBERRYS MIT MEINER SELBSTGEMACHTEN ERDBEERMARMELADE UND KOKOS-SAHNE.

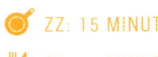 **ZZ: 15 MINUTEN**

SF: 30 MINUTEN

ZUTATEN FÜR 10 SCONES

70	45 g Mandeln
130	85 g Buchweizenmehl
180	120 g Vollkornmehl *Glutenf. Mehl*
3	2 TL Backpulver
90	60 g Haferflocken
45	30 g Dattelsüße oder Kokosblütenzucker
1	½ TL Natron
1	½ TL Salz
1	½ TL Zimt
1	½ TL Vanillemark
8	5 EL Kokosöl
150	100 g Apfelmus
6	4 EL getrocknete Cranberrys
	Buchweizenmehl für die Arbeitsfläche

KOKOS-SAHNE

200 ml gut gekühlte Kokosmilch

1 TL gemahlene Flohsamenschalen

200 ml kaltes Wasser

Lieblingsmarmelade (z.B. von S. 44) zum Servieren

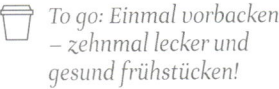 *To go: Einmal vorbacken – zehnmal lecker und gesund frühstücken!*

1. Backofen auf 180 °C Umluft (200 °C Ober-/Unterhitze) vorheizen. Mandeln in einer Pfanne ohne Fett rösten und klein hacken.

2. Alle Zutaten in einer Küchenmaschine vermengen und einen Teig daraus formen.

3. Teig aus der Küchenmaschine nehmen und auf einer bemehlten Arbeitsfläche 3 cm hoch ausrollen. Aus der Masse mittels eines Keksausstechers oder eines Glases 3 cm hohe Teigkreise ausstecken. Bei Bedarf Teig und Ausstecher in etwas Buchweizenmehl wenden, damit das Ausstechen leichter von der Hand geht.

4. Scones auf ein mit Backpapier belegtes Blech geben, Oberfläche mit etwas Mehl einstauben und im vorgeheizten Ofen für ca. 14 Minuten backen. Aus dem Ofen nehmen und leicht auskühlen lassen.

5. Flohsamenschalen mit 200 ml kaltem Wasser mischen und 10 Minuten quellen lassen. Das Feste der Kokosmilch mit einem Stabmixer aufschlagen, weiterschlagen und löffelweise die gequollenen Flohsamenschalen hinzugeben. (Restliche Kokosmilch anderweitig verwenden, z.B. statt Wasser für Porridge oder Smoothies).

6. Warme Scones mit Kokos-Sahne und Erdbeermarmelade servieren.

Tipps: Anstatt Kokos-Sahne kann man auch normale Sahne verwenden. Statt Dattelsüße kann man auch dieselbe Menge klein geschnittene, entkernte Datteln oder Ahornsirup nehmen.

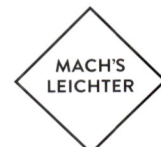

MACH'S LEICHTER

Die Kokos-Sahne ist eine leichtere Variante zur **clotted cream**, *mit der Scones üblicherweise serviert werden. Noch leichter wird's mit Joghurt.*

 LF   VEG **Glutenfrei** *bei Verwendung von glutenfreiem Mehl, glutenfreiem Backpulver und zertifizierten glutenfreien Haferflocken*

ACAI-SMOOTHIE-BOWL

Smoothies müssen nicht immer im Glas serviert werden. In einer Schüssel, hübsch dekoriert, machen sie sich genauso gut, wenn nicht besser, und dienen zusätzlich als nahrhaftes Frühstück. Die Acaibeere ist **reich an Proteinen, Ballaststoffen und Fettsäuren.** Bestückt mit vielen Superfoods, ist diese Bowl der ideale Start in den Tag.

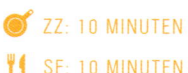 ZZ: 10 MINUTEN

SF: 10 MINUTEN

ZUTATEN FÜR 2 KLEINE FRÜHSTÜCKS-BOWLS

150 g TK-Himbeeren

2 EL Acaipulver

2 Datteln, entkernt

1 Banane

50 ml Mandel- oder Kokosmilch

1 Handvoll Heidelbeeren

FÜR DAS TOPPING

2 EL Mandeln

2 EL Gojibeeren

1 EL Chiasamen

½ Banane

1 EL getrocknete, essbare Blüten (optional)

1 Kiwi

¼ Bund Minze

1. Gefrorene Beeren im Mixer oder einer geeigneten Küchenmaschine pürieren.

2. Acaipulver, entkernte Datteln, Banane, Mandel- oder Kokosmilch und Heidelbeeren hinzugeben und zu einem cremigen Smoothie vermixen. Bei Bedarf noch etwas Mandel- oder Kokosmilch hinzugießen.

3. Mandeln klein hacken. Smoothie in Schüsseln geben und mit Chiasamen, Gojibeeren, Blüten, Kiwi, Bananenscheiben, Minzblättern und gehackten Mandeln bestreut servieren.

Tipps: Sie können auch andere Zutaten für die „Deko" verwenden, z.B. Müsli-Crunch, selbstgemachtes Granola (S. 38), jede Art von Früchten, Bananenchips, Zimt, Nüsse oder Samen.
Statt Gojibeeren passen auch Aronia- oder Heidelbeeren.
Wer es gerne süß mag, mischt zusätzlich 1 TL Honig oder Ahornsirup unter.

 GF LF VG

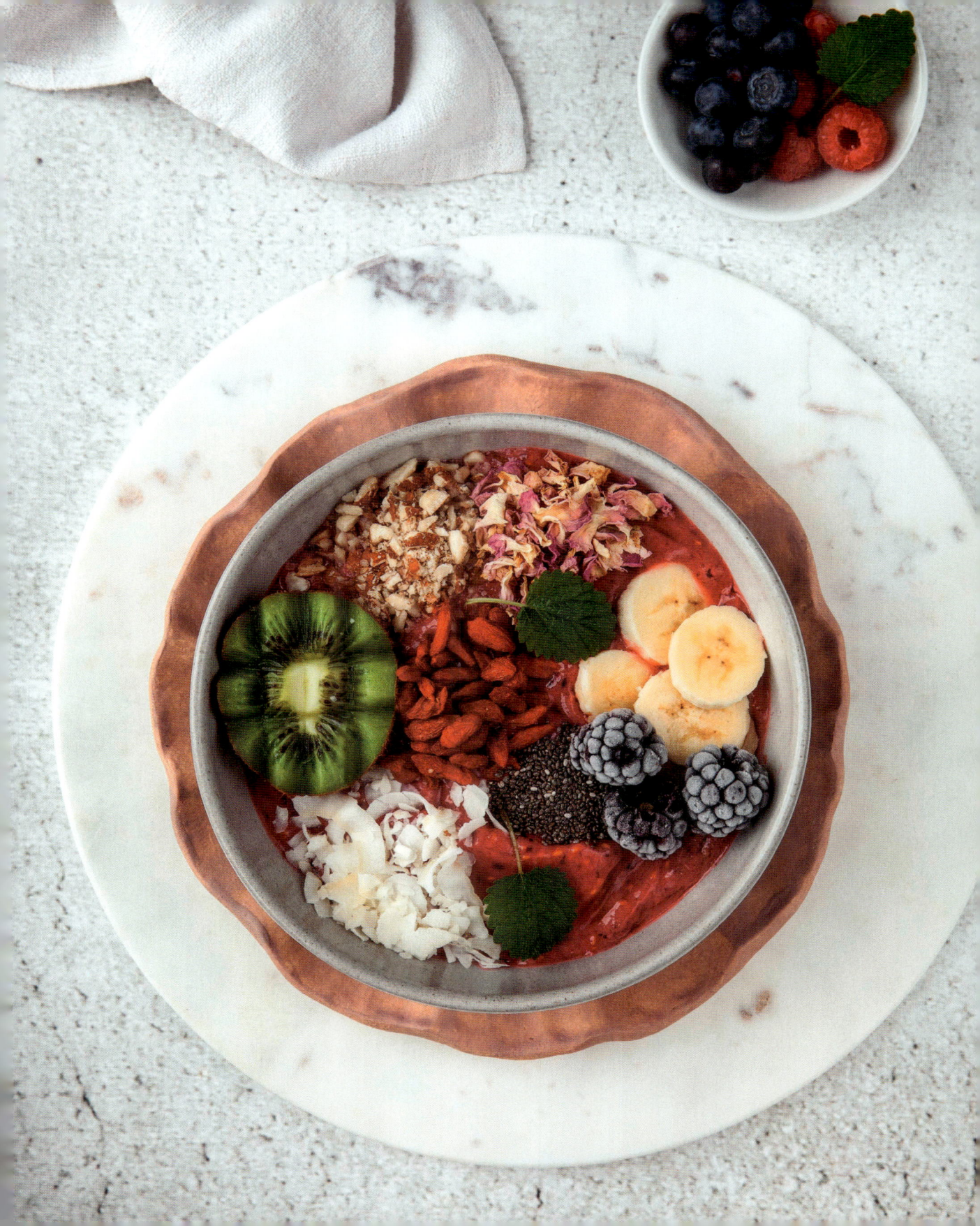

KAKAO-AUFSTRICH MIT AVOCADO

Dieser Schokoladenaufstrich ist eine gesunde und sehr interessante Alternative zu herkömmlichen Schokocremes. Mit Avocado? Klingt verrückt, schmeckt aber toll.

 ZZ/SF: 5 MINUTEN

ZUTATEN FÜR 1 KLEINES GLAS

4 kleine weiche Avocados (Sorte Hass)

4 EL Kakaopulver

1 Msp. Vanillemark

3–4 EL Ahornsirup
oder Kokosblütenzucker

1. Avocados längs mit einem Messer teilen. Kern entfernen, Fruchtfleisch mit einem Löffel lösen und in eine kleine Schüssel geben.

2. Kakao, Vanillemark und Ahornsirup oder Kokosblütenzucker dazugeben und mit dem Stabmixer pürieren und sofort servieren (schmeckt nur frisch so richtig gut).

GF **LF** **VG**

HEIDELBEEREN-ACAIBEEREN-MARMELADE

Die Acaibeere ist sehr mild im Geschmack und punktet mit vielen Vitaminen wie B1, B2, B3, C, E sowie Eisen, Phosphor, Kalzium, Kalium, Natrium und Magnesium. Diese Marmelade mit Chiasamen ist eine **GEBALLTE LADUNG AN SUPERFOODS.** Voll von Nährstoffen mit geringem Zuckergehalt!

 ZZ: 15 MINUTEN

SF: 45 MINUTEN

ZUTATEN FÜR 1 KLEINES GLAS

2 ½ EL Chiasamen

120–150 ml frisch gepresster Orangensaft

10 g Ingwer

200 g Heidelbeeren

2 EL Acaipulver

1 EL Honig

Saft einer viertel Zitrone

1. Chiasamen und Orangensaft in einer kleinen Schüssel verrühren. Mischung für etwa 20–30 Minuten ruhen lassen. Nach der Hälfte der Zeit erneut umrühren.

2. Ingwer schälen und sehr fein hacken. Heidelbeeren in einem Mixer oder mit einem Pürierstab zerkleinern und Früchtemus in einem Topf kurz erhitzen. Anschließend abkühlen lassen.

3. Sobald die Chiasamen geleeartig geworden sind, Acaipulver, Honig, Zitronensaft und die abgekühlten Heidelbeeren unterrühren.

4. Am besten die Marmelade noch etwas ziehen lassen, bevor sie serviert wird. Gekühlt in einem luftdichten Glas oder Behälter hält sich die Marmelade ca. eine Woche im Kühlschrank.

Tipps: Schmeckt hervorragend zu Crêpes, meinen Scones, Pfannkuchen, aber auch mit Käse oder auf frischem Vollkornbrot. Mit dieser Marmelade kann man auch Frühstücksshakes aufwerten oder das Porridge am Morgen pimpen.

GF **LF** **VEG**

Vegane Variante:
*Ahornsirup statt
Honig verwenden*

BUCHWEIZEN-CRÊPES MIT FRISCHEN BEEREN

EIN KINDHEITSKLASSIKER: PFANNKUCHEN MIT MARMELADE. DIESE CRÊPE-VARIANTE, DIE ICH BEI VERWANDT-SCHAFTS-KINDERFESTEN IMMER GERNE ZUBEREITE, IST DIE GESUNDE ALTERNATIVE DAZU. UND NICHT NUR KINDERN SCHMECKT'S WUNDERBAR.

 ZZ: 15 MINUTEN

 35 MINUTEN (20 MINUTEN RUHEZEIT FÜR DEN TEIG)

ZUTATEN FÜR 2 PERSONEN

BZW. 4 CRÊPES

100 g Buchweizenmehl

200 ml Mandelmilch oder Milch

2 Eier

1 Prise Salz

2 TL Kokosöl

Mandelmus oder Marmelade zum Füllen

ZUM FERTIGSTELLEN

50 g Mandeln mit Schale, gehackt

frische Beeren wie Heidel-, Him- und Erdbeeren

2 EL Kakaopulver

4 EL Kokosblütenzucker

1. Buchweizenmehl mit Milch, Eiern und Salz mit dem Pürierstab zu einem glatten, dünnflüssigen Teig verrühren. Je nach Konsistenz 30–50 ml Wasser zugeben. Teig ca. 20 Minuten ruhen lassen.

2. Mandeln in einer beschichteten Pfanne ohne Fett leicht anrösten. Fertige Mandeln beiseite stellen.

3. ½ TL Kokosöl in einer Pfanne erhitzen. 1 kleine Suppenkelle Buchweizenteig einfließen lassen und möglichst dünn über den Pfannenboden verteilen. Bei mittlerer Temperatur ca. 3 Minuten goldbraun auf jeder Seite backen. Fertige Crêpes warmstellen.

4. Crêpes mit Mandelmus oder Marmelade bestreichen, geröstete Mandeln darauf streuen und einrollen. Mit Kakao bestäuben und mit frischen Beeren servieren.

Tipps: Wer es süßer mag, kann die Crêpes mit Ahornsirup beträufeln oder den Kakao mit Kokosblütenzucker vermischen.
Auch der Kakao-Aufstrich (s. linke Seite) passt wunderbar zum Füllen der Pfannkuchen.

GF **VEG**

Laktosefreie Variante:
Mandelmilch statt Milch verwenden

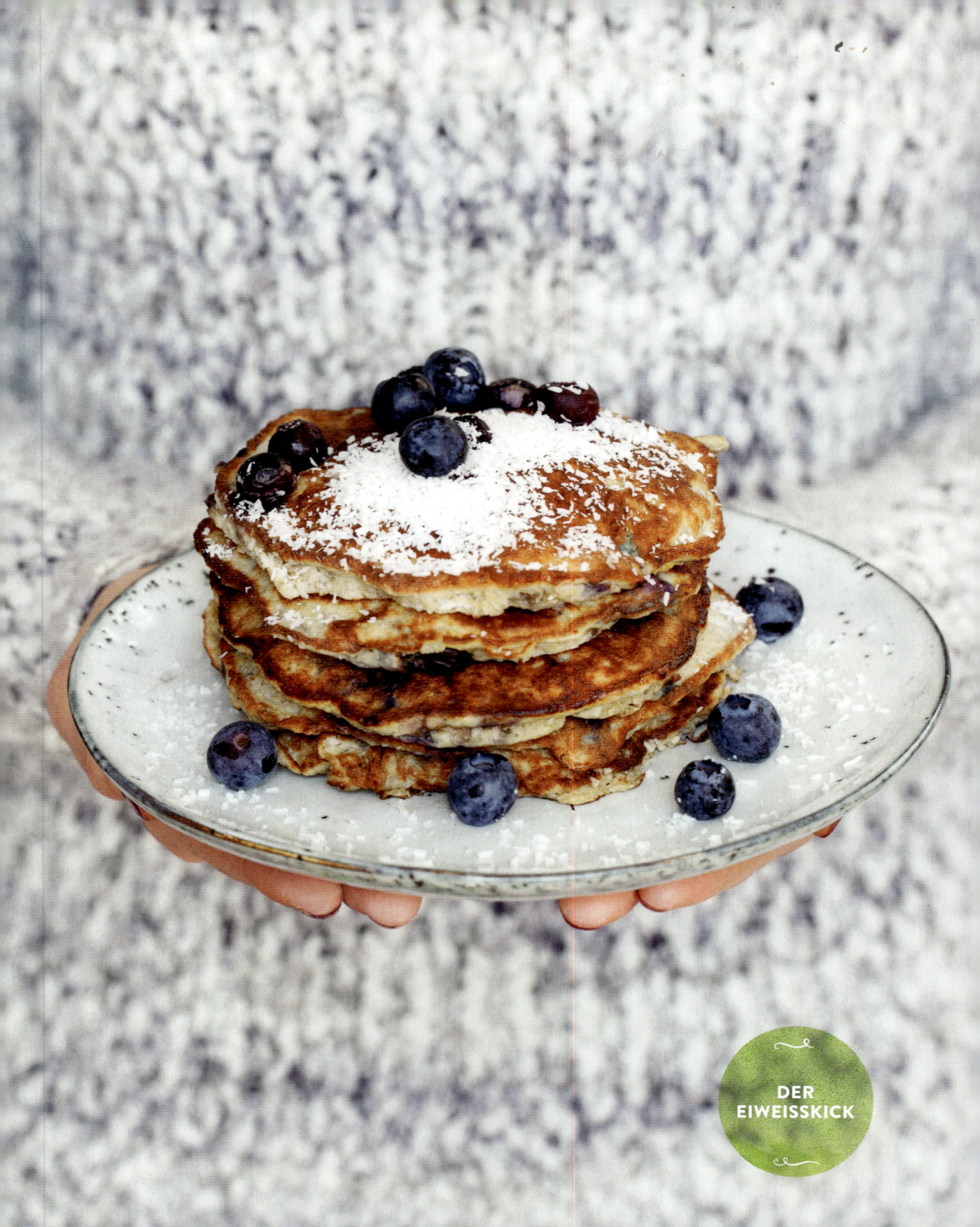

DER
EIWEISSKICK

MEHLFREIE HEIDELBEER-PANCAKES

DIESE MEHLFREIEN PANCAKES WERDEN DURCH **KOKOSFLOCKEN UND HEIDELBEEREN** WUNDERBAR SAFTIG UND SIND IM HANDUMDREHEN ZUBEREITET. IDEAL FÜR JEDEN SONNTAGSBRUNCH.

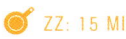 ZZ: 15 MINUTEN

SF: 15 MINUTEN

ZUTATEN FÜR 2 PERSONEN

1 ½ mittelgroße reife Bananen

3 Eier

50 g Kokosflocken

50 g Heidelbeeren

½ TL Zimt plus Zimt zum Bestäuben

Kokosöl zum Braten

 Saisonal: Man kann auch gefrorene Beeren verwenden, wenn man sie vorher auftaut.

1. Bananen schälen und mit einer Gabel zerdrücken. Eier in einer Schüssel verquirlen und mit den Bananen vermengen. 40 g Kokosflocken, 30 g Heidelbeeren und Zimt hinzugeben und alles gut vermengen.

2. Kokosöl in einer großen Pfanne erhitzen und jeweils 2 oder 3 kleine Portionen gleichzeitig braten.

3. Mit restlichen Kokosflocken und Heidelbeeren und mit Zimt bestäubt servieren.

Tipp: Die Pancakes schmecken auch mit Ahornsirup oder anderen Beeren fantastisch.

 GF LF VEG

HIRSE-KOKOS-PORRIDGE MIT APRIKOSEN, CRANBERRYS UND PISTAZIEN

Ein köstlicher und gesunder Start in den Tag. Das in Aprikosen enthaltene **BETA-CAROTIN,** das im Körper in Vitamin A umgewandelt werden kann, wirkt **ANTIOXIDATIV.** Hirse ist ein **SCHÖNHEITSELIXIER** und dank des hohen Anteils an Mineralstoffen und Spurenelementen auch sehr gesund. Der hohe Anteil an Silizium in Hirse lässt unsere Haut erstrahlen, macht unsere Fingernägel robuster und wirkt sich auf die Gesundheit unserer Haare positiv aus.

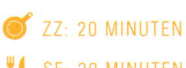 ZZ: 20 MINUTEN

SF: 20 MINUTEN

ZUTATEN FÜR 2 PERSONEN

100 g Naturhirse

300 ml Kokosmilch

1 kleine Zimtstange

1 Gewürznelke

1 Zitrone

3 EL Honig

1 Prise Salz

4 frische Aprikosen

1 EL Kokosöl

1 EL Kokosblütenzucker

2 EL Cranberrys

2 EL Pistazien

1. Hirse in einem feinen Sieb mit Wasser abspülen (um bitteren Geschmack zu vermeiden). Kokosmilch und 200 ml Wasser mit der Zimtstange und den Gewürznelken ca. 5 Minuten bei schwacher Hitze köcheln lassen. Zitrone heiß waschen, trockenrubbeln und Schale abreiben. Gewürze herausnehmen, 1 Msp. Zitronenschale, Hirse, Honig und Salz einrühren. Hirse etwa 10–15 Minuten bei schwacher Hitze zu einem weichen Brei verkochen – bei Bedarf mehr Flüssigkeit hinzugießen.

2. Aprikosen halbieren und entkernen. Kokosöl in einer Pfanne zergehen und mit Kokosblütenzucker karamellisieren lassen. Aprikosen sowie Cranberrys hinzugeben und für ca. 5 Minuten karamellisieren lassen.

3. Pistazien hacken. Hirse-Porridge in Schüsseln geben und mit Aprikosen, Cranberrys und Pistazien garniert servieren.

 GF **LF** **VEG**

Vegane Variante: *Kokosblütenzucker statt Honig verwenden*

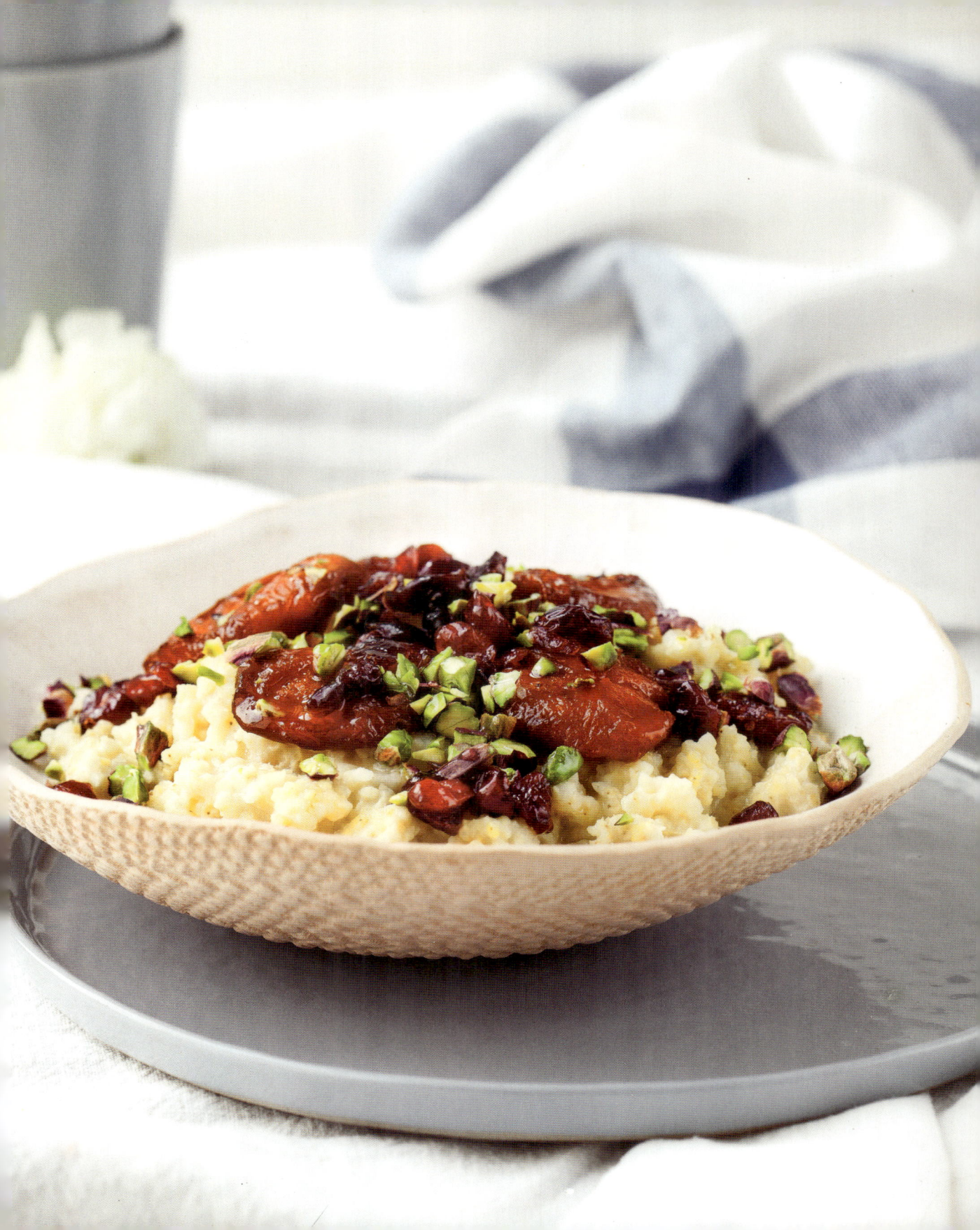

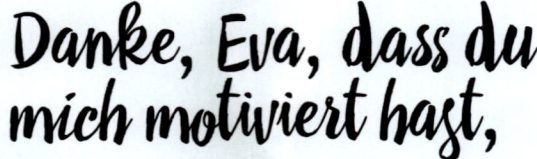

Danke, Eva, dass du mich motiviert hast,

wieder auf meinen Körper zu achten und nicht aus Faulheit einfach nur Pasta zu kochen. Essen kann so viel bunter und vielfältiger sein!

Mirela, 26

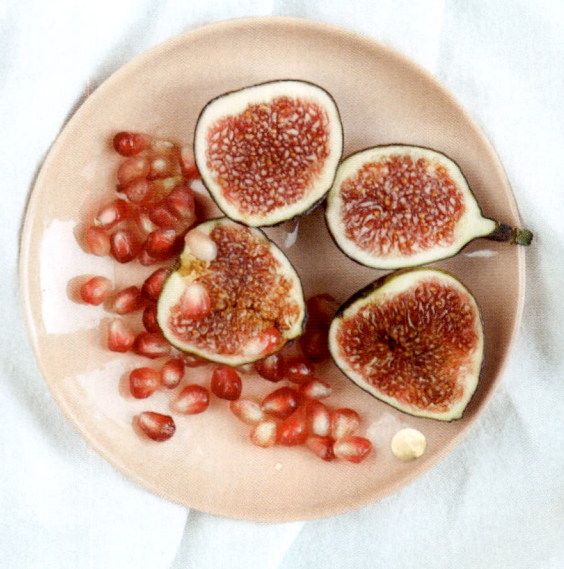

ROHER BUCHWEIZENBREI

Verglichen mit herkömmlichem Getreide wie Weizen, Dinkel, Gerste, Roggen & Co enthält Buchweizen besonders hochwertig zusammengesetztes Eiweiss mit essentiellen (lebenswichtigen) Aminosäuren. Zudem ist er **LEICHT VERDAULICH** und für Menschen mit Zöliakie geeignet. Roh schmeckt Buchweizenbrei nicht nur besonders gut, sondern ist auch sehr nahrhaft.

 15 MINUTEN +
4 STUNDEN WARTEZEIT

 15 MINUTEN +
4 STUNDEN WARTEZEIT

ZUTATEN FÜR 2 PERSONEN

200 g Buchweizen

100 g Cashewkerne

2 EL Mandelmus

80 ml Mandelmilch oder Milch

½ TL Zimt

1 Birne

2 reife Bananen

2 Feigen (frisch oder getrocknet)

1 TL Honig

1. Buchweizen unter fließendem Wasser abspülen, gemeinsam mit den Cashewkernen in eine Schüssel geben und in 400 ml Wasser mind. 4 Stunden, am besten über Nacht, einweichen.

2. Wasser abgießen und Buchweizen sowie Cashewkerne gut unter fließendem Wasser abspülen.

3. Cashewkerne, Mandelmus, Milch und Zimt und zwei Drittel des Buchweizens mit einem Pürierstab oder in einer Küchenmaschine für ein paar Minuten mixen, bis eine cremige Masse entsteht. Masse in Gläser abfüllen.

4. Birne vierteln und entkernen. Bananen in feine Scheiben schneiden und Feigen vierteln. Gläser mit Obst dekorieren, restliche Buchweizenkörner darüber geben und mit Honig beträufelt servieren.

Tipp: Mandelmus ist nicht ganz billig — stattdessen kann man auch einfach 4 EL Apfelmus hinzufügen.

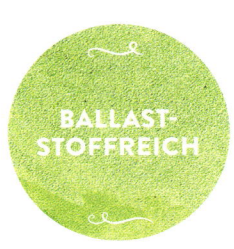
BALLAST-
STOFFREICH

GF

Laktosefreie Variante: *Mandelmilch statt Milch verwenden*

Vegane Variante: *Ahornsirup statt Honig und Mandelmilch statt Milch verwenden*

SHAKES & SMOOTHIES

Smoothies sind der ideale Kickstart in den Tag. Super nahrhaft, schnell und gut. So beginnt der Tag mit einem Lächeln!

 ALLE 5 MINUTEN

RED SUPERSTAR
ZUTATEN FÜR 2 SHAKES

200 ml Kokosdrink

200 ml Rote-Bete-Saft

200 ml frisch gepresster Orangensaft

1 Handvoll frische Beeren

2 EL Gojibeeren

1 TL Maca

1 EL geschälte Hanfsamen

1 TL Reishi-Pulver (optional)

Alle Zutaten in einen Mixer geben und gut mixen.

GF   **LF**   **VG**

BANANEN-MANDEL-SMOOTHIE
ZUTATEN FÜR 2 SMOOTHIES

2 kleine Bananen

600 ml Mandelmilch

2 TL Kokosöl

1 TL Zimt

1 TL Honig

2 EL Mandeln

Alle Zutaten in einen Mixer geben und gut mixen.

GF   **LF**   **VEG**

Vegane Variante:
Ahornsirup statt Honig nehmen

GREEN MACHINE
ZUTATEN FÜR 2 SMOOTHIES

Saft einer Limette

½ Bund Petersilie

50 g Babyspinat oder Grünkohl

1 grüner Apfel

1 Banane

½ Avocado

1 Stück Ingwer

1 EL Weizen- oder Gerstengraspulver

etwas Aloe Vera (optional)

ca. 600 ml Wasser

Alle Zutaten in einen Mixer geben und gut mixen.

GF   **LF**   **VG**

WEISSER CASHEW-SHAKE
ZUTATEN FÜR 2 SHAKES

200 g Cashewkerne

1 TL Vanillepulver

1 TL Zimt

1 gefrorene Banane

2 TL Kokosblütenzucker

600 ml Wasser

Alle Zutaten in einen Mixer geben und gut mixen.

GF   **LF**   **VEG**

KAKAO-BEEREN-SMOOTHIE
ZUTATEN FÜR 2 SMOOTHIES

2 kleine Bananen

2 Handvoll gefrorene Heidelbeeren

2 TL Kokosöl

2 TL Honig

3 EL Kakao

1 TL Kakaonibs

500 ml Mandelmilch

Alle Zutaten in einen Mixer geben und gut mixen.

GF   **LF**   **VEG**

Vegane Variante:
Ahornsirup statt Honig nehmen

KERNIGER SMOOTHIE
ZUTATEN FÜR 2 SMOOTHIES

220 g Kürbiskerne

2 EL geschälte Hanfsamen

2 große Datteln

1 Banane

1 kleine Fenchelknolle

Saft einer halben Zitrone

1 TL Leinöl (optional)

600 ml Wasser

Alle Zutaten in einen Mixer geben und gut mixen.

GF   **LF**   **VG**

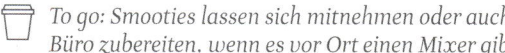

To go: Smooties lassen sich mitnehmen oder auch im Büro zubereiten, wenn es vor Ort einen Mixer gibt.

BEEREN-MUFFINS

Diese Muffins sind ideal, wenn man morgens keine Zeit hat, sich ein Frühstück zuzubereiten: Muffins einfach am Vorabend oder am Wochenende vorbacken, einfrieren und bei Bedarf auftauen: einmal backen, zwölfmal frühstücken! Auch ideal für unterwegs.

 ZZ: 15 MINUTEN

 SF: 25-30 MINUTEN

ZUTATEN FÜR 12 MUFFINS

300 g Vollkornmehl

3 TL Backpulver

½ TL Zimt

1 Msp. Vanillemark

2 mittelgroße Bananen

2 EL Honig

90 g Ahornsirup

1 Ei

350 ml Kokosmilch

ca. 7 EL Kokosöl

45 g Haferflocken

200 g Heidelbeeren

FÜR DIE DEKO

2 EL Haferflocken

2 EL Kokosflocken

 To go: Lassen sich prima auf Vorrat backen und einfrieren.

1. Backofen auf 180 °C Umluft (200 °C Ober-/Unterhitze) vorheizen. Muffinblech mit Papierförmchen auskleiden. Mehl, Backpulver, Zimt und Vanillemark mischen.

2. Bananen mit einer Gabel oder einem Kartoffelstampfer zerdrücken. In einer weiteren Schüssel Honig, Ahornsirup, Ei, Kokosmilch, Bananen und Kokosöl vermengen. Eimasse zu der Mehlmischung geben und alles vermengen. Haferflocken und Heidelbeeren vorsichtig untermengen.

3. Masse in die Förmchen geben, mit Haferflocken und Kokosflocken bestreuen und im vorgeheizten Ofen 25–30 Minuten backen. Warm oder kalt servieren.

Tipp: Statt Heidelbeeren und Haferflocken kann man auch 190 g geschnittene und getrocknete Feigen sowie ½ TL Zimt unter die Masse mischen oder 150 g kernlose und geschnittene, getrocknete Datteln sowie geschroteten Leinsamen.

LF VEG **Glutenfrei** *bei Verwendung von glutenfreiem Mehl, glutenfreiem Backpulver und zertifizierten glutenfreien Haferflocken*

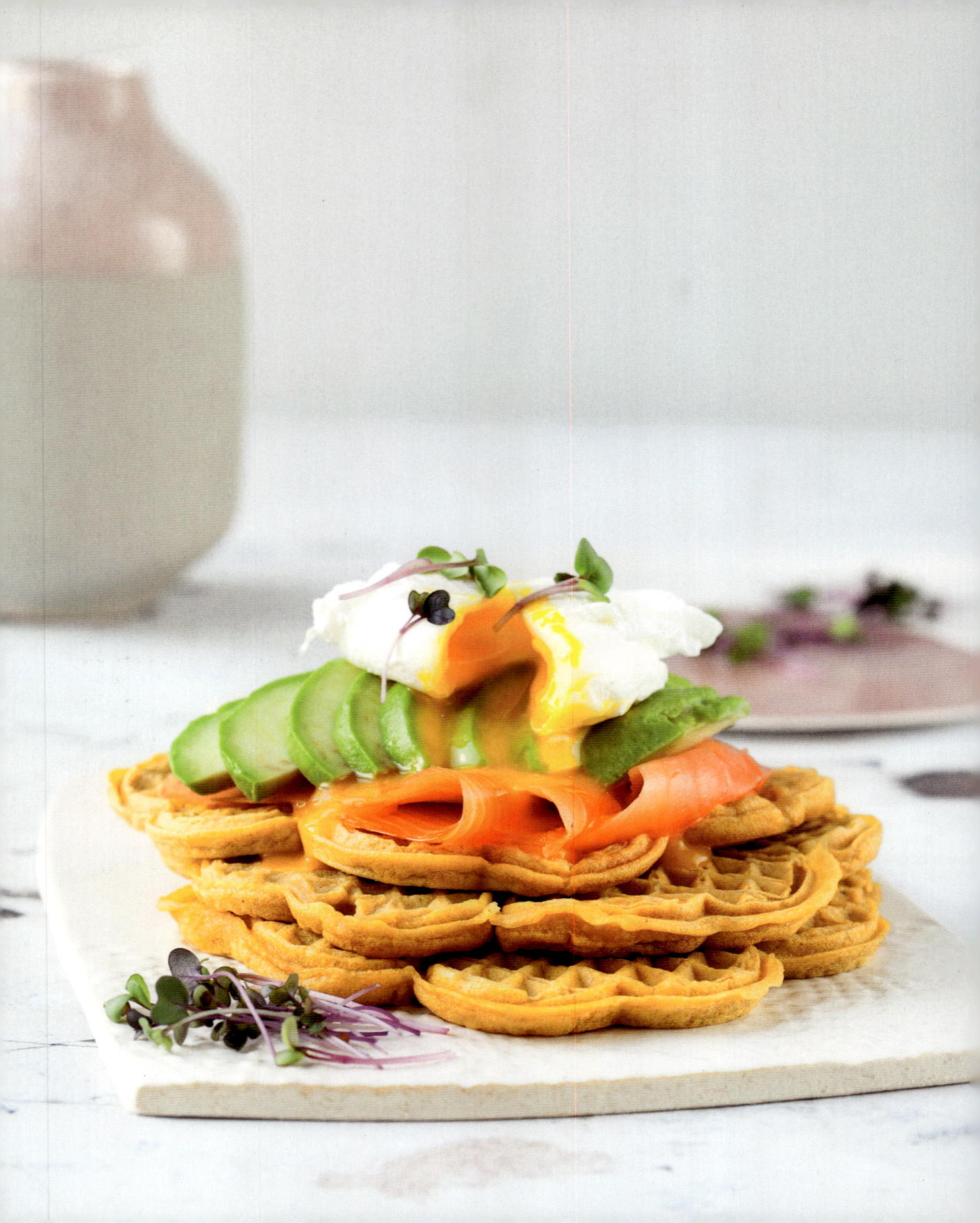

FRÜHSTÜCKS-WAFFELN MIT POCHIERTEM EI UND RÄUCHERLACHS

Waffeln sind was Schönes! Nicht nur zum Ansehen, sondern vor allem, weil sie in mir schöne Erinnerungen wecken. Und natürlich, weil sie so herrlich schmecken. Waffeln müssen aber nicht immer süss sein — im Gegenteil! Sie **SCHMECKEN AUCH PIKANT HERRLICH,** z.B. in dieser Variante mit Süsskartoffeln im Teig, serviert mit pochiertem Ei, Avocado und Lachs.

 ZZ: 40 MINUTEN

 SF: 40 MINUTEN

ZUTATEN FÜR 2 PERSONEN (CA. 8 WAFFELN)

FÜR DEN WAFFELTEIG

Salz

1 Süßkartoffel (ca. 450 g)

140 g Cashewkerne

3 große Eier

240 ml Kokosmilch

80 g Vollkornmehl

3 TL Kokosöl plus Kokosöl für das Waffeleisen

1 TL Backpulver

1 TL Honig

ZUM FERTIGSTELLEN

2 EL Essig

Salz

2 mittelgroße Eier

150 g Räucherlachs

1 Avocado

1 Handvoll Radieschen-, Brokkoli- oder Kressesprossen

Pfeffer

 To go: Waffeln lassen sich sehr gut mitnehmen.

1. Leicht gesalzenes Wasser für die Süßkartoffel zum Kochen bringen. Süßkartoffel schälen, vierteln und im kochenden Wasser ca. 20 Minuten weich kochen. Anschließend etwas auskühlen lassen und mit einer Gabel zerdrücken.

2. Cashewkerne in eine Küchenmaschine geben. Süßkartoffelbrei mit den restlichen Waffelzutaten in eine Küchenmaschine geben und alles gut vermengen oder in einer Schüssel mit einem Handrührgerät mixen. Falls der Teig zu flüssig ist, noch ein wenig Mehl hinzugeben.

3. Waffeleisen heiß werden lassen und mit Kokosöl gründlich einpinseln. Für die Waffeln jeweils die gleiche Teigmenge im Waffeleisen gleichmäßig verstreichen und goldbraun backen. – Die schon fertig gebackenen Waffeln warm stellen.

4. In einem Topf ca. 1 Liter Wasser mit Essig und ein wenig Salz aufkochen. Kurz bevor das Wasser sprudelt, Hitze reduzieren, sodass es leicht simmert (= Bläschen am Topfboden). Eier nacheinander pochieren: Eierschale am Topfrand aufschlagen und das ganze Ei – ohne das Eigelb zu verletzen – vorsichtig ins heiße Wasser gleiten lassen; ca. 3 Minuten pochieren und mit einem Schaumlöffel herausheben. Durch vorsichtiges Rühren im Wasser kann man das Ei auch in eine schöne Strudelform bringen.

5. Avocado schälen, entkernen und in feine Scheiben schneiden. Waffeln auf Tellern anrichten, Avocadoscheiben, pochiertes Ei und Räucherlachs daraufsetzen und mit frischen Radieschen- oder Brokkoli-Sprossen garnieren. Nach Belieben mit Salz und Pfeffer würzen.

Tipp: Die Waffeln schmecken auch super mit Ahornsirup und Beeren und können auch mit dem Rezept auf S. 33 angerichtet werden.

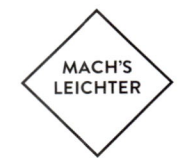

MACH'S LEICHTER

Avocado und/oder Lachs weglassen

 Glutenfrei *bei Verwendung von glutenfreiem Mehl und glutenfreiem Backpulver*

LF

CHIASAMEN-PUDDING MIT MANDELMILCH

Die kleinen Chiasamen, die sich, sobald sie mit Wasser in Berührung kommen, zu einer geleeartigen Masse, sprich zu Pudding, verwandeln, stecken voller Antioxidantien, Vitaminen, Mineralstoffen, Proteinen und Ballaststoffen. Ausserdem sind sie reich an Omega-3-Fettsäuren: **IDEAL, UM IN DEN TAG ZU STARTEN!**

 ZZ: 5 MINUTEN

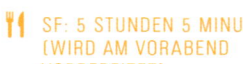 SF: 5 STUNDEN 5 MINUTEN (WIRD AM VORABEND VORBEREITET)

ZUTATEN FÜR 2 PERSONEN

500 ml Mandelmilch

1 Prise Kardamom

2 kleine Bananen

2 EL Kakao oder Carob

80 g Chiasamen

frische Früchte der Saison

Nüsse nach Wunsch

1. Zutaten in einen Mixer geben (außer Früchten der Saison und Nüssen) und gut durchmixen. Masse in eine Schüssel umfüllen und über Nacht oder mind. 5 Stunden in den Kühlschrank stellen.

2. Chiasamen-Pudding mit Früchten der Saison und Nüssen nach Belieben garnieren und servieren.

 GF LF VG

SÜSSKARTOFFEL-RÖSTI MIT BLATTSPINAT UND POCHIERTEN EIERN

DIE GRENZE ZWISCHEN DER DEUTSCH- UND DER FRANZÖSISCHSPRACHIGEN SCHWEIZ BEZEICHNET MAN SCHERZHAFT ALS „RÖSTIGRABEN". RÖSTI KANN MAN MIT ROHEN ODER VORGEKOCHTEN KARTOFFELN ZUBEREITEN. IN DER SCHWEIZ IST MAN DAZU GETEILTER MEINUNG. WIE SO OFT HABE ICH DEN **KLASSIKER** OHNEHIN ABGEWANDELT UND FRÜHSTÜCKSRÖSTI AUS SÜSSKARTOFFELN ZUBEREITET.

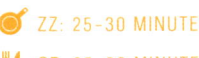 ZZ: 25-30 MINUTEN

SF: 25-30 MINUTEN

ZUTATEN FÜR 2 PERSONEN

¼ Bund Petersilie
250 g Süßkartoffeln
1 Ei
Salz, Pfeffer
20 g Butter

ZUSÄTZLICH

1 EL Apfelessig
Salz
2 Eier
1 Avocado
2 Handvoll Blattspinat
2 EL Dukkah (optional)

1. Petersilie fein hacken. Süßkartoffeln schälen und grob raspeln. Mit der Hand die Flüssigkeit aus den Süßkartoffelraspeln pressen. Kartoffelraspeln in einer Schüssel mit Ei, Petersilie, Salz und Pfeffer vermengen.

2. Backofen auf 60 °C Umluft (80 °C Ober-/Unterhitze) vorheizen. Butter in einer Pfanne zergehen lassen und die Röstimasse portionsweise (1 gehäufter EL pro Stück) in die heiße Pfanne geben. Mit dem Pfannenwender andrücken und auf jeder Seite ca. 4–5 Minuten goldbraun braten. Rösti mit Küchenpapier abtupfen und im vorgeheizten Ofen warm halten.

3. In einem Topf Wasser mit Essig und ein wenig Salz aufkochen. Kurz bevor das Wasser sprudelt, Hitze reduzieren, sodass es leicht simmert (= Bläschen am Topfboden). Eier nacheinander pochieren: Eierschale am Topfrand aufschlagen und das ganze Ei – unverletzter Dotter und Eiweiß – vorsichtig ins heiße Wasser gleiten lassen. Ca. 3 Minuten pochieren, mit einem Schaumlöffel herausheben.

4. Avocado entkernen, schälen und Fruchtfleisch in feine Scheiben schneiden. Blattspinat waschen. Rösti auf Tellern anrichten, Avocado und Blattspinat darüber geben und pro Teller mit 1 pochiertem Ei garnieren. Nach Belieben mit Dukkah bestreuen und servieren.

Tipps: Schmeckt hervorragend mit Räucherlachs und frischem Dill.
Durch vorsichtiges Rühren im Wasser kann man das Ei auch in eine schöne Strudelform bringen.

GF   **VEG**   Laktosefreie Variante:
Öl statt Butter verwenden

PIKANTE RUCOLA-PANCAKES MIT ZITRONEN-SAUCE UND GRANATAPFEL

Ich mag Pancakes — egal ob süss oder pikant. Sie machen, vor allem gestapelt, immer was her und schmecken einfach flaumig gut. Rucola gibt diesen Pancakes die extra Würze und die Granatapfelkerne versorgen uns mit **reichlich Vitamin C.** Sie bestechen vor allem durch ihren hohen Gehalt an Antioxidantien, die unseren Körper vor freien Radikalen schützen und unser Immunsystem unterstützen.

🍳 ZZ: 25-30 MINUTEN

🍴 SF: 25-30 MINUTEN

ZUTATEN FÜR 2 PERSONEN

FÜR DIE PANCAKES

100 g frischer Rucola	*400 g*
1 Handvoll Basilikum	*4*
1 Frühlingszwiebel	
2 Eier	*8*
1 Prise Salz	
ca. 40 g Vollkornmehl	*160 g*
1 TL Backpulver	*4*
ca. 60 ml Sojamilch oder Milch	*240 ml*
ca. 200 g Magerquark	*800*
Pfeffer	
2 EL Butter	

FÜR DIE SAUCE

1 Zitrone, unbehandelt

2 EL Sojamilch oder Milch

50 g Magerquark

1 EL saure Sahne (optional)

Salz, Pfeffer

1 TL Kokosblütenzucker

FÜR DIE DEKO

2 EL Granatapfelkerne

1 Handvoll Rucola

1. Rucola waschen, trockenschleudern und fein hacken. Basilikumblätter fein hacken. Frühlingszwiebel fein hacken. Eier trennen. Eiweiße mit Salz in einer Schüssel steif schlagen.

2. Eigelbe, Mehl, Backpulver sowie Milch in einer Schüssel verrühren. Quark, Salz und Pfeffer unter die Ei-Mehl-Mischung rühren. Rucola, Basilikum und Frühlingszwiebel unterrühren. Anschließend Eiweiß locker unterheben.

3. Butter in einer Pfanne zergehen lassen. Teig portionsweise zu kleinen Pancakes formen und von jeder Seite etwa 2–3 Minuten goldbraun ausbacken (nicht zu heiß: Die Pancakes dürfen innen ruhig noch weiß sein).

4. Zitrone heiß waschen und 1 EL Zitronenschale abreiben. Zitrone pressen. Aus Quark, Milch, evtl. saurer Sahne, Zitronenschale, Zitronensaft, Salz, Pfeffer und Zucker eine Sauce herstellen.

5. Granatapfel halbieren und Kerne herausnehmen. Pancakes auf Tellern mit der Zitronen-Sauce anrichten und mit Rucola und Granatapfel dekoriert servieren.

Tipp: Anstatt Granatapfel kann man auch Cherrytomaten verwenden.

Glutenfrei *bei Verwendung von glutenfreiem Mehl und glutenfreiem Backpulver*

VEG

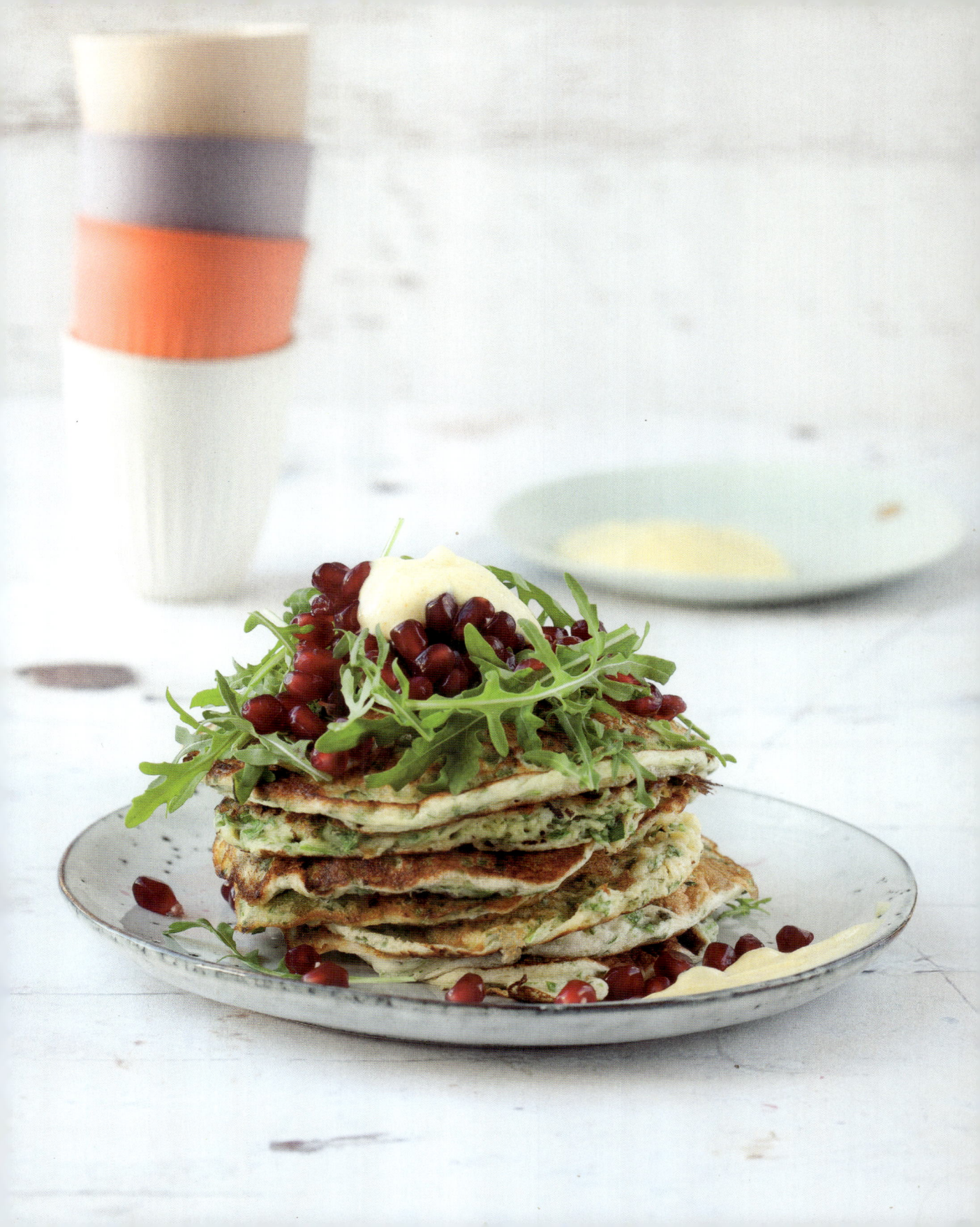

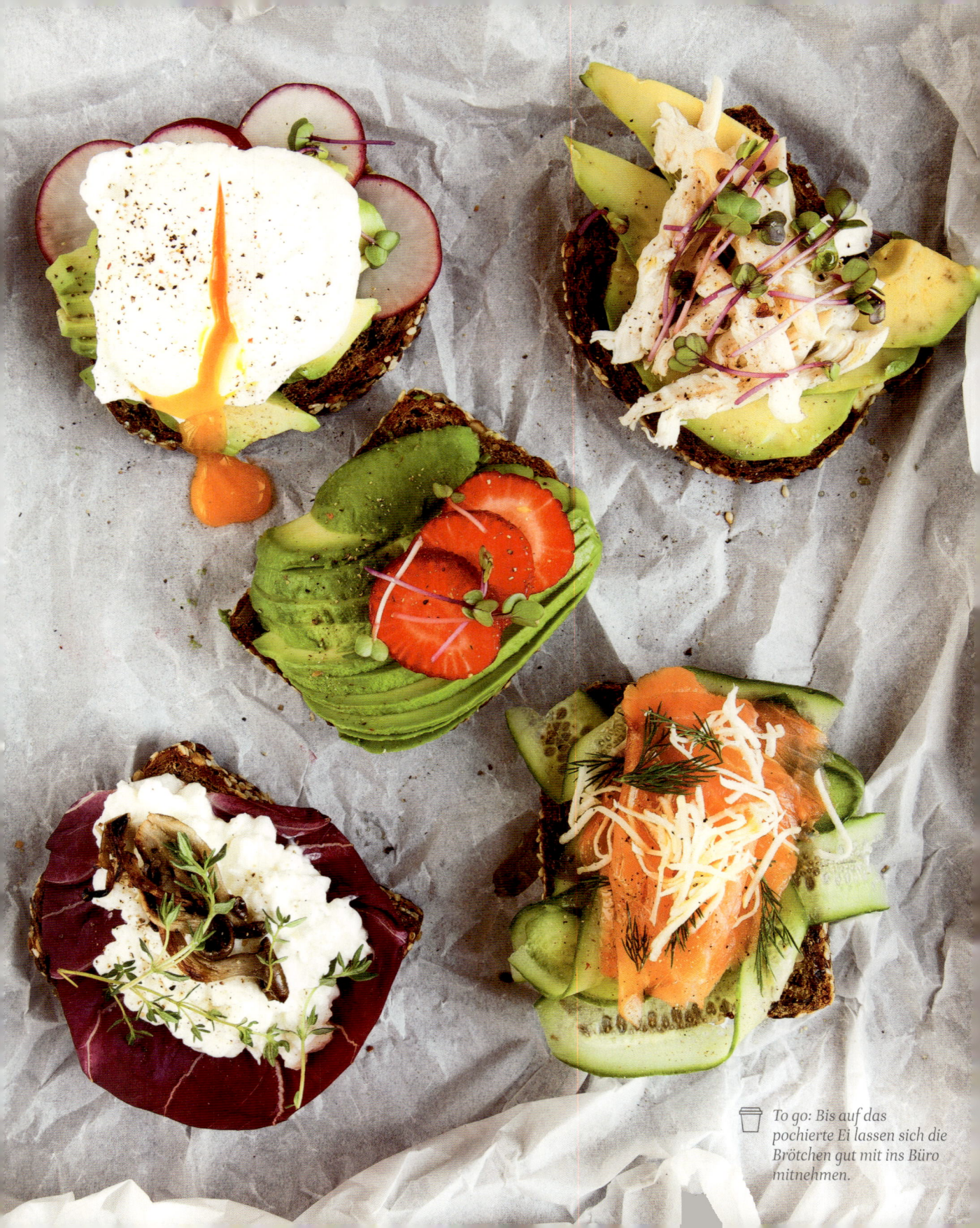

To go: Bis auf das pochierte Ei lassen sich die Brötchen gut mit ins Büro mitnehmen.

BUNT BELEGTE BROTE

 ZZ: 10 MINUTEN

 SF: 10 MINUTEN (BROT MIT POCHIERTEM EI: 15 MINUTEN)

ZUTATEN FÜR JEWEILS 2 GETOASTETE SCHEIBEN LIEBLINGSBROT

POCHIERTES HÄHNCHEN MIT AVOCADO UND SPROSSEN

100 ml Kokosmilch

Salz, Pfeffer

1 EL Butter

100 g Hähnchenfilet

½ Avocado

Radieschensprossen zum Anrichten

In einer Pfanne 150 ml Wasser mit der Kokosmilch zum Kochen bringen. Salz und Pfeffer sowie Butter hinzugeben und zum Kochen bringen. Hähnchen hinzugeben und auf mittlerer Flamme ca. 10 Minuten köcheln lassen. Fleisch aus dem Sud nehmen, kalt abschrecken und in Streifen zupfen.

Avocado entkernen und in dünne Scheiben schneiden. Avocado auf 2 getoastete Brotscheiben legen, salzen, pochiertes Hähnchen darauf geben, pfeffern und mit frischen Sprossen garniert servieren.

RADIESCHEN, AVOCADO, POCHIERTES EI UND SPROSSEN

2 EL Essig

Salz

2 Eier

2 Radieschen

½ Avocado

Pfeffer

Sprossen, z.B. Kresse, Brokkoli, Radieschen, zum Anrichten

In einem Kochtopf ca. 1 l Wasser mit dem Essig und ein wenig Salz aufkochen. Kurz bevor das Wasser sprudelt, Hitze reduzieren, sodass es leicht simmert (= Bläschen am Topfboden). Eier nacheinander pochieren: Eierschale am Topfrand aufschlagen und das Ei – ohne das Eigelb zu verletzen – vorsichtig ins heiße Wasser gleiten lassen; ca. 3 Minuten pochieren und mit einem Schaumlöffel herausheben. Durch vorsichtiges Rühren im Wasser kann man das Ei auch in eine schöne Strudelform bringen. Radieschen in feine Scheiben schneiden. Avocado entkernen und in feine Scheiben schneiden. Radieschen- sowie Avocadoscheiben auf 2 getoastete Brotscheiben legen, je 1 pochiertes Ei darauf platzieren, salzen und pfeffern und mit Sprossen garniert servieren.

LF   **VG**

AVOCADO, ERDBEEREN UND SPROSSEN

1 Avocado

2 Erdbeeren

Salz, Pfeffer

Sprossen, z.B. Kresse, Brokkoli, Radieschen, zum Anrichten

Avocado entkernen, in feine Scheiben schneiden, salzen und auf 2 getoastete Brotscheiben legen. Erdbeeren ebenfalls in feine Scheiben schneiden und auf die Avocado legen. Pfeffern, salzen und mit frischen Sprossen garniert servieren.

LF   **VG**

RÄUCHERLACHS, GURKEN, FRISCHER MEERRETTICH UND DILL

1 Mini-Gurke

Salz

50 g Räucherlachs

2 TL frisch geriebener Meerrettich

Dill

Pfeffer

Gurke mit einem Sparschäler längs schälen, salzen und auf 2 getoastete Brotscheiben legen. Räucherlachs, Meerrettich und Dill darüber geben. Mit Pfeffer würzen.

LF

AUSTERNPILZE, HÜTTENKÄSE, RADICCHIO UND THYMIAN

2 EL Rapsöl

60 g Austernpilze

Salz, Pfeffer

2 Blätter Radicchio

2 EL Hüttenkäse

frischer Thymian zum Garnieren

Rapsöl in einer Pfanne erhitzen und Pilze darin rundum anbraten. Mit Salz und Pfeffer würzen.

Radicchio waschen, trockenschleudern und auf 2 getoastete Brotscheiben geben.

Jeweils 1 EL Hüttenkäse pro Brotscheibe, ein paar Pilze und Thymian darauf legen und servieren.

VEG

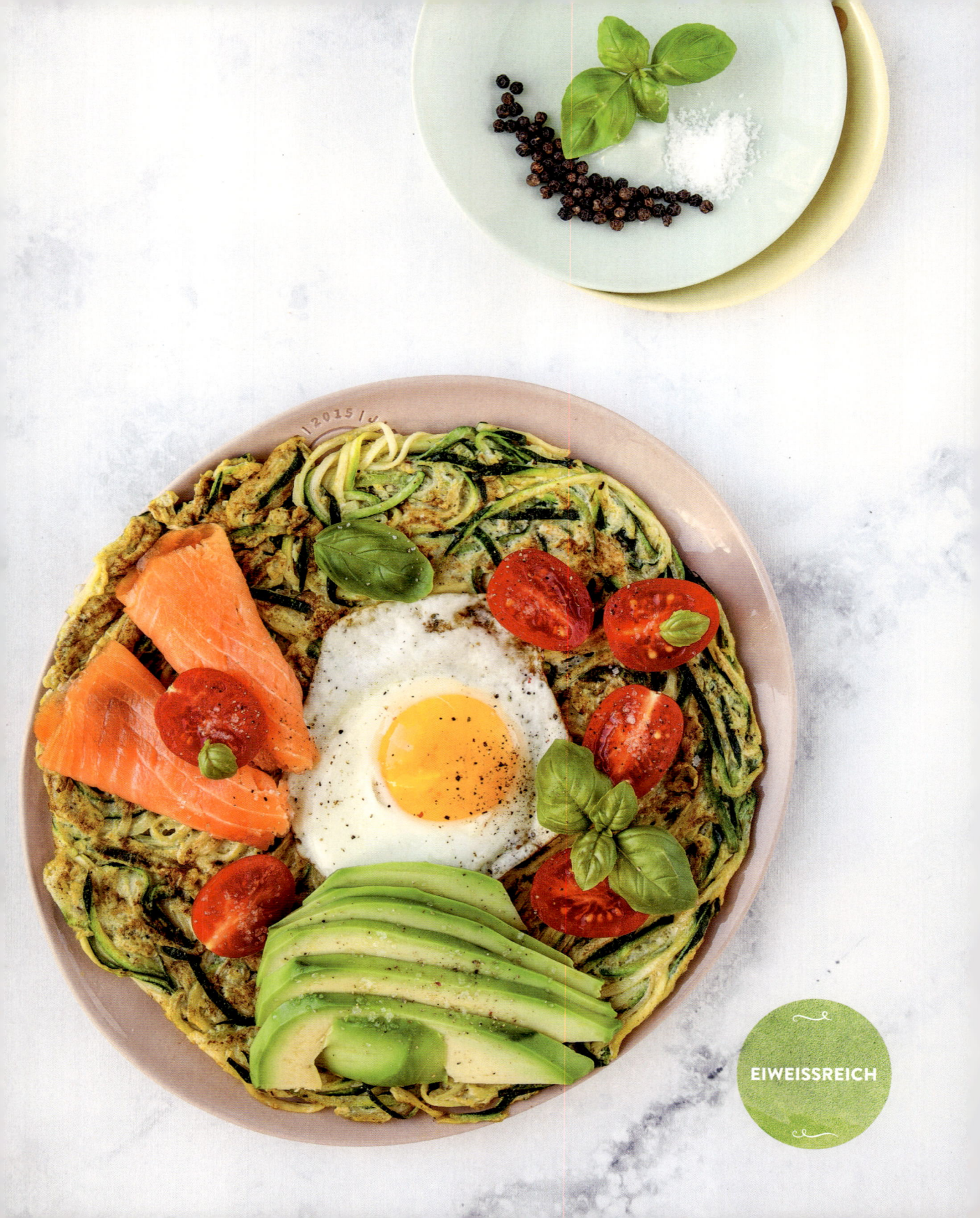

EIWEISSREICH

ZUCCHINI-FRÜHSTÜCKS-PIZZA

Pizza zum Frühstück und statt aus Mehl mit Zucchini zubereitet? Diese Frühstückspizza ist ein wahrer Augenschmaus und der ideale Start in den Sonntagmorgen. Reichlich **GEMÜSE, EIWEISS UND OMEGA-3-FETTSÄUREN** versorgen uns mit den nötigen Nährstoffen.

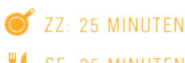 ZZ: 25 MINUTEN

SF: 25 MINUTEN

ZUTATEN FÜR 2 PERSONEN

FÜR DIE PIZZA

2 mittelgroße Zucchini

Salz, Pfeffer

2 Eier

1 EL Olivenöl

SONSTIGE ZUTATEN

1 EL Butter

2 Eier

½ Avocado

4 Cherrytomaten

50 g Räucherlachs

einige Basilikumblätter

Salz, Pfeffer

1. Enden der Zucchini abschneiden und Zucchini mit einem Spiralschneider durch Drehbewegung oder mit einem Julienne-Schäler in dünne Streifen schneiden. Mit Salz und Pfeffer würzen.

2. Eier zu den Zucchini geben und alles gut vermengen. Olivenöl in einer Pfanne erhitzen, Zucchinispiralen gleichmäßig und spiralförmig wie eine Schnecke in die Pfanne geben. Bei mittlerer Hitze ca. 5 Minuten anbraten. Wenden und weitere 5 Minuten anbraten.

3. Butter in einer Pfanne zergehen lassen und Spiegeleier darin zubereiten. Avocado entkernen und in feine Scheiben schneiden. Tomaten halbieren. Zucchinipizza auf einem großen Teller anrichten, halbieren und jeweils mit 1 Spiegelei, etwas Räucherlachs, Cherrytomaten, Avocado, frischem Basilikum, Salz und frisch gemahlenem Pfeffer servieren.

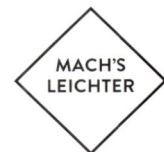

MACH'S LEICHTER

Vegetarische Variante wählen oder mageren Schinken für den Belag verwenden und Avocado weglassen

GF

Vegetarische Variante: *Räucherlachs weglassen und mit mehr Gemüse oder gegrilltem Tofu servieren.*

Laktosefreie Variante: *Öl statt Butter verwenden*

AVOCADOMASH MIT SCHAFSKÄSE AUF GETOASTETEM BROT

KEINE ZEIT FÜR KOMPLIZIERTE FRÜHSTÜCKSKREATIONEN? DIESER SCHNELL ZUBEREI-
TETE TOAST SÄTTIGT UND VERSORGT DICH MIT EINER EXTRA PORTION EINFACH UNGESÄTTIGTER FETTSÄUREN, DEN VITAMINEN
B5, B6, C, K UND FOLSÄURE SOWIE CAROTINOIDEN.

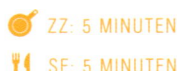 ZZ: 5 MINUTEN

SF: 5 MINUTEN

ZUTATEN FÜR 2 PERSONEN

4 Scheiben Vollkornbrot
1 reife Avocado
Saft einer halben Zitrone
1 Prise Salz
70 g Feta
Pfeffer

1. Vollkornbrot toasten. Avocado vom Kern befreien, Fruchtfleisch mit einem Löffel herauslösen und in eine Schüssel geben. Zitronensaft und Salz hinzugeben und das Ganze mit einer Gabel zu einem Mus verarbeiten.

2. Avocadomash auf das getoastete Brot geben, Feta darüber zerbröseln, Pfeffer darüber mahlen und servieren.

Tipp: Dieses Frühstücksbrot ist individuell variierbar. Schmeckt herrlich mit einem pochierten Ei, mit Erdbeeren, Tomatenscheiben, Radieschenscheiben, Chiliflocken, Kresse, mit fettarmem Schinken oder gegrillten Pilzen.

VEG

Glutenfrei *bei Verwendung von glutenfreiem Brot*

HUEVOS RANCHEROS MIT AVOCADO

Diesen mexikanischen Frühstücksklassiker, der aus einer Tomaten-Paprika-Salsa und Spiegeleiern besteht, bereite ich gerne am Wochenende zu. Er punktet mit einer **EXTRA PORTION EIWEISS** und schmeckt besonders gut mit backofenfrischem Brot.

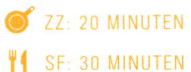 ZZ: 20 MINUTEN

SF: 30 MINUTEN

ZUTATEN FÜR 2 PORTIONEN

FÜR DIE TOMATENSAUCE

1 mittelgroße Zwiebel

2 Knoblauchzehen

1 mittelgroße rote Paprika

4 Tomaten

1 EL Olivenöl

1 Msp. Chilipulver

1 TL Salz

1 Prise Pfeffer

ZUM FERTIGSTELLEN

4 Eier

1 große Avocado

½ Bund Koriander

Salz, Pfeffer

1. Zwiebel und Knoblauch schälen und beides fein hacken. Paprika entkernen und in ca. 1 cm große Würfel schneiden. Tomaten in Würfel schneiden.

2. Olivenöl in einer großen, ofenfesten Pfanne erhitzen und Zwiebeln darin glasig dünsten. Knoblauch und Paprika hinzugeben und unter Rühren ca. 3–4 Minuten anbraten. Tomatenwürfel hinzugeben und mit Chilipulver, Salz und Pfeffer würzen. Weitere 2 Minuten anbraten.

3. Backofen auf 180 °C Umluft (oder 200 °C Ober-/Unterhitze) vorheizen. Die Tomatensauce mit 100 ml Wasser angießen und bei mittlerer Hitze etwa 10 Minuten einkochen lassen.

4. Jeweils mit der Hinterseite eines Esslöffels 4 Mulden in die dickflüssige Sauce drücken und die Eier in die Mulden schlagen. Pfanne in den vorgeheizten Ofen geben und etwa 10 Minuten backen, bis die Eier gar sind.

5. In der Zwischenzeit Avocado in dünne Scheiben schneiden. Koriander klein hacken. Huevos Rancheros mit Salz und Pfeffer würzen, mit Koriander bestreuen und mit der Avocado servieren.

Tipp: Anstatt frischer Tomaten kann man (vor allem im Winter) auch geschälte Tomaten aus der Dose verwenden.

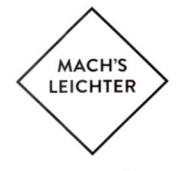

MACH'S LEICHTER

Avocado weglassen

 GF LF VEG

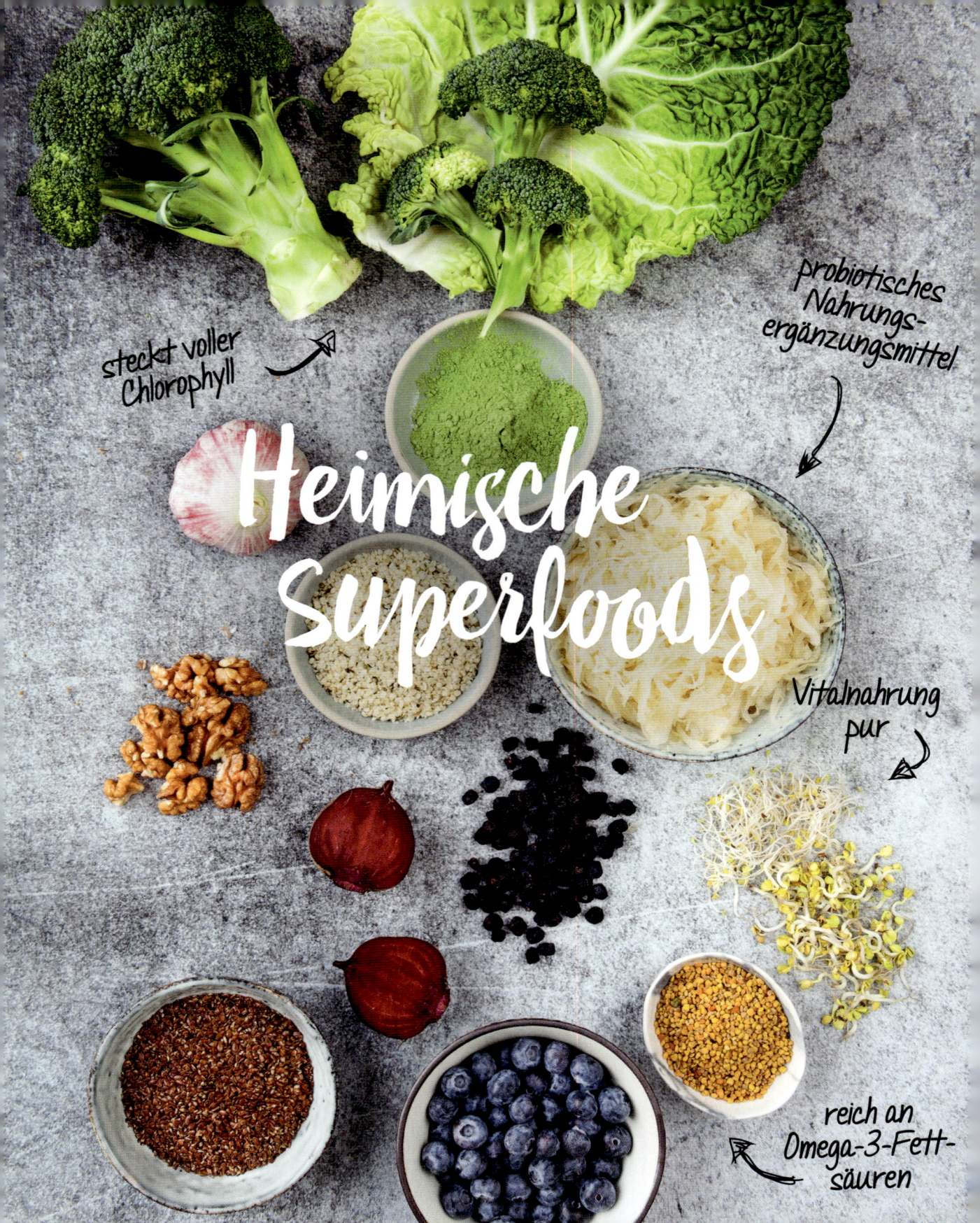

steckt voller Chlorophyll

probiotisches Nahrungsergänzungsmittel

Heimische Superfoods

Vitalnahrung pur

reich an Omega-3-Fettsäuren

WAS IST SUPERFOOD?

Im Oxford English Dictionary wird der Begriff „Superfood" als **„EIN NÄHRSTOFFREICHES LEBENSMITTEL, DAS FÜR GESUNDHEIT UND WOHLBEFINDEN ALS BESONDERS FÖRDERLICH ERACHTET WIRD"** beschrieben. Das Collins Dictionary hat eine ähnliche Definition: „Ein Lebensmittel, welches als besonders nährstoffreich gilt oder sich anderweitig günstig auf die Gesundheit auswirkt".

DER BEGRIFF WIRD OFT FALSCH VERWENDET UND IN DER LEBENSMITTEL-INDUSTRIE AUCH GERNE BENUTZT, UM DIE UNTERSCHIEDLICHSTEN LEBENSMITTEL AUFZUWERTEN.

Ursprünglich handelt es sich um Lebensmittel, die es schon seit Jahrhunderten gibt und die eine überdurchschnittlich hohe Nährstoffdichte (s. S. 22), viele Vitamine und sekundäre Pflanzenstoffe inkl. Antioxidantien (s. S. 22) aufweisen. Da Superfoods Nährstoffe in sehr hoher Konzentration enthalten, genügt schon der Verzehr kleiner Mengen.

TOP 12 HEIMISCHE SUPERFOODS

1. ARONIA

Die kleine Beere mit Ursprung in Nordamerika wird seit dem 19. Jahrhundert auch bei uns angebaut. Es gibt rote und schwarze Aronia-Beeren. Die im Farbstoff enthaltenen Anthocyane und Flavonoide **BINDEN FREIE RADIKALE** und schützen so unsere Zellen. Aronia-Beeren sind außerdem reich an Mineralstoffen, Vitamin C, K und A. Sie sollen bei Entzündungen helfen und regenerativ auf Muskeln und Knochen wirken.

2. HEIDELBEEREN

Der Farbstoff Anthocyan verleiht diesen Beeren nicht nur ihre wunderschöne blaue Farbe, sondern ist auch besonders wichtig für die positiven Wirkungen der Beere: Die in ihm enthaltenen **ANTIOXIDANTIEN** machen sie zu einem **ANTI-AGING-MITTEL AUS DER NATUR.** Heidelbeeren sind reich an Vitamin A, C und E sowie an Mineralstoffen wie Kupfer, Eisen, Zink, Magnesium und Ballaststoffen und sekundären Pflanzenstoffe. Sie wirken antibakteriell, leicht schmerzlindernd und entzündungshemmend. Heidelbeeren stärken das Immunsystem und beeinflussen den Cholesterinspiegel positiv.

3. LEINSAMEN

Leinsamen werden häufig wegen ihrer verdauungsfördernden Wirkung konsumiert. Die in ihnen enthaltenen Schleimstoffe sorgen dafür, dass sie sich wie ein Schutzfilm über die Magen- und Darmschleimhaut legen und auch bei chronischen Magen-Darm-Entzündungen helfen können. Weniger bekannt ist, dass Leinsamen sehr viele Omega-3-Fettsäuren enthalten, die entzündungshemmend wirken und den Cholesterinspiegel positiv beeinflussen. Die in Leinsamen enthaltene Alpha-Linolensäure schützt Herz und Kreislauf.

4. GRÜNGEMÜSE WIE BROKKOLI, GRÜNKOHL

Grünes Gemüse steckt voller **CHLOROPHYLL**. Und was macht Brokkoli zum heimischen Superfood? Seine grüne Farbe bekommt Brokkoli durch seinen hohen Gehalt an Magnesium, welches besonders für unseren Stoffwechsel, unsere **MUSKELN** und das **HERZ** wichtig ist. Weiters enthält er zahlreiche sekundäre Pflanzenstoffe wie Flavonoide und Glucosinolate u.a., die krebshemmende Wirkung entwickeln. Brokkoli hat außerdem einen hohen Anteil an Ballaststoffen, die für unsere Verdauung gut sind. Brokkoli ist ein gutes **ANTISTRESSGEMÜSE** – im Winter ideal für unsere Schleimhäute. Es enthält sehr viel Vitamin C. Damit bringt er uns gut durch kalte Wintertage und schützt vor Erkältungskrankheiten.

Grünkohl ist ein wahrhaftiges Supferfood, denn sein Nährstoffgefüge übertrifft viele andere an den Vitaminen A, C und K, an Folsäure, Calcium, Magnesium und Eisen. Zudem steckt Grünkohl voller Omega-3-Fettsäuren und ist reich an Antioxidantien.

5. KNOBLAUCH

Knoblauch wirkt **DURCHBLUTUNGSFÖRDERND,** beugt Arteriosklerose (Arterienverkalkung) vor, wirkt blutfettsenkend und unterdrückt die Bakterienbildung im Magen-Darm-Trakt. Darüber hinaus steckt die kleine Knolle voller Vitamine wie Vitamin A, C, E und verschiedenen B-Vitaminen, ist reich an Mineralstoffen wie Kalium, Kupfer, Selen und Jod und an sekundären Pflanzenstoffen. Vor allem frischer Knoblauch ist für uns sehr wertvoll.

6. HANFÖL/-SAMEN

Das aus Hanfsamen erzeugte Hanföl ist – ebenso wie die Hanfsamen – sehr reich an essentiellen Fettsäuren. Das Besondere daran: Omega-3-Fettsäuren stehen den Omega-6-Fettsäuren im optimalen Verhältnis 1:3 gegenüber. Sie wirken sich positiv auf den Fettstoffwechsel aus, regulieren Blutfettwerte und wirken entzündungshemmend. Besonders bei entzündlichen Hautkrankheiten ist Hanföl durch die enthaltene Gamma-Linolen-Säure sehr wertvoll.

7. SAUERKRAUT

Sauerkraut ist nicht nur ein altbekanntes, in unserer Kultur traditionell hochgeschätztes Lebensmittel, es ist auch ein **PROBIOTISCHES NAHRUNGSERGÄNZUNGSMITTEL,** da es voller hochwirksamer und lebenswichtiger Mikroorganismen steckt. Diese Mikroorganismen bilden einen Hauptteil des menschlichen Immunsystems und schützen unseren Organismus vor chronischen Krankheiten, Viren, Parasiten und schädlichen Bakterien.

Sauerkraut hat einen beachtlichen Gehalt an Ascorbigen (eine Verbindung von Ascorbinsäure). Aus diesem entsteht beim Kochen Vitamin C. Aufgrund des hohen Vitamin-C-Gehalts wurde Sauerkraut in früheren Jahrhunderten zum begehrten Mittel gegen Mangelerscheinungen. Heute ist Weißkohl als guter **EISENLIEFERANT,** der die Blutbildung unterstützt, bekannt. Im Gegensatz zu vielen anderen Gemüsesorten behält Weißkohl auch noch nach dem Garen all seine Vitamine. Sauerkraut ist außerdem sehr kalorienarm, fettlos, enthält viele Ballaststoffe, Mineralstoffe, Milchsäure sowie die Vitamine A, B, C, E und K.

8. ROTE BETE

Rote Bete gehören zu meinem absoluten Lieblingsgemüse. Für ihr intensives Rot ist der Farbstoff Betain verantwortlich. Betain ist sehr gesund, da es Zellen und Gefäße schützt. Rote Bete haben einen besonders hohen Gehalt an **EISEN UND FOLSÄURE,** die für die Bildung der roten Blutzellen wichtig sind. In den Knollen steckt aber noch viel mehr: Sie enthalten zahlreiche weitere wichtige Mineralstoffe und Vitamine. Dazu zählen u.a. Kalzium, Kalium, Magnesium,

Mangan, Phosphor, Jod, Natrium, Vitamin C, B-Vitamine und Provitamin A. Außerdem sind sie reich an Eiweiß und Kohlehydraten und fettarm. Rote Bete wirken **BLUTREINIGEND,** entsäuern den Organismus und regen den Stoffwechsel an. Zusätzlich stärken die sekundären Pflanzenstoffe das Immunsystem.

9. BIENENPRODUKTE WIE BLÜTENPOLLEN

Honig ist ideal zum Süßen von Speisen und gleichzeitig Naturmedizin. Auch wenn sein Hauptbestandteil Zucker ist, ist er in seiner Kombination aus Frucht-, Trauben- und Malzzucker besser verträglich als andere Zuckerarten. Im Honig finden sich außer vielen Vitaminen, Mineralstoffen, Enzymen, Spurenelementen und Aminosäuren auch **ANTIBIOTISCH WIRKENDE STOFFE** wie Inhibine.

Besonders Blütenpollen haben es in sich, deshalb mische ich sie gerne in meine Frühstückssmoothies. Sie sind reich an Proteinen, die für uns Menschen besonders gut verwertbar sind, da die Bienen sie bereits vorverdaut haben. Pollen gehören zum absoluten Superfood, sie sind reich an Vitaminen, Mineralstoffen und Antioxidantien. Sie machen uns leistungsfähiger, bekämpfen hohe Cholesterinwerte, können **BEI STRESS HILFREICH** sein, stärken unsere Konzentrationsfähigkeit und fördern unsere Gesundheit.

10. WEIZEN- UND GETREIDEGRAS

Die grünen Pflanzen von Weizen, Hafer, Gerste sind extrem nährstoffreich, sie enthalten deutlich mehr Nährstoffe als später das ausgereifte Getreidekorn. Weizengras ist das junge Gras der Weizenpflanze. Es wird gezüchtet, indem man Weizenkörner keimen und einige Tage wachsen lässt. Weizengras lässt sich gut gepresst oder in pulverisierter Form in Säften konsumieren. Es ist reich an den Vitaminen A, C, E, K, B1, B2 und B6 sowie an Zink, Eisen, Kupfer, Mangan, Selen, Eiweiß, Antioxidantien und Aminosäuren. Es wirkt **ENTZÜNDUNGSHEMMEND** und ist vor allem bei Infektionen der Blase, der Harnröhre und der Prostata beliebt.

11. SPROSSEN

Sprossen jeder Art sind ein absolutes Superfood und Vitalnahrung pur. Überspitzt gesagt, steckt in Sprossen **LEBENDIGE ENERGIE** – beim Keimen erhöht sich der Vitamin- und Mineralstoffgehalt um ein Vielfaches, sobald die Pflanzensamen mit Wasser und Licht in Berührung kommen. Klein aber oho, denn in den kleinen Sprossen stecken mindestens so viele Vitamine, Mineralstoffe, Enzyme, Proteine und sekundäre Pflanzenstoffe wie in einer ausgewachsenen Pflanze. Beim Keimen nimmt im Samen die Aktivität der Enzyme stark zu, wobei der Vitamingehalt und andere Vitalstoffe um bis zu 500 Prozent steigen. Wichtig bei Sprossen: immer schnell und frisch verzehren.

12. WALNUSS

Nüsse sind wahre **GEHIRN- UND VITALNAHRUNG.** Besonders viele Antioxidantien und Omega-3-Fettsäuren liefern Walnüsse. Ähnlich wie die Avocado hat die Walnuss einen sehr hohen Fettgehalt. Klingt nicht wirklich gesund? Doch, wenn man weiß, dass Walnüsse vor allem mehrfach ungesättigte Fettsäuren enthalten. Diese regulieren den Cholesterinspiegel und schützen das Herz. Vor allem schützen sie die Blutgefäße, weshalb die Walnuss ein wahrhaftes Brainfood ist.

Ganz besonders wertvoll in Walnüssen ist die hohe Menge an **ELLAGSÄURE,** die gegen Bakterien und Viren schützt und evtl. sogar gegen Krebszellen. Walnüsse sind ideal zum Entgiften, sie sind reich an Antioxidantien, Vitamin E, Selen und vielen weiteren Vitalstoffen. Zusätzlich enthalten sie viele B-Vitamine, Magnesium, Kalium, Zink und Phosphor. Ihr Eiweißgehalt ist sehr hoch, weshalb sie für Vegetarier und Veganer sehr interessant sind.

Mittags

Das
LCF
Prinzip

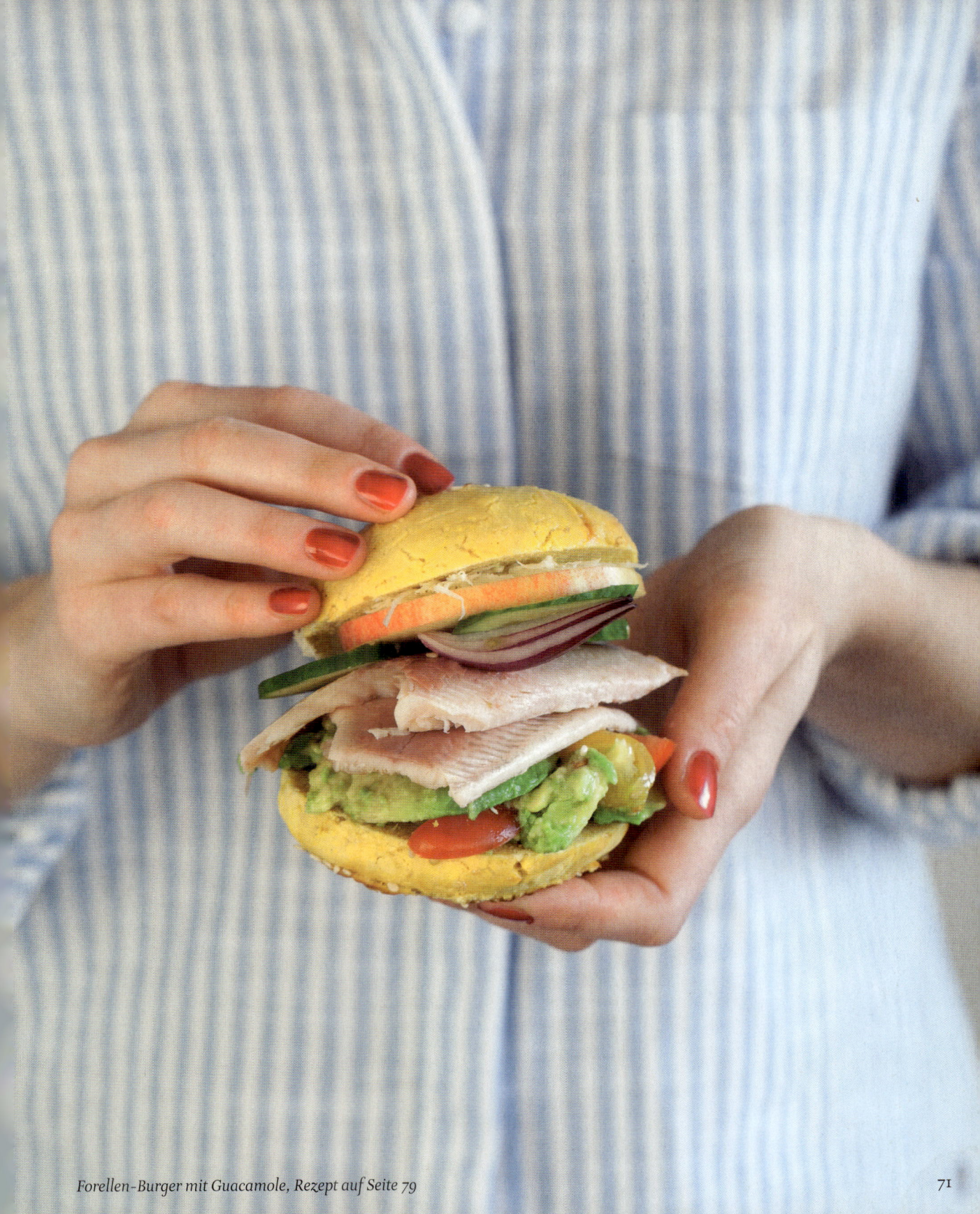

Forellen-Burger mit Guacamole, Rezept auf Seite 79

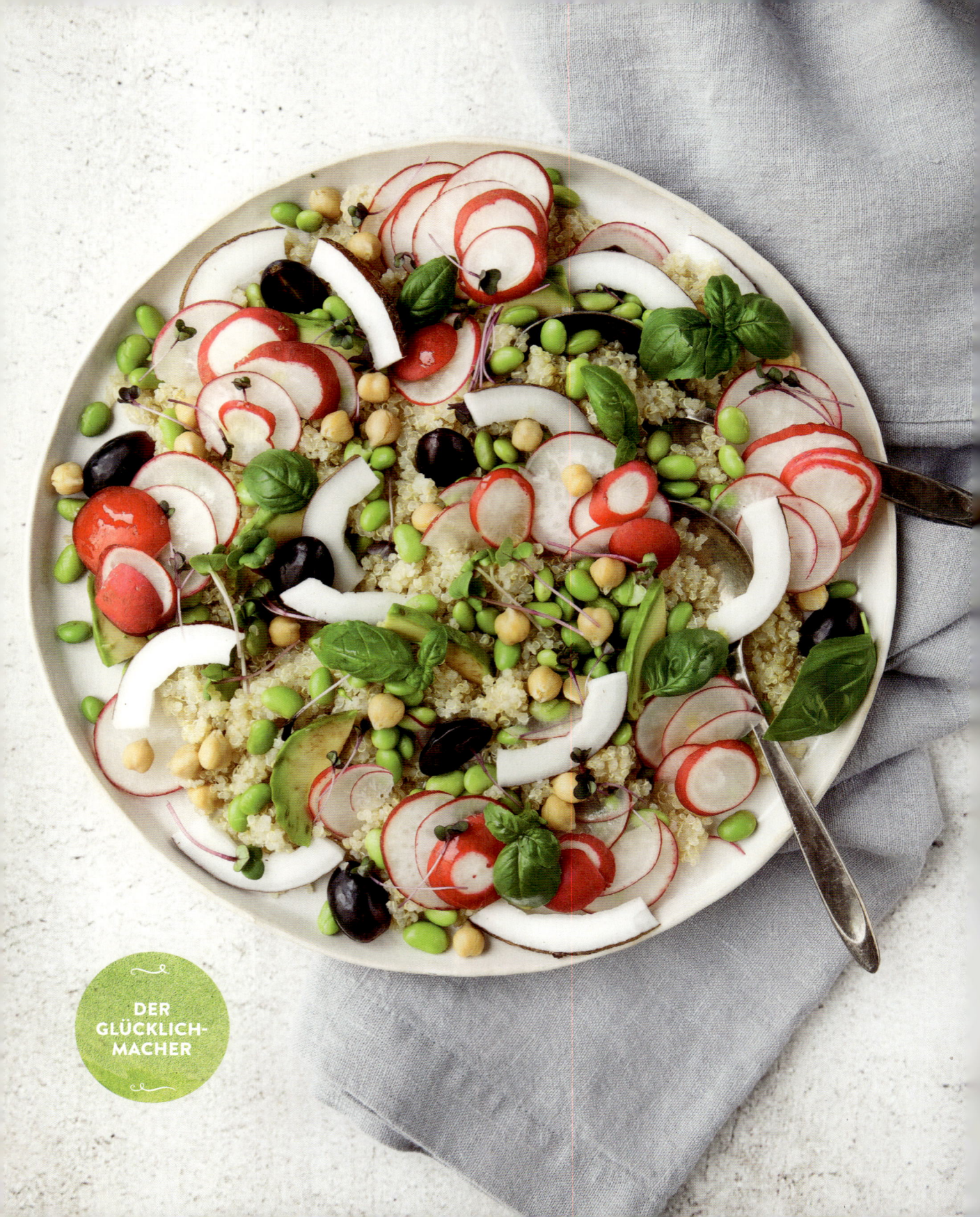

DER GLÜCKLICH-
MACHER

BUNTER RADIESCHEN-QUINOA-SALAT

Im Frühling hilft der **EISENGEHALT** der Radieschen gegen die Frühjahrsmüdigkeit. Ausserdem liefern sie Selen für unser Immunsystem, **MAGNESIUM FÜR DAS HERZ, KALIUM FÜR DIE MUSKELN UND NERVEN.** Das ist aber noch nicht alles: Radieschen enthalten ausserdem viel **VITAMIN C** gegen Erkältungen sowie Folsäure für Herz und Kreislauf.

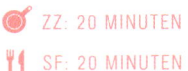 ZZ: 20 MINUTEN

SF: 20 MINUTEN

ZUTATEN FÜR 2 PERSONEN

125 g Quinoa, weiß

Salz

1 TL plus 3 EL Olivenöl

1 Bund Radieschen

½ rote Zwiebel

1 große Handvoll Basilikum

100 g Kichererbsen aus der Dose

Saft einer halben Zitrone

1 TL Zitronenschale

2 EL weißer Balsamico-Essig

1 Schuss Hanföl (optional)

Pfeffer

50 g Sojabohnen

50 g schwarze Oliven

40 g Walnüsse

2 EL getrocknete Kokosstreifen

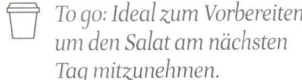 *To go: Ideal zum Vorbereiten, um den Salat am nächsten Tag mitzunehmen.*

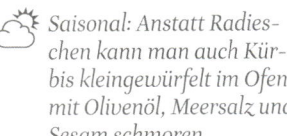 *Saisonal: Anstatt Radieschen kann man auch Kürbis kleingewürfelt im Ofen mit Olivenöl, Meersalz und Sesam schmoren.*

1. Ca. 250 ml leicht gesalzenes Wasser in einem Topf zum Kochen bringen. Quinoa in einem Sieb unter fließendem Wasser so lange waschen, bis das Wasser klar abläuft. In das kochende Wasser geben und ca. 10 Minuten köcheln lassen. Hitze stark reduzieren und Quinoa ca. 10 Minuten zugedeckt quellen lassen. Mit 1 TL Olivenöl und Salz abschmecken.

2. Radieschen waschen und in sehr feine Scheiben schneiden. Zwiebel schälen, halbieren und in sehr feine Scheiben schneiden. Basilikum waschen und trockenschütteln. Kichererbsen abgießen und abtropfen lassen.

3. Aus Zitronensaft, Zitronenschale, 3 EL Olivenöl, Essig, Hanföl, Salz und Pfeffer ein Dressing herstellen.

4. In einer Salatschüssel Radieschen, Zwiebeln, Sojabohnen, Kichererbsen und Oliven vermischen und mit dem Dressing marinieren. Quinoa auf Tellern anrichten, Zutaten aus der Salatschüssel darüber geben und den Salat mit Walnüssen, Kokosstreifen und Basilikum garniert servieren.

GF

LF

VG

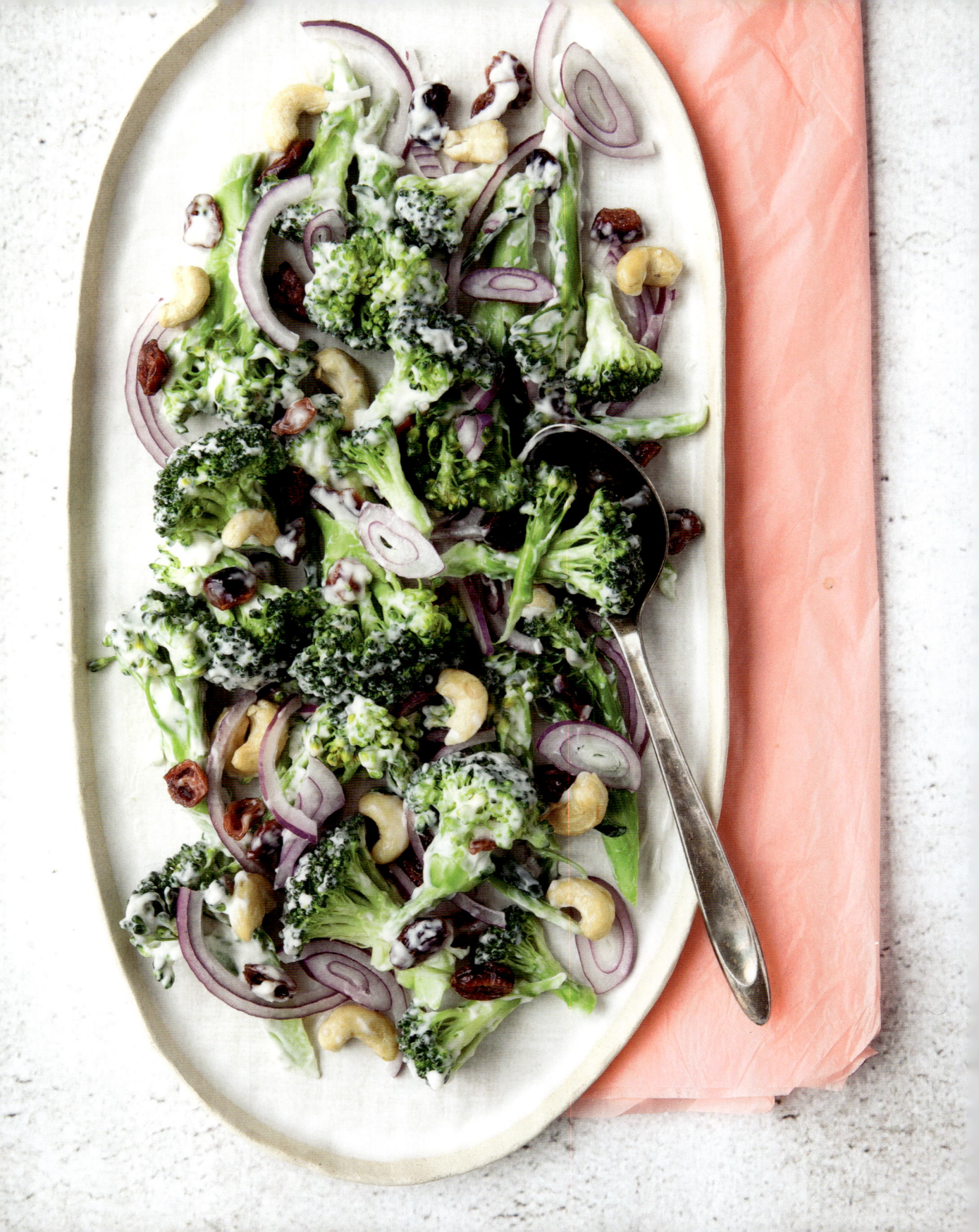

BROKKOLI-SALAT MIT CASHEWNÜSSEN UND CRANBERRYS

Ja, Brokkoli kann man **ROH** essen. So knackig frisch schmeckt er sogar unheimlich lecker. Dieses Gericht präsentiere ich gerne in meinen Kochkursen, um zu zeigen, wie vielfältig Gemüse einsetzbar ist und wie schnell man einen köstlichen Superfood-Salat zubereiten kann. Brokkoli ist ein **HEIMISCHES SUPERFOOD.** Seine grüne Farbe stammt von seinem hohen Gehalt an Magnesium, das besonders für Stoffwechsel, Muskeln und Herz wichtig ist. Außerdem enthält er zahlreiche sekundäre Pflanzenstoffe wie Flavonoide und Glucosinolate, die **KREBSHEMMENDE WIRKUNG** entwickeln können.

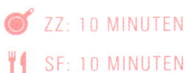 ZZ: 10 Minuten

SF: 10 Minuten

ZUTATEN FÜR 2 PERSONEN

1 Brokkoli

½ rote Zwiebel

50 g getrocknete Cranberrys

2 EL Cashewnüsse

130 ml Mayonnaise

1 EL Rohrzucker

2 EL weißer Balsamicoessig

Salz, Pfeffer

To go: Ideal zum Vorbereiten, um den Salat am nächsten Tag mitzunehmen. Oder den Salat direkt im Büro zubereiten, er ist in 10 Minuten fertig.

1. Brokkoli waschen, in Röschen teilen und in eine Salatschüssel geben. Zwiebel schälen und fein hacken.

2. Brokkoli, Zwiebel, Cranberrys, Cashewnüsse und Mayonnaise in eine Salatschüssel geben. Aus Zucker, Essig, Mayonnaise, Salz und Pfeffer ein Dressing herstellen.

3. Brokkoli mit dem Dressing marinieren, mit Salz und Pfeffer würzen und servieren.

Tipp: Statt Cranberrys kann man auch die heimische und etwas günstigere Variante, nämlich Rosinen, verwenden.

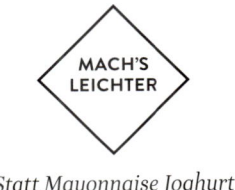

MACH'S LEICHTER

Statt Mayonnaise Joghurt nehmen

 GF   LF

Vegane Variante:
Vegane Mayonnaise verwenden

QUINOA-TABOULEH MIT GRANATAPFEL

Tabouleh mit frischen Zutaten wie Petersilie und sonnengereiften Tomaten verspeise ich am liebsten an einem warmen Sommertag am belebten Wiener Naschmarkt. Dabei beobachte ich die Passanten und fühle mich wie im Urlaub. **TABOULEH IST ARABISCH,** der Salat stammt aus der libanesischen Küche. Es gibt auch eine türkische Variante, die sich Kisir nennt. Ich habe meine eigene Variante entwickelt und anstatt Bulgur Quinoa verwendet und Granatapfelkerne untergemischt.

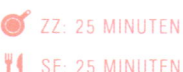 ZZ: 25 MINUTEN

SF: 25 MINUTEN

ZUTATEN FÜR 2 PERSONEN

Salz

150 g Quinoa

1 Knoblauchzehe

2 Frühlingszwiebeln

1 kleine Gurke

300 g Cherrytomaten

½ Bund Minze

1 Bund Petersilie

1 Limette

2 EL Olivenöl

2 EL Balsamicoessig

Pfeffer

½ Granatapfel

 To go: Lässt sich sehr gut vorbereiten und am nächsten Tag ins Büro mitnehmen.

 Saisonal: Statt Granatapfel kann man im Sommer Johannisbeeren verwenden.

1. Ca. 400 ml leicht gesalzenes Wasser in einem Topf zum Kochen bringen. Quinoa in einem Sieb unter fließendem Wasser so lange waschen, bis das Wasser klar abläuft. Quinoa im kochenden Wasser ca. 10 Minuten kochen lassen.

2. In der Zwischenzeit Knoblauch schälen und fein hacken. Frühlingszwiebeln waschen und in sehr feine Scheiben schneiden. Gurke waschen, längs halbieren und in ca. 0,5 cm große Würfel schneiden. Cherrytomaten waschen und halbieren. Minze und Petersilie waschen, trockenschütteln, Blätter jeweils abzupfen und fein hacken.

3. Für das Dressing Limette pressen und mit Olivenöl, Balsamicoessig, Salz, Pfeffer und Knoblauch gut verrühren.

4. Granatapfelkerne herauslösen. Quinoa in eine Salatschüssel geben und mit Cherrytomaten, Gurkenwürfeln und Frühlingszwiebeln vermengen. Dressing darüber gießen und alles gut vermengen und etwas ziehen lassen. Salat auf Tellern oder in kleinen Gläsern anrichten und servieren. Bei Bedarf erneut mit Salz und Pfeffer würzen.

Tipp: Am besten beim Granatapfelkerne-Herauslösen Handschuhe und Schürze tragen.

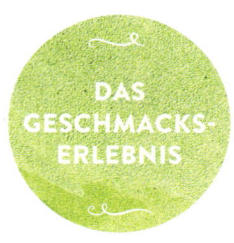 DAS GESCHMACKS-ERLEBNIS

 GF   LF   VG

KNACKIGE GRÜNE WRAPS MIT FALAFELN

EIN WRAP OHNE FLADEN? Weisskraut ist ernährungsphysiologisch sehr wertvoll, da es reich an Vitaminen und Mineralstoffen ist. Von allen Krautarten hat es am meisten Vitamin C. Zudem stecken in Weisskraut viele wertvolle sekundäre Pflanzenstoffe. Die enthaltenen Carotinoide sowie das Vitamin E wirken als Antioxidantien und schützen unseren Körper vor radikalen Umwelteinflüssen.

_× 2_

🕐 ZZ: 35 MINUTEN

🍴 SF: 35 MINUTEN

ZUTATEN FÜR 2 PERSONEN

½ Bund Koriander

2 Frühlingszwiebeln

1 Chilischote

½ unbehandelte Zitrone

3 Knoblauchzehen

240 g Kichererbsen aus der Dose _880_

2 Eier _8_

Salz, Pfeffer

60 g Semmelbrösel _240_

½ rote Zwiebel

2 Tomaten

1 Knoblauchzehe

1 Msp. Chilipulver

2 EL Olivenöl

150 g Naturjoghurt

3 EL Rapsöl

4 schöne Weißkohlblätter

🥤 _To go: Falafeln lassen sich hervorragend vorbereiten und mitnehmen, den Wrap kann man am nächsten Tag in der Mittagspause genießen._

1. Korianderblätter fein hacken. Frühlingzwiebeln in sehr feine Scheiben schneiden, evtl. fein hacken. Chilischote längs halbieren, Kerne entfernen und klein hacken. Zitrone heiß waschen, Schale raspeln und Zitrone pressen. 1 Knoblauchzehe schälen und fein hacken.

2. Kichererbsen abgießen, unter Wasser abspülen, abtropfen lassen und in eine Schüssel geben. Mit einem Stabmixer oder einer Gabel die Kichererbsen zu einer glatten Masse zerstampfen. Eier hinzugeben und alles gut verrühren.

3. Kichererbsenmasse mit zwei Dritteln des Korianders, Frühlingzwiebeln, der Chilischote, Zitronenraspeln, gehacktem Knoblauch sowie Semmelbröseln vermengen. Mit Salz und Pfeffer würzen und etwa 5–10 Minuten ziehen lassen.

4. Zwiebel schälen und fein hacken. Stielansatz der Tomaten keilförmig herausschneiden und Tomaten klein würfeln. Aus Tomatenwürfeln, Zwiebel, 1 Knoblauchzehe, Chilipulver, Olivenöl, Salz und Pfeffer eine Salsa erstellen.

5. Joghurt in eine Schüssel geben und mit 1 Knoblauchzehe und dem restlichen Koriander, etwas Zitronensaft sowie Salz und Pfeffer verrühren.

6. Mit angefeuchteten Händen ca. 16 kleine runde Falafeln formen. Rapsöl in einer Pfanne erhitzen. Falafeln ca. 10–12 Minuten bei mittlerer Hitze goldbraun backen. Weißkohlblätter waschen, trockentupfen und Stielansatz herausschneiden. 2–3 Falafeln in jedes Weißkohlblatt geben, Salsa und Joghurtsauce gleichmäßig darüber verteilen und die Blätter zu einer kompakten Rolle wickeln. Bei Bedarf mit Zahnstochern nachhelfen, falls die Rollen nicht von selbst halten.

Tipp: Falafeln schmecken auch mit Hummus köstlich und sind ein idealer Partysnack.

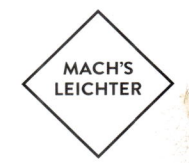

MACH'S LEICHTER

Dieses Rezept ist die Low-Carb-Variante zu herkömmlichen Wraps.

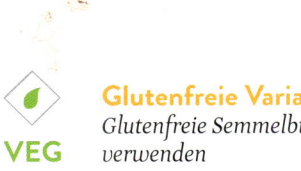

Glutenfreie Variante:
Glutenfreie Semmelbrösel verwenden

VEG

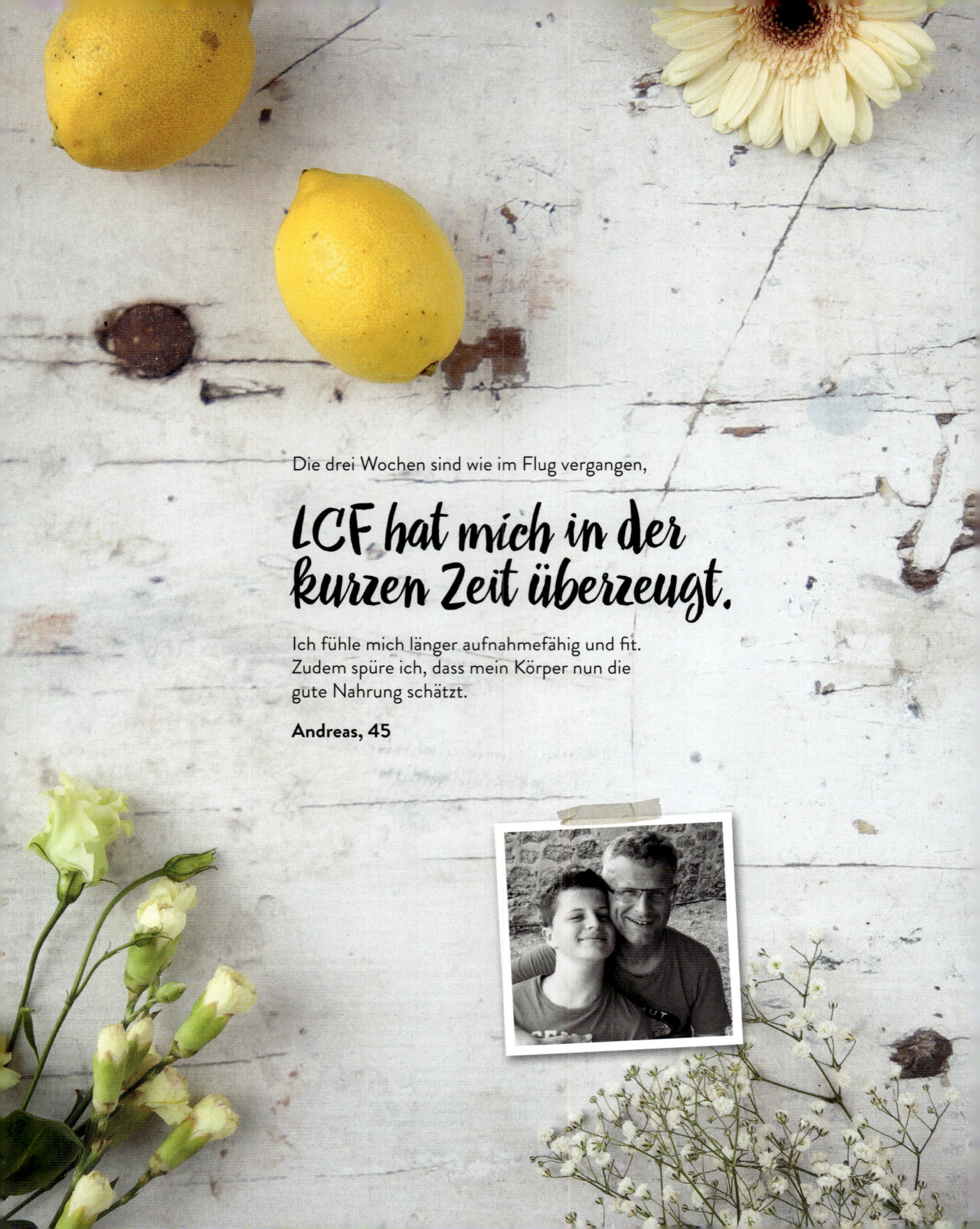

Die drei Wochen sind wie im Flug vergangen,

LCF hat mich in der kurzen Zeit überzeugt.

Ich fühle mich länger aufnahmefähig und fit.
Zudem spüre ich, dass mein Körper nun die
gute Nahrung schätzt.

Andreas, 45

FORELLEN-BURGER MIT GUACAMOLE

MIT IHRER GELBEN FARBE, DIE SIE DURCH KURKUMA UND MAISMEHL BEKOMMEN, LASSEN MICH DIESE BURGER AN SONNE UND SOMMER DENKEN. KURKUMA VERLEIHT NICHT NUR CURRY DIE GELBE FARBE, SONDERN LÄSST AUCH UNS SO RICHTIG ERSTRAHLEN, DENN ES **REDUZIERT FREIE RADIKALE** IM KÖRPER UND **WIRKT VERJÜNGEND.**

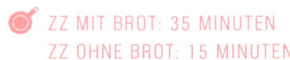 ZZ MIT BROT: 35 MINUTEN
ZZ OHNE BROT: 15 MINUTEN

SF MIT BROT: 1 STUNDE
5 MIN. – 1 STUNDE 15 MIN.
SF OHNE BROT: 15 MINUTEN

ZUTATEN FÜR 4 KLEINE BURGERBRÖTCHEN

Salz

2 mittelgroße mehlige Kartoffeln

2 EL Sojamilch oder Milch

1 Msp. Muskatnuss, gemahlen

100 g saure Sahne

1 Ei

2 EL Olivenöl

150 g Vollkornmehl plus Mehl zum Arbeiten

7 g Trockenhefe

75 g Maismehl

½ TL Backpulver

½ TL Kurkuma

2 EL Sesam

etwas Sojamilch oder Milch zum Einstreichen

ZUTATEN GUACAMOLE

s. S. 104

SONSTIGE ZUTATEN

1 Apfel

⅓ Gurke

½ rote Zwiebel

100 g geräucherte Forelle

frischer Meerrettich

einige Spritzer Green Pepper Sauce (optional)

1. Leicht gesalzenes Wasser für die Kartoffeln zum Kochen bringen. Kartoffeln schälen und im kochenden Wasser ca. 20–25 Minuten weich kochen.

2. Kartoffeln abgießen, Milch hinzugeben und zu einem cremigen Püree stampfen. Mit Salz und Muskat abschmecken. Kartoffelpüree mit saurer Sahne, Ei, Olivenöl und einer Prise Salz gut verrühren.

3. 100 g Vollkornmehl mit der Trockenhefe mischen und gut unterrühren. Nach und nach die restlichen 50 g Mehl sowie Maismehl, Backpulver, etwas Salz und Kurkuma unterrühren und mit den Händen oder einer Küchenmaschine ca. 5 Minuten kneten. Teig zugedeckt an einem warmen Ort ca. 30–45 Minuten gehen lassen.

4. In der Zwischenzeit Guacamole zubereiten. Anschließend Gurke in feine Scheiben schneiden. Apfel halbieren, entkernen und ebenfalls in feine Scheiben schneiden. Zwiebel schälen und in feine Halbringe schneiden.

5. Backofen auf 180 °C Umluft (200 °C Ober-/Unterhitze) vorheizen. Teig erneut durchkneten, in 4 Teile teilen und gleichmäßig runde Brötchen formen. Auf ein mit Backpapier belegtes Blech legen und nochmals ca. 10 Minuten gehen lassen. Brötchen mit etwas Milch bestreichen. Sesam über die Brötchen streuen. Brötchen im vorgeheizten Ofen auf der mittleren Schiene ca. 30–35 Minuten goldbraun backen (nach 20 Minuten immer wieder nachschauen). Brötchen aus dem Ofen nehmen und abkühlen lassen.

6. Abgekühlte Brötchen aufschneiden, auf die untere Hälfte Guacamole streichen, mit Forelle, Apfel, Meerrettich, Zwiebel und Green Pepper Sauce anrichten.

Tipp: Eine leckere Variante ist auch, die geräucherte Forelle sowie den Apfel klein zu schneiden und unter die Guacamole zu mischen.

To go: Die Brötchen kann man gut vorbacken und einfrieren. Wenn es besonders schnell gehen soll, gekaufte Brötchen verwenden.

Glutenfrei *bei Verwendung von glutenfreiem Mehl und glutenfreiem Backpulver*

Laktosefrei *bei Verwendung von Sojamilch statt Milch*

BELUGALINSEN-SALAT MIT KNUSPRIGEM TEMPEH, APRIKOSEN UND KAPERN

Tempeh ist eine Spezialität aus Indonesien, wo sie häufig zu Salaten oder anderen Gemüsegerichten serviert wird. Tempeh wird aus gekochten Sojabohnen hergestellt und ist eine **IDEALE EIWEISSQUELLE.** Meist wird es vor dem Anbraten gut mariniert und in heissem Öl rausgebacken oder rundum angebraten. In Kombination mit frischen Aprikosen und Linsen eine runde Sache!

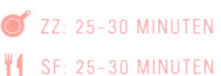 ZZ: 25–30 MINUTEN

SF: 25–30 MINUTEN

ZUTATEN FÜR 2 PERSONEN

Salz

180 g Beluga-Linsen

200 g Tempeh

3 EL Sojasauce

2 EL mildes Currypulver

2 Mini-Gurken

4 reife Aprikosen

⅓ Bund Petersilie

1 Knoblauchzehe

3 EL Olivenöl

2 EL weißer Balsamicoessig

Saft einer Orange

Pfeffer

2 EL Rapsöl

1 Handvoll große Kapern

 To go: Lässt sich ideal vorbereiten und am nächsten Tag mitnehmen.

 Saisonal: Statt Aprikosen passen auch geschmorter Kürbis oder Süßkartoffeln.

1. Leicht gesalzenes Wasser für die Belugalinsen zum Kochen bringen (ca. doppelte Menge der Linsen). Sobald das Wasser kocht, Linsen in das kochende Wasser geben und etwa 25–30 Minuten gar kochen.

2. Währenddessen Tempeh in ca. 0,5 cm dicke Scheiben schneiden und für ca. 10 Minuten in einem Topf mit Dampfeinsatz garen (siehe Kochtipp). Sojasauce sowie Currypulver in einer kleinen Schüssel zu einer Marinade verrühren. Nach der Garzeit Tempehscheiben mit der Marinade einstreichen. Etwa 10 Minuten ziehen lassen, zwischendurch immer wieder wenden.

3. Gurken in Scheiben schneiden. Aprikosen halbieren und entkernen. Petersilienblätter fein hacken. Knoblauch schälen und fein hacken. Aus Olivenöl, Essig, Knoblauch, gehackter Petersilie, Orangensaft, Salz und Pfeffer ein Dressing herstellen.

4. Rapsöl in einer Pfanne erhitzen und mariniertes Tempeh von beiden Seiten knusprig anbraten (ca. 2–3 Minuten auf jeder Seite). Linsen abgießen, etwas abkühlen lassen. In eine Salatschüssel geben und mit den Kapern mischen, Gurken untermischen. Mit dem Dressing marinieren, auf Tellern anrichten und mit frischen Aprikosenhälften und knusprigen Tempehscheiben garniert servieren.

Tipps: Alternativ ca. 300 ml Wasser in einem Topf zum Kochen bringen, ein passendes Sieb in den Topf geben (Wasser sollte Sieb nicht berühren), Tempeh in das Sieb geben und im Wasserdampf 10 Minuten garen.
Statt Tempeh passen auch Tofu, gebratene Hähnchenstreifen oder Lachsstücke. Super schmeckt auch Schafskäse.

 LF

 VG

Glutenfrei *bei Verwendung von Tamari bzw. glutenfreier Sojasauce*

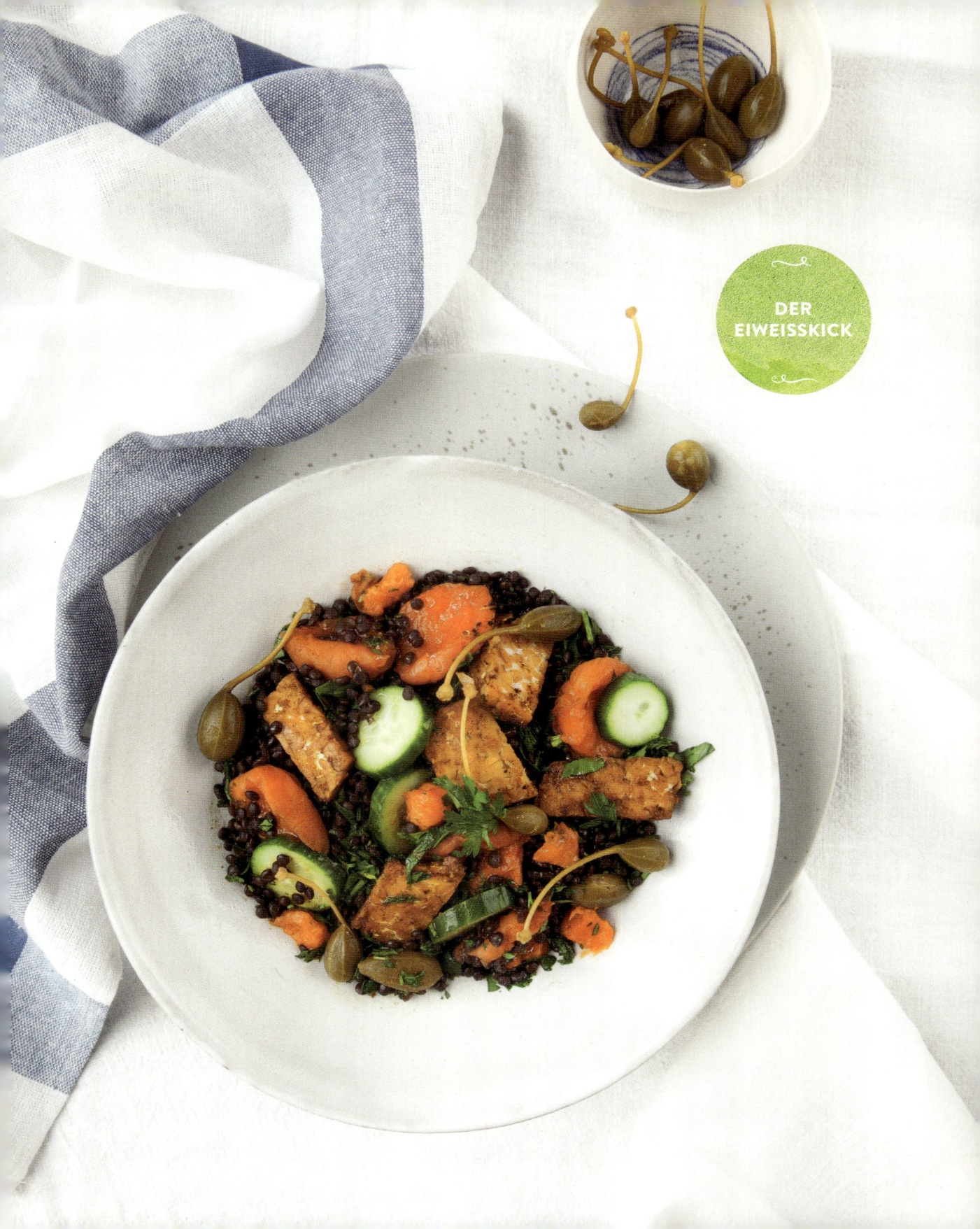

DER
EIWEISSKICK

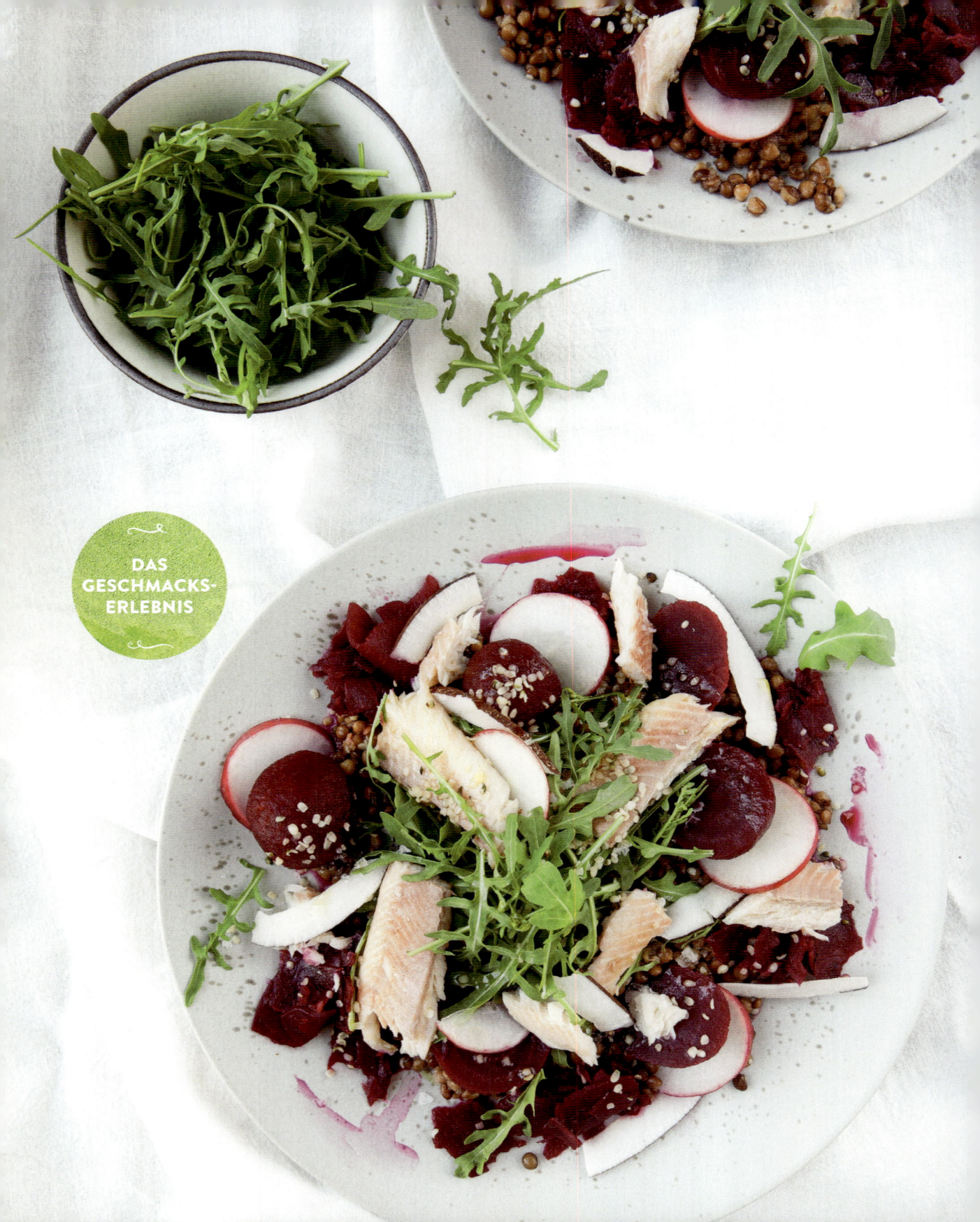

DAS GESCHMACKS-ERLEBNIS

LINSENSALAT MIT GERÄUCHERTER FORELLE

Linsen gibt es in vielen Farben: von gelb bis grün, von weiss bis schwarz bis hin zu rot. Sie zählen zu den Hülsenfrüchten und enthalten **VIEL HOCHWERTIGES EIWEISS**. Vor allem für Vegetarier sind Linsen eine sehr gute Eiweissquelle. In Kombination mit Forelle und Rote Bete ist dieses Essen ein leichter Genuss mit vielen Vitaminen und Nährstoffen.

 ZZ: 20 MINUTEN

 SF: 20 MINUTEN

ZUTATEN FÜR 2 PERSONEN

400 g braune Linsen aus der Dose

2 mittelgroße, gekochte Rote Bete

½ Bund Radieschen

100 g Rucola

3 EL Olivenöl

2 EL weißer Balsamicoessig

1 TL Senf (leicht scharf)

Salz, Pfeffer

200 g Räucherforelle

2 EL Hanfsamen

2 EL getrocknete Kokosstreifen (optional)

To go: Lässt sich ideal vorbereiten und am nächsten Tag mitnehmen.

Saisonal: Statt Radieschen kann man auch dünne Apfelscheiben nehmen.

1. Linsen abgießen, unter fließendem Wasser abspülen und in eine Salatschüssel geben. Rote Bete in sehr feine Scheiben schneiden (am besten mit Einweghandschuhen arbeiten, da Rote Bete stark färbt).

2. Radieschen in feine Scheiben schneiden und mit den Rote-Bete-Scheiben in die Schüssel mit den Linsen geben. Rucola waschen, trockenschleudern und zu den anderen Zutaten in die Schüssel geben. Aus Olivenöl, Essig, Senf, Salz und Pfeffer eine Marinade herstellen und Zutaten in der Schüssel damit marinieren.

3. Linsensalat gleichmäßig auf Tellern anrichten, geräucherten Fisch in Stücken darauflegen, mit Hanfsamen und Kokos garniert servieren.

Tipp: Schmeckt auch super mit frischen, gedünsteten oder gegrillten Forellenfilets

 GF   **LF**

ROTE-BETE-TATAR

Eine vegetarische Variante zum Klassiker. Ein gesunder Rohgenuss, der sich nicht nur blicken lassen kann, sondern auch sehr lecker und gesund ist. **ROTE BETE WIRKEN BLUTREINIGEND,** entsäuern den Organismus und **REGEN DEN STOFFWECHSEL AN.** Zusätzlich stärken die in ihnen enthaltenen sekundären Pflanzenstoffe das Immunsystem.

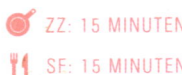 ZZ: 15 MINUTEN

SF: 15 MINUTEN

ZUTATEN FÜR 2 PERSONEN

1 Rote Bete, gekocht

1 Schalotte

½ vollreife Avocado

½ Apfel

½ EL gehackte Petersilie

¼ TL Kokosblütenzucker

1 EL Sojasauce

Salz, Pfeffer

Saft einer viertel Zitrone

1 großzügige Msp. Paprikapulver

Sesam (hell oder dunkel) für die Deko

Radieschensprossen für die Deko

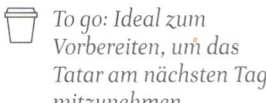 *To go: Ideal zum Vorbereiten, um das Tatar am nächsten Tag mitzunehmen.*

I. Rote Bete sehr fein schneiden. Schalotte hacken. Avocado entkernen, Fruchtfleisch auslöffeln und mit einer Gabel zerdrücken. Apfel schälen, in kleine Würfel schneiden.

2. Alle Zutaten gut vermengen.

3. Tatar für gut 1 Stunde ziehen lassen und bei Bedarf abschmecken.

4. Tatar in Portionen anrichten, mit Sesam und Sprossen garnieren.

Tipps: Schmeckt herrlich mit Dijonsenf, auf einem Avocado-Brot oder einem schlichten Butter-Brot. Statt der Avocado kann man auch einfach einen guten Schuss Öl verwenden.

 VG LF **Glutenfrei** *bei Verwendung von Tamari bzw. glutenfreier Sojasauce*

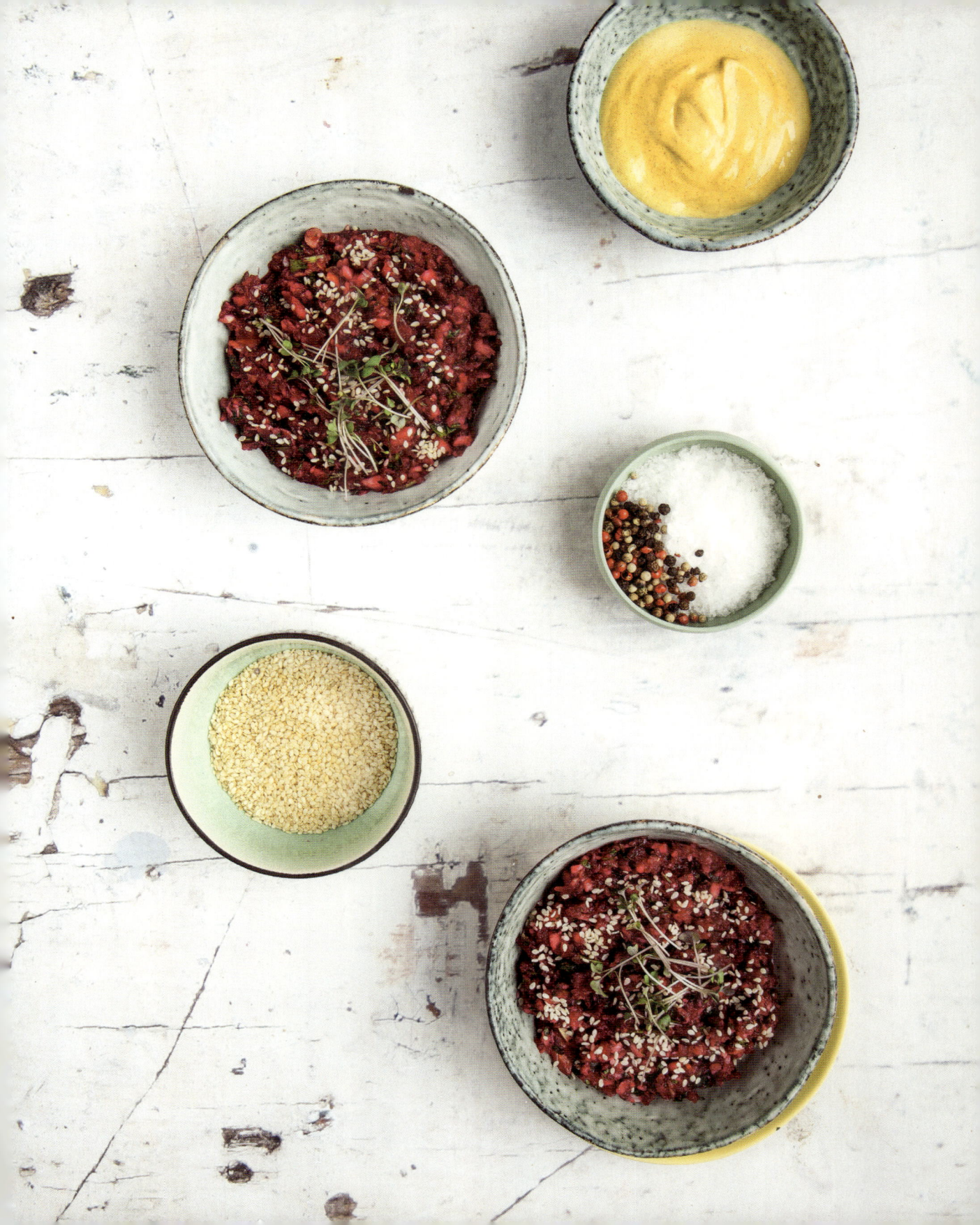

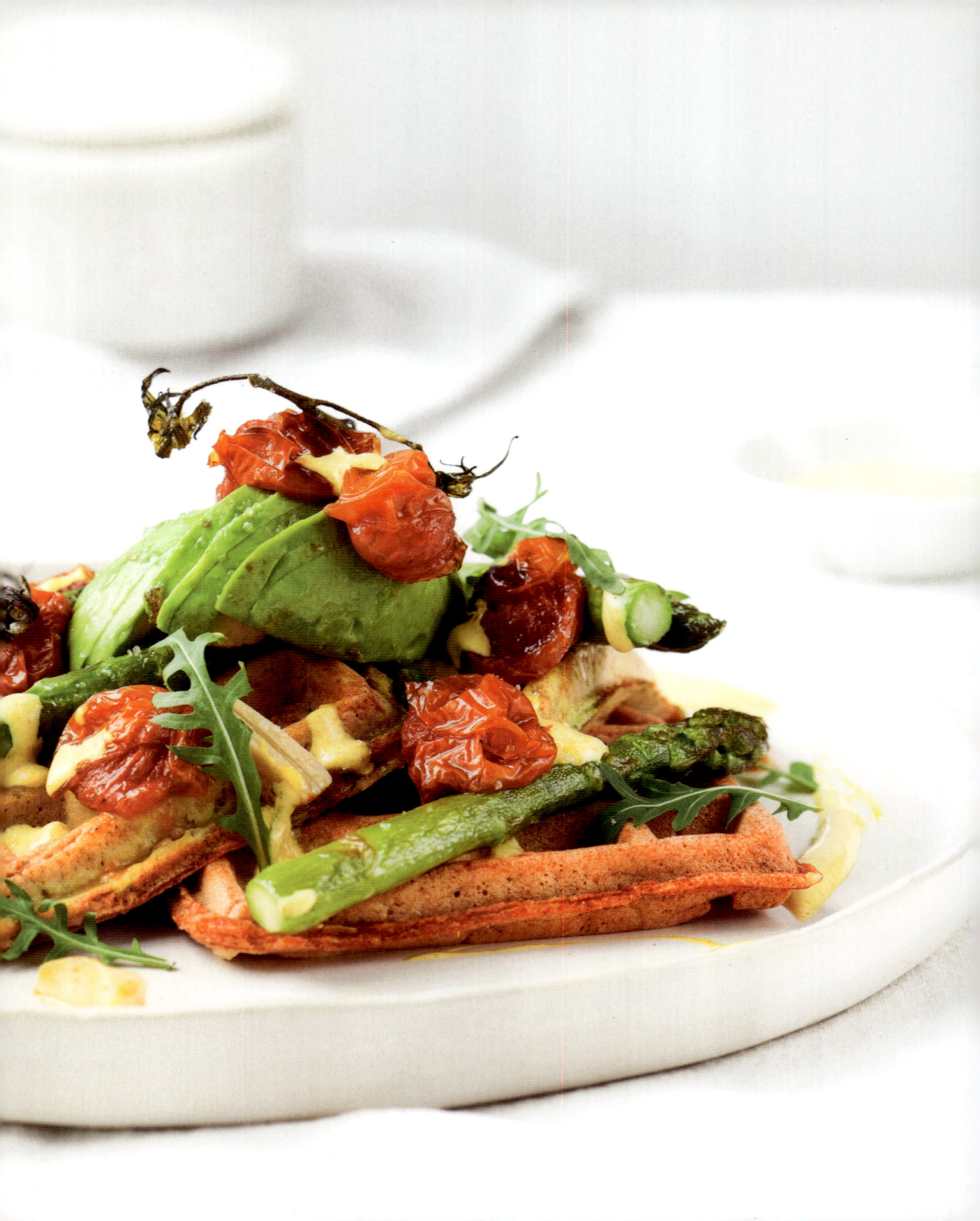

PIKANTE WAFFELN MIT GRÜNEM SPARGEL, AVOCADO UND KURKUMA-ZITRONEN-SAUCE

Waffeln kann man gut **AUF VORRAT** produzieren und am nächsten Tag z.B. mit in die Arbeit nehmen. Spargel gehört zu meinen Favoriten, ob weiss oder grün. Er ist sehr kalorienarm und enthält viele Mineralstoffe, vor allem Kalium sowie Kalzium, Magnesium, Phosphor und Eisen.

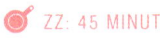 ZZ: 45 MINUTEN

SF: 45 MINUTEN

ZUTATEN FÜR 2 PERSONEN
FÜR DIE WAFFELN
S. S. 55, 1 TL Kurkuma hinzufügen

SONSTIGE ZUTATEN
3 Knoblauchzehen

250 g Cherrytomaten

Olivenöl zum Beträufeln und Braten

Salz

6 Stangen grüner Spargel

1 Handvoll Rucola

Pfeffer

1 Avocado

FÜR DIE KURKUMA-ZITRONEN-SAUCE
½ unbehandelte Zitrone

50 g Quark

2 EL Sojamilch oder Milch

½ TL Kurkuma

Salz, Pfeffer

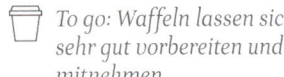 *To go: Waffeln lassen sich sehr gut vorbereiten und mitnehmen.*

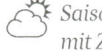 *Saisonal: Schmeckt auch mit Zucchini statt Spargel sehr lecker.*

1. Backofen auf 200 °C Ober-/Unterhitze (180 °C Umluft) vorheizen. Ein Backblech mit Backpapier auslegen und zur Seite stellen. Waffelteig wie auf Seite 55 beschrieben zubereiten, Kurkuma zum Teig hinzufügen. Waffeln backen.

2. Knoblauchzehen in der Schale mit den Cherrytomaten in eine passende ofenfeste Form geben. Mit Olivenöl beträufeln, mit Salz würzen und im vorgeheizten Ofen ca. 15–20 Minuten schmoren.

3. Spargel waschen, das untere Drittel schälen, holzige Spargelenden abschneiden. Spargel je nach Größe halbieren oder dritteln. Rucola waschen und trockenschleudern. Olivenöl in einer Pfanne erhitzen und Spargel darin rundum für ca. 4 Minuten anbraten. Mit Salz und Pfeffer würzen.

4. Zitrone heiß waschen und 1 EL Zitronenschale abreiben. Zitrone pressen. Aus Quark, Milch, Zitronenschale, Zitronensaft, Kurkuma, Salz und Pfeffer eine Sauce erstellen. Avocado schälen, entkernen und in feine Scheiben schneiden.

5. Schmortomaten aus dem Ofen nehmen. Waffeln auf Tellern anrichten, mit Spargel, Schmortomaten, Avocado und frischem Rucola garnieren, die Sauce darüber geben und servieren. Bei Bedarf mit Salz und Pfeffer würzen.

Tipp: Spargel wird mit einem Spargelschäler oder Sparschäler sorgfältig vom Ende des Kopfes bis zum Schnittende geschält. Dabei den Spargel mit dem Kopf nach oben in die Innenhand legen und mit den Fingern vorsichtig am Kopf festhalten, sodass er in einem Zug von oben nach unten geschält wird. Vom grünen Spargel wird immer nur das untere Drittel geschält.

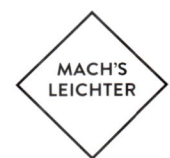 MACH'S LEICHTER

Magerquark statt normalem Quark verwenden

GF   VEG

GETREIDESALAT MIT HIMBEEREN UND ZIEGENKÄSE

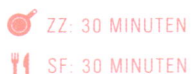 **ZZ: 30 MINUTEN**

SF: 30 MINUTEN

ZUTATEN FÜR 2 PERSONEN

80 g Vollkornreis

60 g roter Quinoa

100 g grüne Linsen aus der Dose

2 EL Kürbiskerne

2 EL Sonnenblumenkerne

100 g Salatmischung (Babyspinat, Rucola ...)

3 EL Olivenöl

2 EL Himbeer- oder Balsamicoessig

1 EL Honig

Salz, Pfeffer

180 g Ziegenrolle

60 g frische Himbeeren

1 Handvoll Walnüsse

 To go: Lässt sich ideal vorbereiten und am nächsten Tag mitnehmen.

Saisonal: Statt Himbeeren passen auch filetierte Orangenscheiben oder kleingeschnittener roher Fenchel sehr gut.

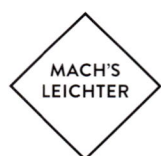

MACH'S LEICHTER

Reis weglassen und dafür noch mehr Gemüse wie Fenchel und/oder Spargel verwenden

1. Zwei Töpfe mit leicht gesalzenem Wasser für den Reis und die Quinoa aufsetzen (siehe Tipps). Linsen unter fließendem Wasser abspülen, abgießen und in eine Schüssel geben. Kürbiskerne und Sonnenblumenkerne ohne Fett in einer Pfanne rösten.

2. Reis und Quinoa in das Wasser geben, kurz aufkochen lassen und Hitze reduzieren. Mit geschlossenem Deckel bei niedriger Hitze weiterkochen, bis das Wasser vollständig aufgesogen ist (Reis ca. 15 Minuten, Quinoa ca. 10–15 Minuten).

3. Salatmischung waschen und trockenschleudern. Aus Olivenöl, Himbeer- oder Balsamicoessig, Honig, Salz und Pfeffer ein Dressing herstellen.

4. Reis und Quinoa etwas auskühlen lassen und anschließend zu den Linsen in die Schüssel geben, alles gut vermengen. Mit Salz und Pfeffer würzen. Salatmischung unterheben, mit zwei Dritteln des Dressings vermischen und 5–10 Minuten ziehen lassen.

5. In der Zwischenzeit Ziegenkäse in Scheiben schneiden. Ziegenkäsescheiben in einer kleinen Pfanne ohne Fett von jeder Seite etwa 2 Minuten goldbraun braten. Reis-Quinoa-Salat-Mischung auf eine große Salatplatte geben, mit Himbeeren, Walnüssen, Sonnenblumen- und Kürbiskernen sowie gratinierten Ziegenkäsescheiben garnieren, restliches Dressing darüber träufeln.

Tipps: Als Faustregel gilt bei Reis, dass auf 1 Tasse Reis 2 Tassen Wasser kommen. Quinoa wird in der 2,5-fachen Menge gekocht. Man kann auch rohe grüne Linsen verwenden. Dafür 60 g Linsen für ca. 20–30 Minuten kochen. Schmeckt auch mit gegrillten Hühnerstreifen sehr gut. Statt Quinoa passt auch Hirse.

 GF   **VEG**

In der zweiten Woche war ich beruflich sehr im Stress und es blieb wenig Zeit für LCF. Da hab ich so richtig gemerkt, dass z.B. schnelle Snacks mit viel Zucker oder Weizen mir zwar kurzfristig Energie schenken, aber dass diese dann nicht von langer Dauer ist ... Umso mehr kann ich jetzt behaupten, dass sich der bewusste Umgang mit Lebensmitteln positiv auf meinen Energiehaushalt und auch meine Psyche auswirkt.

Lebensmittel sind nicht nur Mittel zum Leben, sie bereichern das Leben.

Andrea, 28

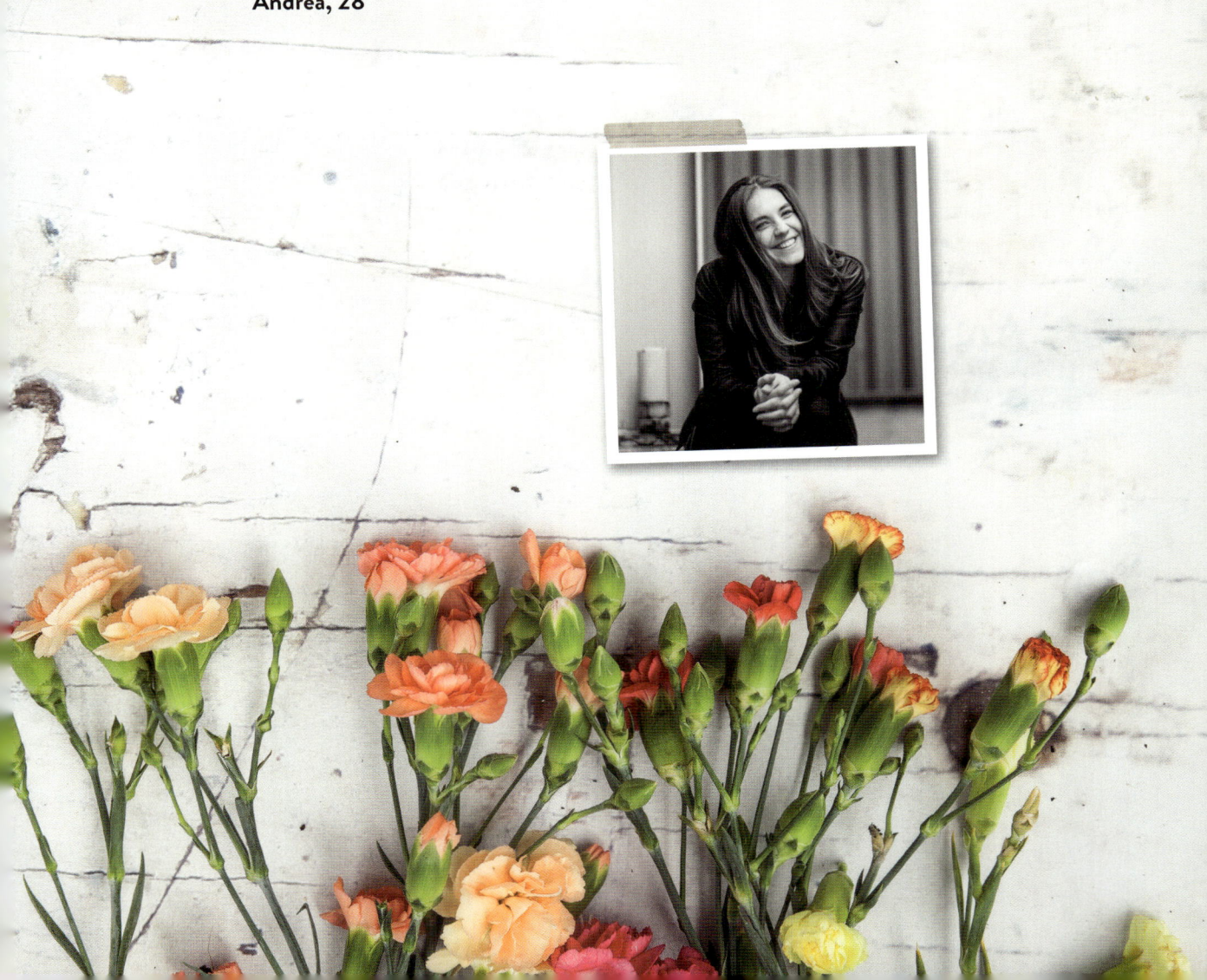

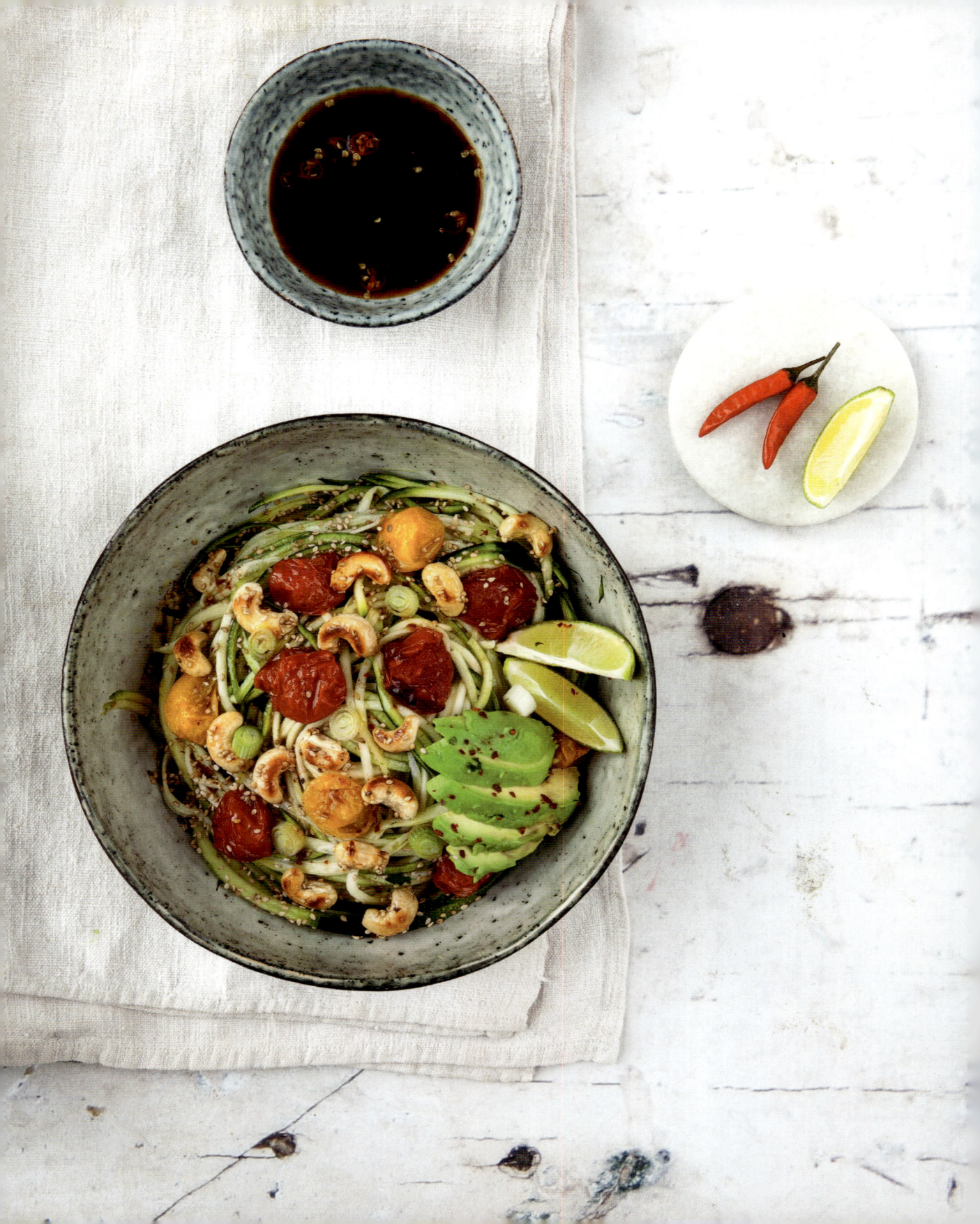

ASIATISCHE ZUCCHINI-NUDELN MIT CHERRYTOMATEN UND NUSSKROKANT

Durch die Soja- und Fischsauce bekommen diese Zucchini-Nudeln den asiatischen Touch. Besonders angetan bin ich vom Nuss-Krokant auf den weichen Nudeln.

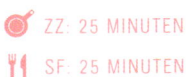 ZZ: 25 MINUTEN

SF: 25 MINUTEN

ZUTATEN FÜR 2 PERSONEN

3 Knoblauchzehen

150 g bunte Cherrytomaten

ca. 3–4 EL Olivenöl

Salz

2 große Zucchini

1 Handvoll Cashewkerne

2 EL Honig

2 EL Sesam

½ TL Chiliflocken

1 Avocado

½ Frühlingszwiebel

2 EL Sojasauce

1 EL Fischsauce

Saft einer Limette

Pfeffer

1. Backofen auf 180 °C Ober-/Unterhitze (160 °C Umluft) vorheizen. Knoblauchzehen schälen und mit Cherrytomaten in eine backofenfeste Form geben. Mit Olivenöl beträufeln, mit Salz bestreuen und im Ofen ca. 25–30 Minuten rösten, bis die Schale platzt.

2. In der Zwischenzeit Enden der Zucchini abschneiden und Zucchini mit einem Spiralschneider durch Drehbewegung oder mit einem Julienne-Schäler in dünne Streifen schneiden. 30 Sekunden lang mit heißem Wasser abbrausen.

3. Für den Nusskrokant Cashewnüsse in einer beschichteten Pfanne ohne Fett rösten. Honig, Sesam und Chiliflocken hinzugeben und rösten, bis die Masse zusammenklebt.

4. Avocado entkernen und Fruchtfleisch in feine Scheiben schneiden. Frühlingszwiebel in feine Scheiben schneiden. Aus Soja- und Fischsauce mit Limettensaft ein Dressing erstellen.

5. Zucchininudeln in eine Schüssel geben. Frühlingszwiebel hinzugeben, mit dem Dressing marinieren und alles gut vermengen. Auf tiefen Tellern anrichten und Cherrytomaten, Knoblauch und Avocadoscheiben darauflegen. Mit Nusskrokant garniert servieren. Bei Bedarf mit Salz und Pfeffer würzen.

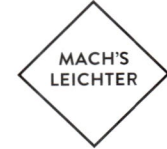

MACH'S LEICHTER

Dieses Rezept ist eine Low-Carb-Alternative zu herkömmlichen Nudeln.

Glutenfrei *bei Verwendung von Tamari bzw. glutenfreier Sojasauce*
LF

Vegetarische Variante: *Fischsauce weglassen*

LEINSAMEN-SANDWICH MIT ROASTBEEF

Mehlfreies Sandwich-Brot mit köstlichem Roastbeef und würzigen Zutaten wie Rucola, Dijonsenf und Radicchio. Leinsamen gilt als **WAHRE WUNDERWAFFE BEI VERDAUUNGSPROBLEMEN.** Zudem ist er die beste pflanzliche Quelle für Omega-3-Fettsäuren.

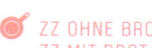 ZZ OHNE BROT: 10 MINUTEN
ZZ MIT BROT: 20 MINUTEN

SF OHNE BROT: 10 MINUTEN
SF MIT BROT: 1 STUNDE
10 MINUTEN

ZUTATEN FÜR 2 PERSONEN

FÜR 4 SANDWICHBRÖTCHEN

80 g gemahlene Mandeln

250 g Leinsamen

4 Eier

50 g Butter

1 ½ TL Natron

2 EL frisch gepresster Zitronensaft

1 Prise Salz

100 ml Wasser

FÜR DIE FÜLLUNG

1 Tomate

4 Radicchio-Blätter

1 Handvoll Rucola

2 Mini-Gurken

2 EL Mayonnaise

100 g hauchfein geschnittenes Roastbeef

2 EL körniger Dijonsenf

 To go: Ideal zum Vorbereiten, um es am nächsten Tag mitzunehmen. Alternativ, wenn wenig Zeit ist, gekaufte Vollkornbrötchen verwenden.

1. Backofen auf 190 °C Ober-/Unterhitze (170 °C Umluft) vorheizen. Backblech mit Backpapier auslegen. Alle Sandwich-Zutaten in eine Küchenmaschine geben und zu einem Teig verarbeiten. Etwas ruhen lassen und anschließend noch einmal durchmixen.

2. Teig zu 4 kleinen Sandwichbrötchen formen und im vorgeheizten Ofen ca. 45 Minuten goldbraun backen. Tomate in Scheiben schneiden. Radicchio und Rucola waschen und trockenschleudern. Gurken mit einem Sparschäler fein raspeln.

3. Brot abkühlen lassen und längs halbieren. Jeweils die Unterseite des Sandwichs mit Mayonnaise bestreichen, Rucola darüber verteilen, Roastbeef gleichmäßig verteilen, Gurkenstreifen und Tomatenscheiben darauf legen, Senf darüber streichen und mit Radicchio abschließen. Obere Hälfte des Brötchens aufsetzen und Sandwiche servieren.

Tipp: Übrige Brötchen kann man problemlos einfrieren oder am nächsten Tag zum Frühstück essen. Schmecken herrlich mit Marmelade oder auch pikant garniert.

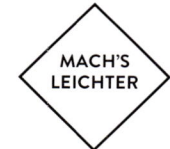

MACH'S LEICHTER

Statt Mayonnaise kann man auch saure Sahne verwenden.

GF   LF

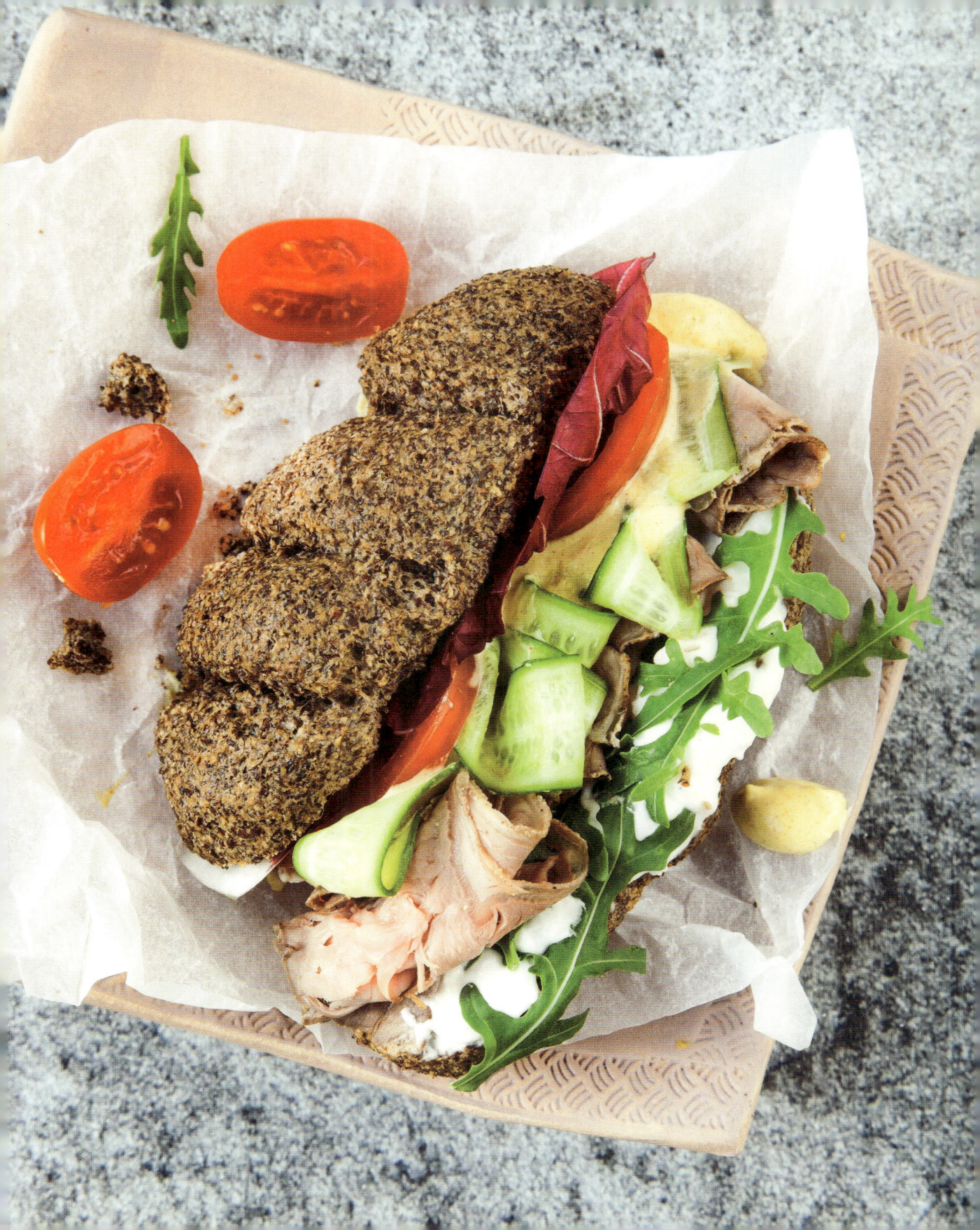

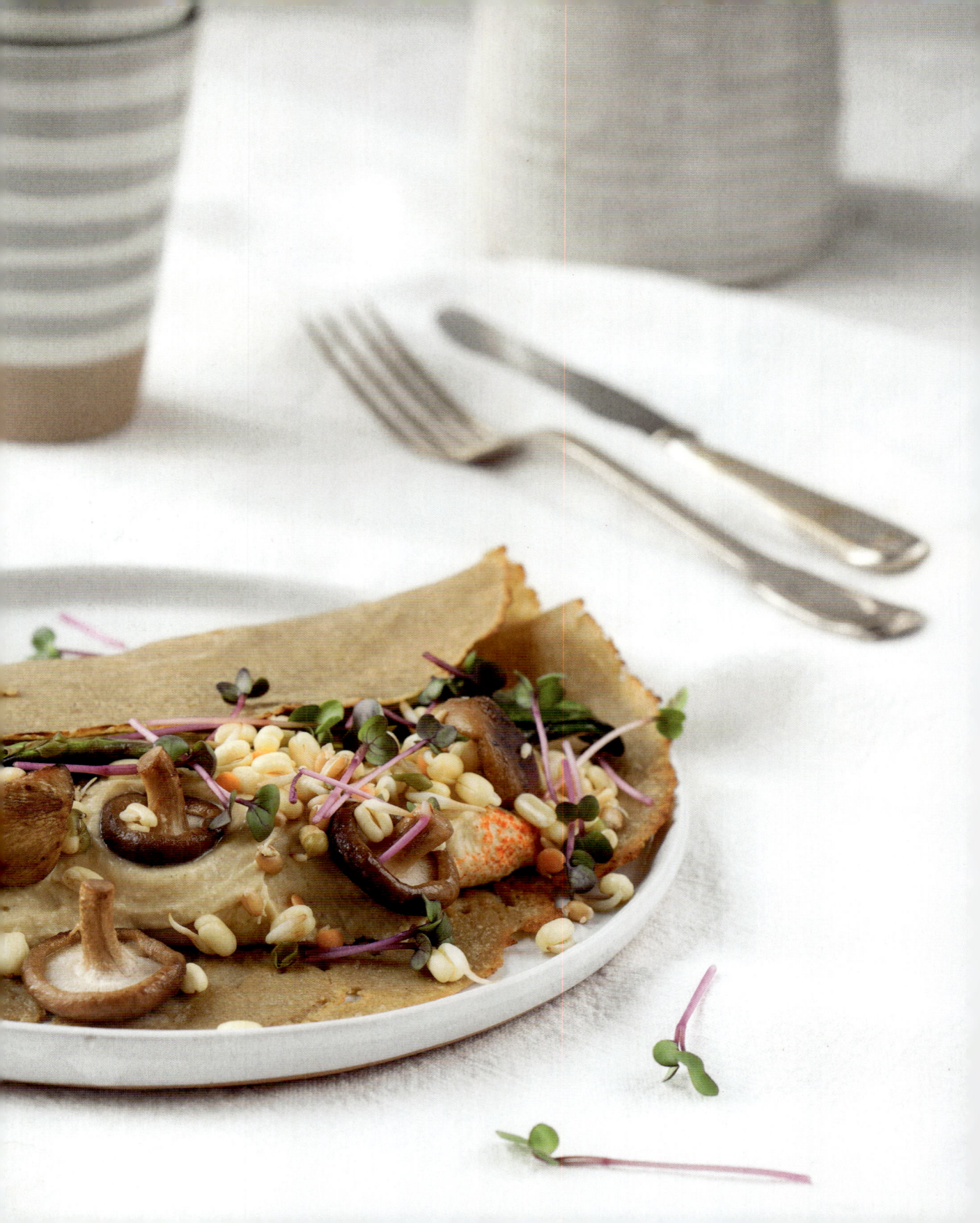

TEFFFLADEN MIT CHILI-HUMMUS, PILZEN UND FRISCHEN SPROSSEN

Das **GLUTENFREIE TEFFMEHL** hat einen leicht nussigen bzw. leichten Kreuzkümmel-Geschmack. Teff ist eine so genannte Zwerghirse und in Äthiopien das wichtigste Getreide: Es wird vor allem für Fladenbrot verwendet oder zur Bierherstellung eingesetzt. Teff ist vor allem aufgrund der enthaltenen Kieselsäure **SEHR GUT FÜR DIE HAUT UND NÄGEL.** Es verfügt über einen hohen Eisengehalt und viele Mineralstoffe.

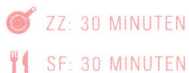 ZZ: 30 MINUTEN

SF: 30 MINUTEN

ZUTATEN FÜR 2 PERSONEN

FÜR 4 FLADEN

20 g Butter plus Butter zum Braten

130 g Teffmehl

¼ TL Salz

400 ml Sojamilch oder Milch

2 Eier (L)

FÜR DEN HUMMUS

240 g Kichererbsen (aus der Dose)

250 ml Gemüsebrühe

1 Knoblauchzehe

1 unbehandelte Zitrone

½ TL Kreuzkümmelpulver

½ TL Paprikapulver

1 Msp. Chilipulver

Salz

Pfeffer

2 TL Olivenöl

SONSTIGE ZUTATEN

50 g Sprossenmix

½ Handvoll Radieschensprossen

200 g kleine braune Champignons

1. Butter schmelzen. Teffmehl und Salz in einer Schüssel vermischen und auf die Seite stellen. In einer weiteren Schüssel Milch, Eier und geschmolzene Butter vermischen. Nun die flüssigen Zutaten zum Mehl geben und mit einem Handrührgerät so lange mixen, bis der Teig geschmeidig ist. Bei Bedarf evtl. noch mehr Flüssigkeit vor der Zubereitung hinzugeben. Bis zur Verwendung abgedeckt in den Kühlschrank stellen und ruhen lassen.

2. Für den Hummus Kichererbsen abgießen und abspülen. Bis zur Verwendung leicht in der Gemüsebrühe köcheln lassen. Knoblauch schälen und fein hacken. Zitrone heiß waschen, trockenrubbeln und Schale abreiben. 2 EL Saft auspressen.

3. Kichererbsen abgießen, dabei die Gemüsebrühe auffangen. Kichererbsen mit Knoblauch, Zitronensaft und einem Drittel der aufgefangenen Gemüsebrühe mit einem Stabmixer fein pürieren. Nun den Hummus mit Kreuzkümmel, Paprika- und Chilipulver, Salz, Pfeffer und Zitronenschale abschmecken. Olivenöl darüber träufeln.

4. Für die Fladen Butter in einer Pfanne zergehen lassen. Ein Viertel des Teiges gleichmäßig mit einer schwenkenden Pfannenbewegung in der Pfanne verteilen. Auf jeder Seite bei mittlerer Hitze goldbraun backen. Mit dem restlichen Teig wiederholen.

5. In der Zwischenzeit Pilze vorsichtig säubern (trocken putzen). Olivenöl in einer Pfanne erhitzen und Pilze darin kräftig andünsten, salzen und pfeffern. Teffladen mit Hummus bestreichen, gebratene Champignons sowie Sprossen darüber verteilen und die Fladen zugeklappt servieren.

Tipp: Teffmehl bekommt man in jedem Reform- oder größeren Bio-Laden.

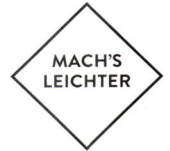

MACH'S LEICHTER

Statt Hummus Gemüse oder Salat als Füllung verwenden

GF   **VEG**

KRÄUTER-CRÊPES MIT RÄUCHER-LACHS UND FRISCHKÄSE

Traditionell werden Crêpes auf einer runden, gusseisernen Platte gebacken, der sogenannten Crêpière. Meine Kräuter-Pfannkuchen bestechen nicht nur mit ihrer intensiven grünen Farbe, sondern auch mit **VIELEN NÄHRSTOFFEN** und einer gesunden Räucherlachs-Füllung, die voller Omega-3-Fettsäuren steckt.

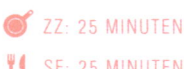 ZZ: 25 MINUTEN

SF: 25 MINUTEN

ZUTATEN FÜR 2 PERSONEN

FÜR 4 CRÊPES

70 g Buchweizenmehl

250 ml Sojamilch oder Milch

1 Ei

½ TL Salz

1 Handvoll Petersilienblätter

1 Handvoll Basilikumblätter

2 EL Öl

FÜR DIE FÜLLUNG

½ Bund Dill

1 EL Senf

1 TL Honig

1 EL Apfelsaft oder Wasser

3 EL Olivenöl

Salz, Pfeffer

150 g Frischkäse

1 Handvoll Rucola

150 g Räucherlachs

1. Buchweizenmehl in eine Schüssel sieben. Milch, Ei und Salz in einer zweiten Schüssel gut vermengen. Flüssige Mischung über das Buchweizenmehl gießen und gut verrühren, bis keine Klumpen mehr vorhanden sind. Basilikum- und Petersilienblätter fein hacken und unter den Teig mischen. Alles mit einem Stabmixer mixen, bis ein schöner grüner Teig entsteht. Teig ca. 10–15 Minuten kühl stellen. Falls der Teig etwas klumpig bzw. flüssig wird, evtl. nach den 15 Minuten noch etwas Wasser bzw. Mehl hinzufügen und erneut mit dem Mixer durchmixen.

2. Dill waschen, trockenschütteln und Spitzen fein hacken. Aus Senf, Dill, Honig, Apfelsaft oder Wasser, Olivenöl, Salz und Pfeffer eine Sauce erstellen. Frischkäse glatt rühren. Rucola waschen und trockenschleudern.

3. Etwas Öl in einer Pfanne erhitzen, einen Teil der Teigmasse in die Pfanne geben, sodass sich eine dünne Teigschicht bildet. Nach und nach 2 Crêpes pro Person backen, für jedes Crêpe die Pfanne immer wieder mit Öl ausstreichen. Crêpes etwas auskühlen lassen.

4. Fertige Crêpes mit etwas Frischkäse bestreichen, Lachsscheiben gleichmäßig darauf verteilen, mit Rucola belegen und mit der Senfsauce leicht beträufeln. Crêpes fest einrollen (s. Tipps), auf Tellern anrichten und servieren.

Tipps: Um die Crêpes zu servieren, die untere Hälfte der Crêpes mit weißem Pergamentpapier einwickeln und mit Küchengarn zusammenbinden. Diese Crêpes schmecken auch hervorragend mit einem Spiegelei oder Cherry-Schmortomaten mit Pinienkernen, Salz und Knoblauch.

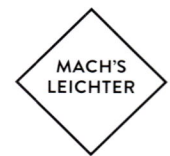

MACH'S LEICHTER

Frischkäse weglassen und mehr Senf verwenden

GF

Vegetarische Variante: *Weißen Spargel statt Fisch verwenden, Senf und Dill weglassen und ein feines Pesto mit Pinienkernen dazu servieren*

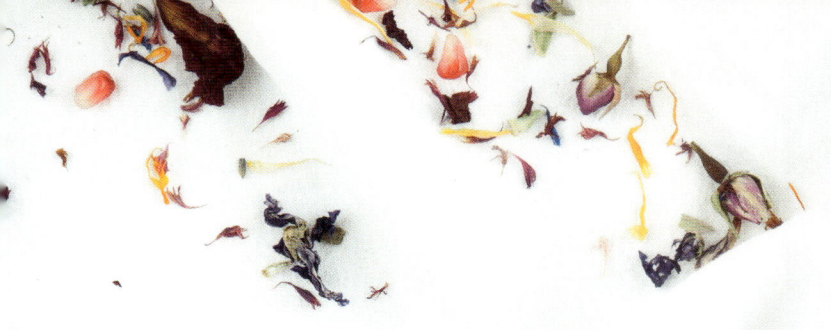

Ich habe meinen Garten in ein paar Stunden in Schuss gebracht, früher habe ich mindestens zwei Tage dafür gebraucht. Und

ich habe abgenommen

– nur weiß ich nicht, wie viel, denn ich besitze keine Körperwaage. Ich merke es an der Kleidung und an meinem Ehering, der wieder schön locker sitzt.

Brigitte, 57

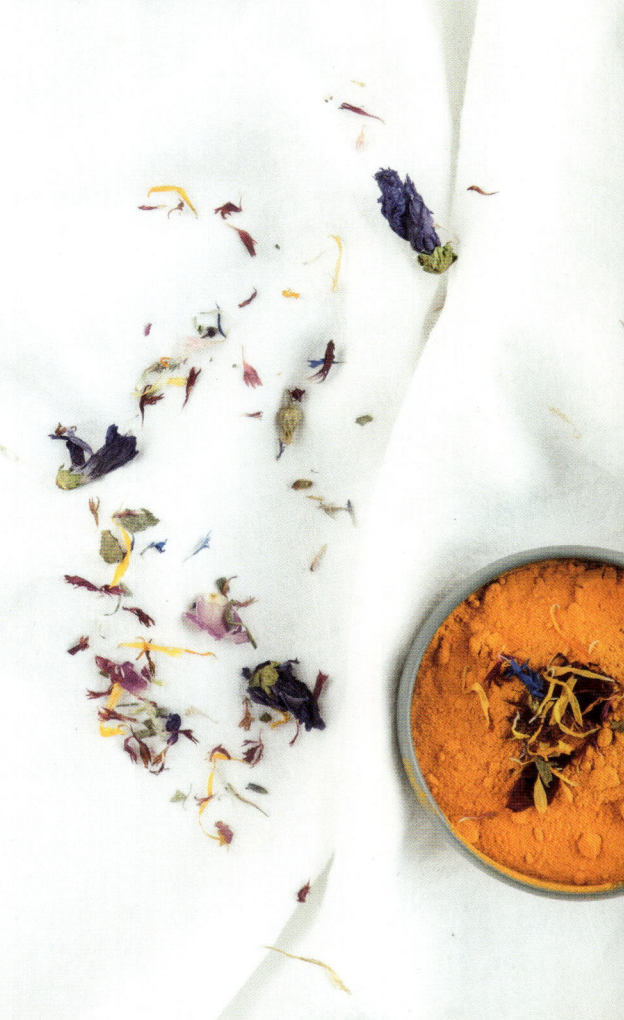

Mit LCF habe ich einen neuen Weg eingeschlagen:

Ich liebe diese kreativen Möglichkeiten, aus Gemüse, nährenden Hülsenfrüchten und Getreide bunte Geschmackserlebnisse zu zaubern. LCF ist für mich eine einfach umzusetzende Anleitung zur Ernährungsumstellung für ein besseres Leben.

Sandra, 31

GRÜNKOHL-SALAT MIT WEISSEN BOHNEN UND GRANATAPFELKERNEN

GRÜNKOHL, VIELEN AUCH UNTER DEM ENGLISCHEN BEGRIFF KALE BEKANNT, IST EIN WAHRHAFTIGES SUPERFOOD. SEIN NÄHR-STOFFGEHALT ÜBERTRIFFT VIELE ANDERE AN DEN VITAMINEN A, C UND K, AN FOLSÄURE, CALCIUM, MAGNESIUM UND EISEN. WAS DEN KOHL SO BESONDERS MACHT? ER **STECKT VOLLER OMEGA-3-FETTSÄUREN** UND IST REICH AN **ANTIOXIDANTIEN**. IN KOMBINATION MIT DEN FRISCHEN ORANGENFILETS ALS VITAMIN-C-LIEFERANTEN UND DEN GESUNDEN GRANATAPFELKERNEN IST DIESES GERICHT EINE WAHRHAFTIGE VITAMIN- UND NÄHRSTOFFBOMBE!

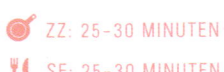 ZZ: 25–30 MINUTEN

SF: 25–30 MINUTEN

ZUTATEN FÜR 2 PERSONEN

FÜR DIE BOHNEN

250 g weiße Bohnen aus der Dose

¼ Bund Petersilie

Saft einer Zitrone

1 EL Olivenöl

Salz

FÜR DEN SALAT

1 Knoblauchzehe

300 g Grünkohl

4 EL Olivenöl

5 EL Weißweinessig

2 EL Honig

Salz, Pfeffer

ZUM FERTIGSTELLEN

1 Orange

½ Granatapfel

2 EL Pinienkerne

To go: Ideal zum Vorbereiten, um den Salat am nächsten Tag mitzunehmen.

1. Bohnen abgießen, abspülen und in eine kleine Schüssel geben. Petersilie fein hacken. Die Hälfte des Zitronensafts, Olivenöl, Salz und Petersilie in eine Schüssel geben, alles vermengen und auf die Seite geben.

2. Knoblauch schälen und fein hacken. Grünkohl waschen, Stiele aus dem Blattinneren herausschneiden. Grünkohl in eine große Salatschüssel geben und mit restlichem Zitronensaft, Olivenöl, Weißweinessig, Honig, Salz, Pfeffer und Knoblauch marinieren. Mit den Händen den Salat „massieren" und die großen Blätter mit den Händen klein brechen.

3. Mit einem Messer die Schale der Orange wegschneiden und die Orange filetieren. Granatapfelkerne auslösen. Pinienkerne ohne Fett rösten. Bohnen zum Grünkohl geben, Orangenfilets und Granatapfelkerne hinzugeben, Dressing darüber träufeln, Pinienkerne darüber streuen und servieren.

Tipp: Wer es gerne nussig mag, kann 50 g Tahini unter das Dressing mischen.

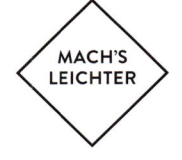

MACH'S LEICHTER

Pinienkerne weglassen

GF   LF   VEG

Vegane Variante: *Kokosblütenzucker statt Honig verwenden*

WARMER RINDERFILETSALAT MIT KONJAK-NUDELN

FAST KALORIENFREIE NUDELN? Ja, wenn sie aus dem Mehl der Konjakwurzel hergestellt werden. Eine aus Asien stammende Pflanze, die dort schon seit Jahrhunderten kultiviert und gegessen wird. Viele kennen die Konjak-Nudeln auch unter dem Namen Shirataki-Nudeln. Sie haben einen sehr zarten Eigengeschmack, sind ähnlich in der Handhabung wie Glasnudeln und ebenfalls glutenfrei.

 ZZ: 20 MINUTEN

SF: 20 MINUTEN

ZUTATEN FÜR 2 PERSONEN

400 g Hüftsteak
Salz, Pfeffer
2 ½ EL Sojasauce
4 EL Sesamöl
300 g Konjak-Nudeln
1 ½ rote Paprika
½ Frühlingszwiebeln
45 g Erdnüsse, geröstet
½ Limette
½ Bund Koriander
1 Chilischote
1 TL Honig

To go: Lässt sich sehr gut vorbereiten und am nächsten Tag mitnehmen.

1. Fleisch in ca. 1 cm dicke Streifen schneiden und mit Salz und Pfeffer würzen. Fleisch und 1 EL Sojasauce in eine Schüssel geben. Etwas Sesamöl (ca. 2 EL) hinzugeben und bis zur Verwendung ziehen lassen.

2. Konjak-Nudeln unter warmem Wasser abspülen. Paprika vierteln, entkernen und in sehr dünne Streifen schneiden. Frühlingszwiebeln mit dem grünen Ende in sehr feine Ringe schneiden. Erdnüsse klein hacken. Limette pressen. Korianderblätter abzupfen und fein hacken. Chilischote längs halbieren, entkernen und in feine Röllchen schneiden.

3. Restliches Sesamöl in einer beschichteten Pfanne erhitzen. Fleisch mit der Marinade darin rundum für ca. 2 Minuten anbraten. Mit 1 EL Sojasauce ablöschen und umrühren.

4. Limette pressen. Konjak-Nudeln, Paprikastreifen, Frühlingszwiebel, Honig, gehackte Erdnüsse, Chili sowie 1–2 EL Limettensaft hinzugeben und unterrühren. Mit Salz und Pfeffer abschmecken. Zum Schluss Koriander unter den Salat mischen. Nudelsalat auf Tellern anrichten und sofort servieren.

Tipp: Wer keine Konjak-Nudeln bekommt, kann auch Reisnudeln verwenden.

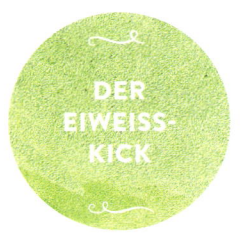

DER EIWEISS-KICK

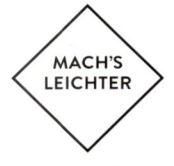

MACH'S LEICHTER

Erdnüsse und Honig weglassen

 LF

Glutenfrei *bei Verwendung von Tamari bzw. glutenfreier Sojasauce*

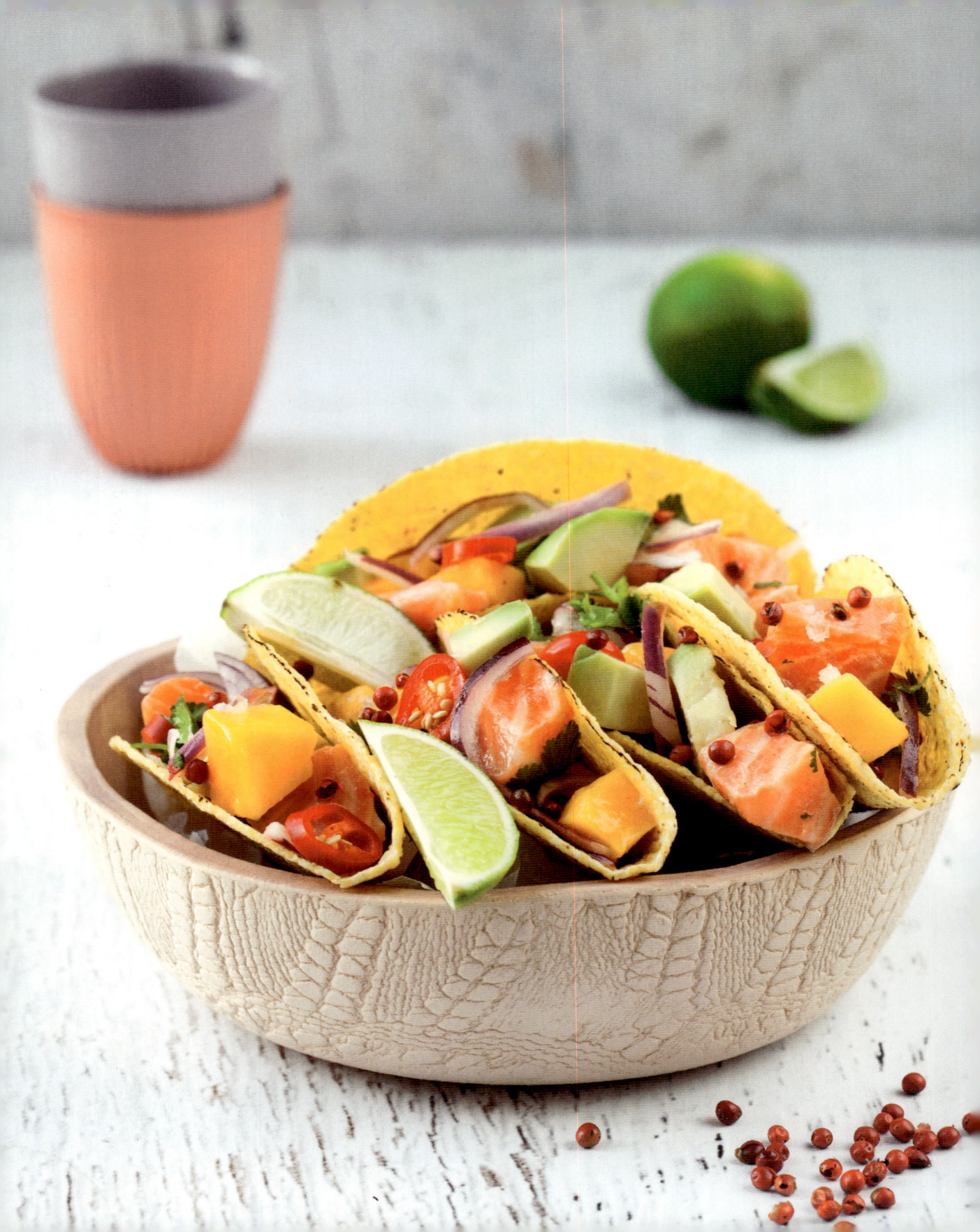

CEVICHE IN TACO SHELLS

Ceviche **STAMMT URSPRÜNGLICH AUS PERU,** IST ABER IN GANZ MITTEL- UND LATEINAMERIKA VERBREITET. DORT HABE ICH ES AUCH AUF MEINER REISE DURCH MEXICO, GUATEMALA, BELIZE UND COSTA RICA KENNENGELERNT. CEVICHE BESTEHT URSPRÜNGLICH AUS ROHEM, KLEINGESCHNITTENEM FISCH, ZWIEBELN UND GEMÜSE. **WICHTIG IST DER LIMETTENSAFT!**

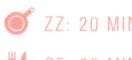 ZZ: 20 MINUTEN

SF: 20 MINUTEN

ZUTATEN FÜR 2 PERSONEN

1 reife Avocado

1 Mango

1 Chilischote

1 rote Zwiebel

¼ Bund Koriander

200 g sehr frisches Lachsfilet

Salz, Pfeffer

1 TL rosa Pfeffer (optional)

2 Limetten

2 EL Olivenöl

4 Taco Shells

1. Backofen auf 145 C °Ober/Unterhitze (125 °C Umluft) vorheizen.

2. Avocado schälen und entkernen, in ca. 1 cm große Würfel schneiden. Mango schälen, Fruchtfleisch vom Stein entfernen und in ca. 0,5 cm große Würfel schneiden. Chilischote längs halbieren, entkernen und in sehr feine Scheiben schneiden. Zwiebel halbieren und in sehr feine Scheiben schneiden. Korianderblätter abzupfen und fein hacken. Alles in eine Schüssel geben.

3. Lachsfilet in ca. 0,5 cm große Würfel schneiden und ebenfalls in die Schüssel geben. Alle Salatzutaten mit Salz, schwarzem Pfeffer und rosa Pfeffer vorsichtig miteinander vermischen. Limetten pressen und Ceviche mit Limettensaft und Olivenöl 15 Minuten marinieren. Tacos Shells im vorgeheizten Ofen ca. 15 Minuten erwärmen.

4. Ceviche in die Taco Shells füllen und servieren.

Tipp: Ceviche wird meist als Salat serviert. Die Taco Shells sind ein Serviertipp – es schmeckt aber auch fantastisch mit frischem Brot oder mit frittierten Kochbananen, wie ich es in Costa Rica kennengelernt habe.

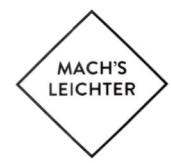

MACH'S LEICHTER

Taco Shells weglassen

Glutenfrei *bei Verwendung glutenfreier Taco Shells*

LF

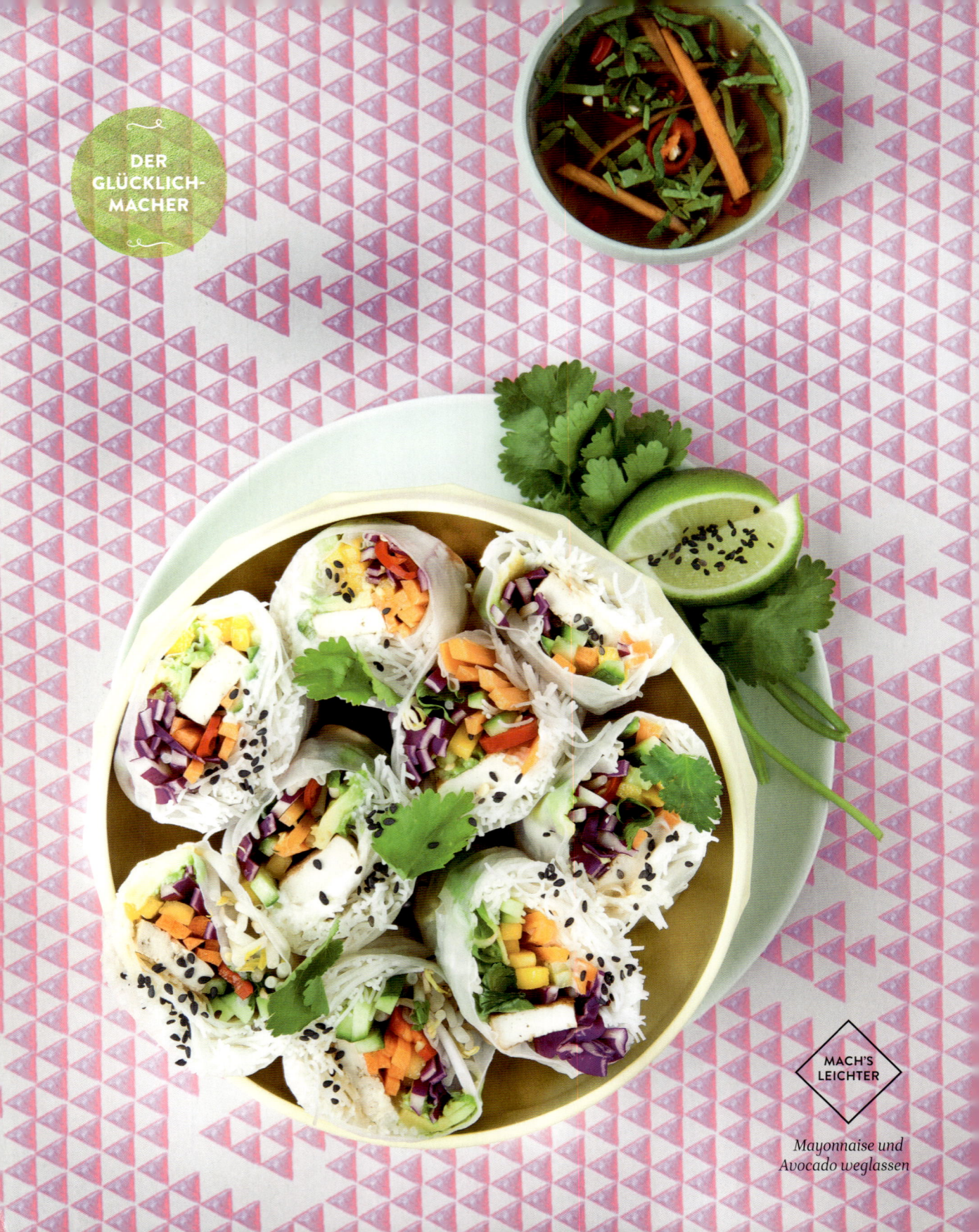

DER
GLÜCKLICH-
MACHER

MACH'S
LEICHTER

*Mayonnaise und
Avocado weglassen*

GLÜCKSROLLEN

Reispapierröllchen sind ein **Zubereitungsvergnügen** für die ganze Familie und auch bestens für einen Kochabend mit Freunden geeignet. Jeder rollt nach Lust und Laune seine Sommerrolle. Kommunikativer und geselliger kann Essen kaum sein — obendrein schmecken sie herrlich erfrischend und sind vor allem im Sommer ein Hit!

 ZZ: 30 MINUTEN

 SF: 30 MINUTEN

ZUTATEN FÜR 2 PERSONEN

ca. 80 g Reisnudeln

ca. 125 g Tofu

Pfeffer

4 EL Sojasauce

1 Karotte

1 Mini-Gurke

1 Mango

½ Bund Koriander

½ Avocado

1 Handvoll Rotkohl

Salz

½ TL Kokosblütenzucker

2 EL Essig

2 EL (Sesam-)Öl

½ Chilischote

2 EL Fischsauce

8 Stk. Reispapier

8 TL Mayonnaise (optional)

2 Handvoll Mungobohnensprossen

2 EL schwarzer Sesam

 To go: Ideal zum Vorbereiten, um die Rollen am nächsten Tag ins Büro mitzunehmen.

1. Für die Nudeln Wasser in einem Topf zum Kochen bringen. Glasnudeln im kochenden Wasser ca. 5 Minuten einweichen. Tofu in 3 mm dicke Stifte schneiden. Mit Pfeffer würzen und in der Hälfte der Sojasauce marinieren.

2. In der Zwischenzeit Karotte waschen, schälen und mit einem Sparschäler in feine Raspeln schälen. Gurke waschen und in feine Stifte schneiden. Mango schälen und in ca. 3 mm dicke Stifte schneiden. Koriander waschen, trockenschütteln und Blätter abzupfen. Die Hälfte klein hacken und in eine kleine Schüssel geben. Restliche Blätter zur Seite geben. Avocado halbieren, vom Kern befreien, schälen, Fruchtfleisch in dünne Streifen schneiden. Rotkohl sehr fein schneiden. Karottenstreifen in eine Schüssel geben und mit Salz, Zucker und Essig marinieren. Restliche Zutaten salzen.

3. Öl in einer Pfanne erhitzen und Tofuwürfel darin rundum scharf anbraten. Nudeln abgießen. Für den Dip Chili waschen, längs halbieren, evtl. entkernen und klein hacken. Fisch- und restliche Sojasauce in die Schüssel mit dem Koriander geben. Chili hinzugeben und gut verrühren.

4. Ein Reispapierröllchen nach dem anderen zubereiten: Etwas lauwarmes Wasser in eine Pfanne gießen und Reispapierblatt für ca. 10–15 Sekunden einweichen (sollte nicht zu weich werden). Auf eine saubere Oberfläche legen (z.B. großer, flacher Teller). Pro Rolle jeweils ca. 20 g Glasnudeln der Länge nach in der Mitte verteilen (wie bei einem Wrap). Nach Wunsch Mayonnaise darauf geben und jeweils etwas Karottenstreifen, Gurkenstreifen, Rotkohl, Avocado, Tofu, Mango, Mungobohnensprossen sowie Korianderblätter längs auf die Glasnudeln geben.

5. Reispapier zuerst oben und unten über die Zutaten leicht nach innen klappen, so bilden sich die Seitenränder. Dann die linke Seite einschlagen und von links nach rechts aufrollen, so dass eine schöne Rolle entsteht. Enden der Reispapierröllchen knapp abschneiden. Röllchen mit dem offenen Ende nach oben in eine Schüssel geben und mit schwarzem Sesam garniert servieren.

Tipps: Zutaten in Längsrichtung auf dem Reispapier anhäufen, damit sie nicht durch das Reispapier durchstechen. Die Reispapierröllchen kann man nach Lust und Laune füllen, sie schmecken z.B. auch mit gebratenem Hühner- oder Rinderfilet sehr gut.

 Glutenfrei *bei Verwendung von Tamari bzw. glutenfreier Sojasauce*

Vegane Variante: *Fischsauce weglassen, keine oder vegane Mayonnaise verwenden*

MINI-MAIS-QUICHES MIT GUACAMOLE

Mini-Quiche sind ideale Partyhäppchen und machen bei jedem Buffet viel her. Guacamole versorgt uns mit Kalium, Kalzium und Eisen sowie ungesättigten Fettsäuren. Avocados haben den höchsten Fettgehalt aller bekannten Obst- und Gemüsesorten, sind aber auf Grund ihrer optimalen Fett-Zusammensetzung sehr gesund. Sie können den **CHOLESTERINSPIEGEL SENKEN, HERZ UND GEFÄSSE SCHÜTZEN** und so das Risiko für Herz- und Kreislauferkrankungen verringern.

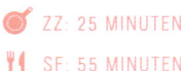 ZZ: 25 MINUTEN

SF: 55 MINUTEN

ZUTATEN FÜR 4 KLEINE QUICHES

150 g Maismehl

50g Reismehl

50 g gemahlene Mandeln

1 TL Salz

125 g kalte Butter

1 Ei

4 EL (Mineral-)Wasser

SONSTIGE ZUTATEN

8 Cherrytomaten

2 EL Olivenöl

Salz

150 g braune Champignons

2 EL Rapsöl

½ Chilischote

Thymian

Salz

FÜR DIE GUACAMOLE

Saft einer Limette

1 Knoblauchzehe

2 Schalotten

2 Avocados

2 EL Olivenöl

1 Msp. Chilipulver

Salz, Pfeffer

1. Backofen auf 200 °C Ober-/Unterhitze (180 °C Umluft) vorheizen.

2. Mais- und Reismehl, gemahlene Mandeln und Salz in einer Schüssel vermischen. Butter in Stücke schneiden, mit Ei und (Mineral-)Wasser hinzugeben. Alles (am besten mit einer Küchenmaschine oder mit den Händen) zu einem geschmeidigen Teig kneten und ca. 30 Minuten kühl stellen.

3. Cherrytomaten in eine backofenfeste Form legen, mit Olivenöl beträufeln, Salz darüber streuen. Im Ofen ca. 20 Minuten braten.

4. Limette pressen. Knoblauch schälen und fein hacken. Schalotten schälen und sehr fein hacken. Avocados halbieren, Kern entfernen, Fruchtfleisch mit einem Löffel ausschaben und in eine kleine Schüssel geben. Avocados mit einer Gabel gut zerdrücken, mit Limettensaft und Olivenöl gut vermischen, bis eine cremige Masse entsteht. Chilipulver, Knoblauch und Schalotten unterrühren und mit Salz und Pfeffer würzen. Bis zur Verwendung in den Kühlschrank geben.

5. Fertige Cherrytomaten aus dem Ofen holen. Teig aus dem Kühlschrank nehmen, Mini-Quiche-Formen einfetten und Teig darin andrücken. Mit einer Gabel einstechen und im vorgeheizten Ofen bei 180 °C Ober-/Unterhitze (160 °C Umluft) ca. 30 Minuten backen.

6. Pilze vorsichtig säubern. Rapsöl in einer Pfanne erhitzen und Champignons darin rundum anbraten. Mit Salz und Pfeffer würzen. Chilischote in feine Scheiben schneiden.

7. Quiche aus dem Ofen nehmen, Guacamole gleichmäßig darauf verteilen und mit Cherrytomaten, Pilzen, Thymian, Chili und nach Belieben mit Salz garniert servieren.

GF   VEG

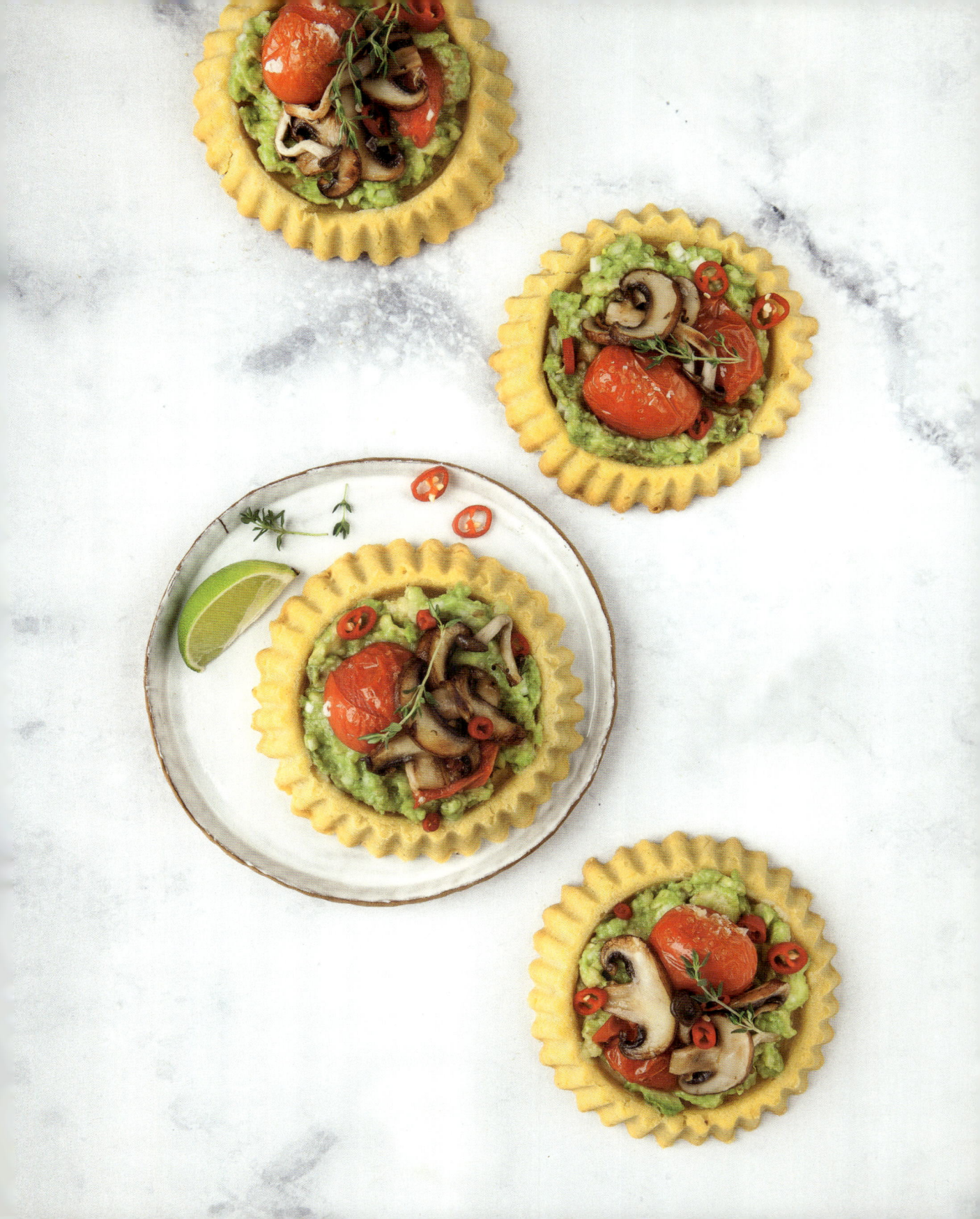

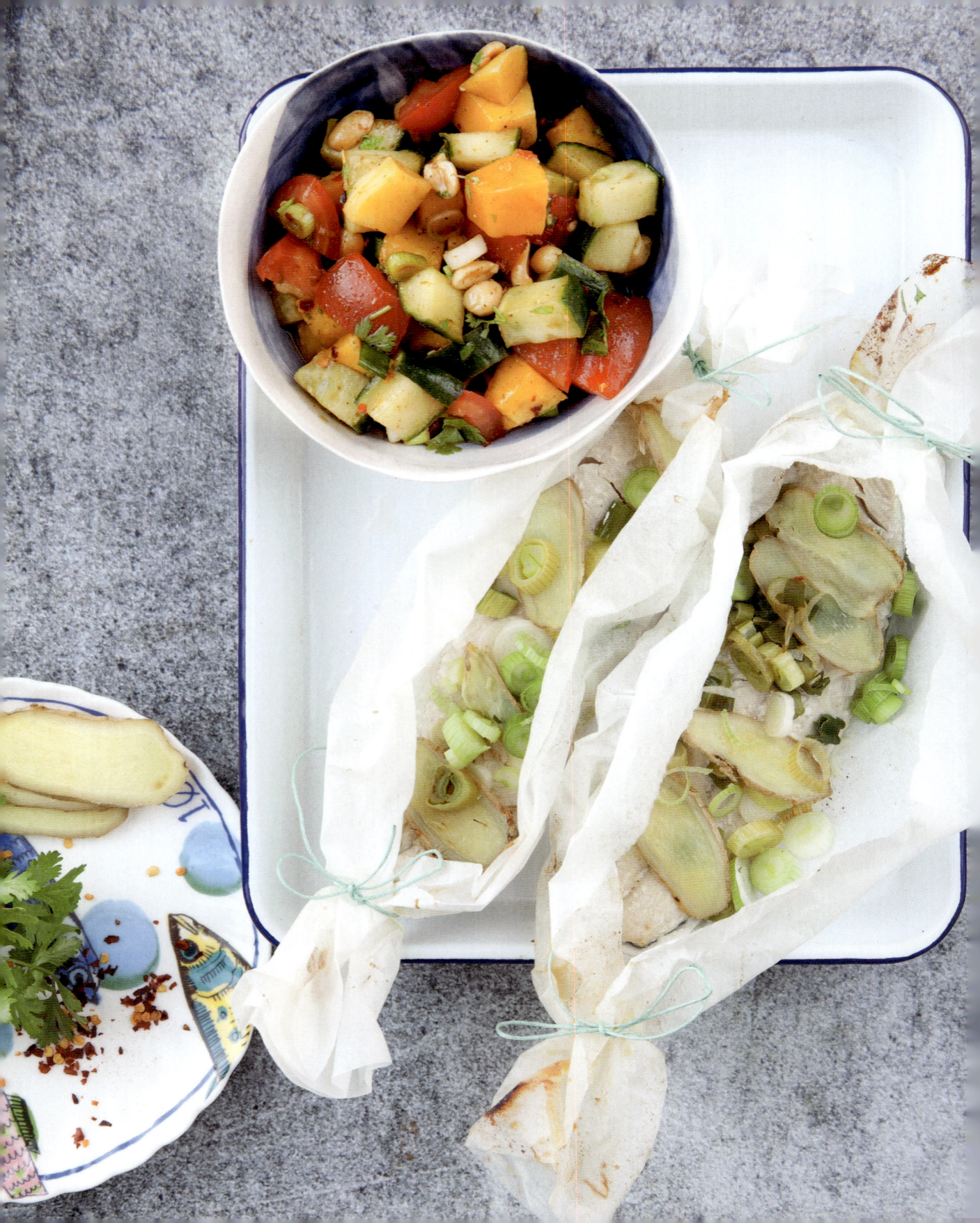

MANGO-SALSA-SALAT MIT SAIBLING

Das Gute an Mangos ist, dass sie nicht nur unglaublich gut schmecken, sondern auch sehr gesund sind. Sie sind extrem reich an Vitamin C — sie enthalten ebenso viel davon wie Grapefruits. Ausserdem ist ihr **PRO-VITAMIN-A-GEHALT DER HÖCHSTE ALLER OBSTARTEN.** Ich liebe die Kombination dieses erfrischenden Salates mit dem warmen Saibling aus dem Ofen.

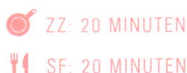 ZZ: 20 MINUTEN

SF: 20 MINUTEN

ZUTATEN FÜR 2 PERSONEN

FÜR DIE SAIBLINGSPÄCKCHEN

20 g Ingwer

1 Frühlingszwiebel

2 Saiblings-Filets ohne Gräten

Salz, Pfeffer

1 EL Öl

10 g Butter

FÜR DEN MANGO-SALSA-SALAT

2 Rispentomaten

½ Salatgurke

1 Mango

2 Frühlingszwiebeln

1 Knoblauchzehe

½ Limette

1 Msp. Chilipulver

1 EL asiatische Gewürzmischung (optional, s. Tipp)

Salz, Pfeffer

3 EL Erdnussöl

1–2 EL heller Essig

ca. 2 EL Sojasauce

½ Bund Koriander

2 EL Erdnüsse, geröstet

1. Ofen auf 180 °C Umluft (200 °C Ober-/Unterhitze) vorheizen. Aus Backpapier kleine Schiffchen für den Fisch formen. Ingwer mit der Schale in feine Scheiben schneiden. Frühlingszwiebel in Ringe schneiden.

2. Fischfilets in die Päckchen legen und mit Ingwer und Frühlingszwiebeln belegen. Mit Salz und Pfeffer würzen. Mit Öl beträufeln und jeweils 5 g Butter in die Päckchen geben. Päckchen nach oben verschließen (nicht ganz schließen). Päckchen im vorgeheizten Ofen auf der mittleren Schiene 15–18 Minuten fertig garen.

3. Stielansatz der Tomaten keilförmig herausschneiden und Tomaten in 0,5 cm große Würfel schneiden. Gurke waschen und in 0,5 cm große Würfel schneiden. Mango schälen und in ca. 2 cm lange und 1 cm dicke Stücke schneiden. Frühlingszwiebeln waschen und fein hacken. Knoblauch schälen und fein hacken. Limette pressen. Alle Zutaten in eine Schüssel geben und mit Chili, asiatischem Gewürz, Salz und Pfeffer würzen und mit Erdnussöl, Limettensaft, Essig und Sojasauce marinieren. Koriander waschen und fein hacken. Erdnüsse klein hacken. Salat mit Koriander und Erdnüssen bestreuen.

4. Salat auf Tellern anrichten, warme Saiblingsfilet-Päckchen darauf legen und servieren.

Tipp: Die Gewürzmischung besteht aus Koriander, Kurkuma, Lemongras, gelben Senfkörnern, Ingwer und Fenchel.

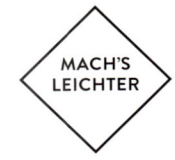

MACH'S LEICHTER

Erdnüsse weglassen

Glutenfrei *bei Verwendung von Tamari bzw. glutenfreier Sojasauce*

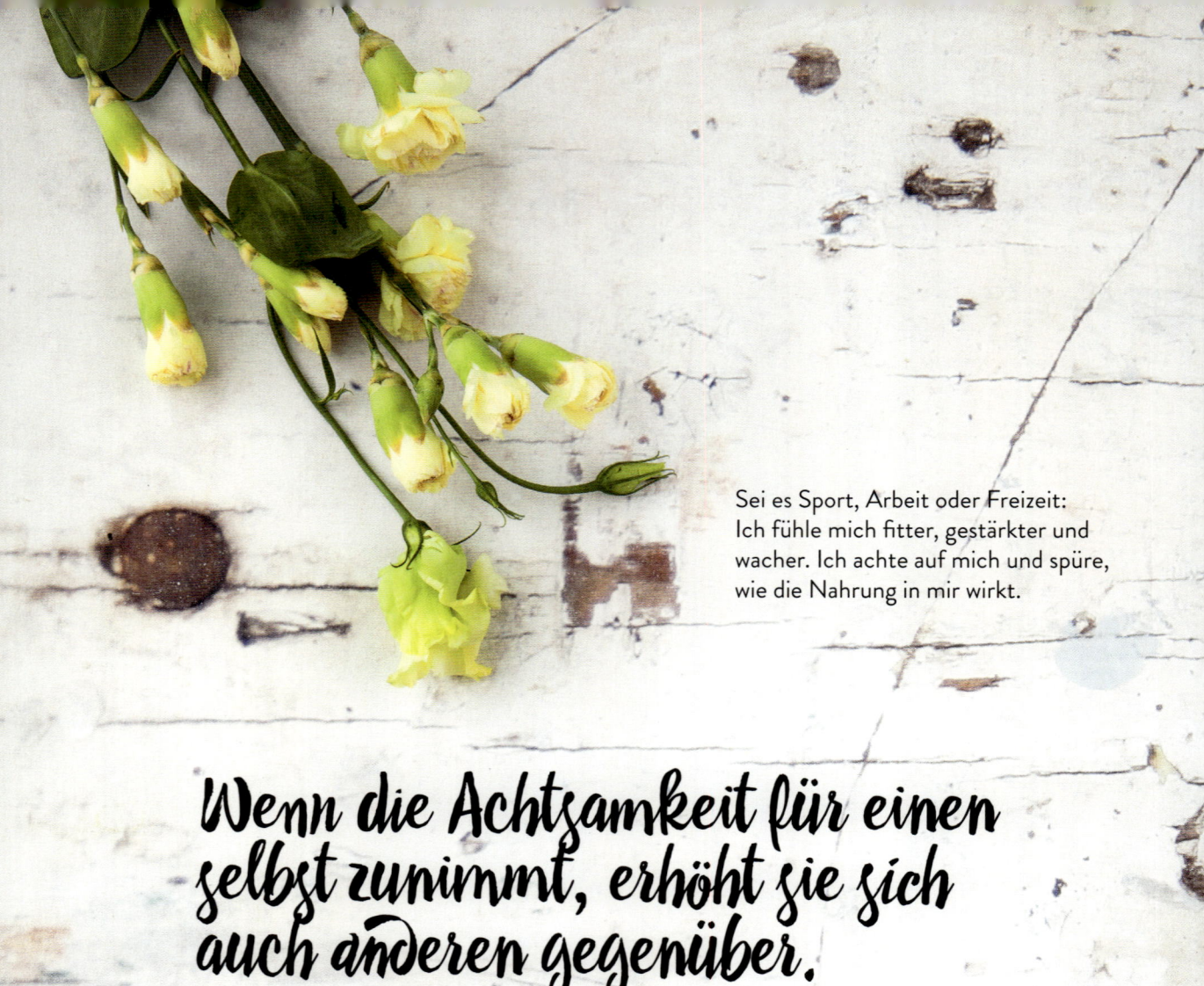

Sei es Sport, Arbeit oder Freizeit:
Ich fühle mich fitter, gestärkter und
wacher. Ich achte auf mich und spüre,
wie die Nahrung in mir wirkt.

Wenn die Achtsamkeit für einen selbst zunimmt, erhöht sie sich auch anderen gegenüber.

Die Rezepte sind sehr, sehr lecker. Besonders freut mich, dass sie
meine Kreativität fördern. Das hat man bei anderen Kochbüchern
so nicht, da bekommt man oft das Gefühl, wenn man nicht ganz
genau allem folgt, dann gelingt das Rezept nicht. Mit LCF fühle
ich mich sehr frei - befreit aufkochen mit Freude!

Simon, 32

SÜSSKARTOFFEL-PIZZA MIT PILZEN, HUMMUS UND AVOCADO

Süsskartoffeln werden auch Bataten genannt und haben mit der Kartoffel eigentlich nur die Pflanzenordnung gemeinsam. Sie zählen wie die Auberginen zu den Nachtschattengewächsen und sind im Gegensatz zur Kartoffel auch roh verzehrbar. Süsskartoffeln sind ausserordentlich gesund und enthalten viele Nähr- und Vitalstoffe. Sie sind voller Antioxidantien, die freie Radikale fangen und **HOHE ANTIENTZÜNDLICHE UND ANTIOXIDATIVE WIRKUNG** besitzen. Zudem stecken die Mineralstoffe Mangan, Folat, Kupfer und Eisen in der Knolle. Darüber hinaus enthalten sie die Vitamine C, B2, B6 und E sowie hochwertige Ballaststoffe.

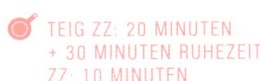

TEIG ZZ: 20 MINUTEN
+ 30 MINUTEN RUHEZEIT
ZZ: 10 MINUTEN

SF: 30–35 MINUTEN
+ WARTEZEIT

ZUTATEN FÜR 2 PIZZEN

FÜR DEN BODEN

1 Knoblauchzehe

1 Handvoll frisches Basilikum

1 TL Apfelessig

1 Prise Salz

220 g zerstampfte, gekochte Süßkartoffeln

200 g Vollkornmehl

2 TL Backpulver

1 TL Natron

Mehl für die Arbeitsfläche

FÜR DIE PIZZA

200 g Shiitake-Pilze

2 EL Rapsöl

2 EL Sojasauce

150 g Kirschtomaten

½ Avocado

Sprossen zum Garnieren

1 Handvoll Oliven

frisches Basilikum

250 g Hummus

Salz, Pfeffer

1. Knoblauch und Basilikum fein hacken. Apfelessig, Salz, Knoblauch und Basilikum mit Süßkartoffeln mischen.

2. In einer Schüssel Mehl mit Backpulver und Natron vermischen. Nach und nach zu der feuchten Masse geben und alles gut verkneten. Teig in eine Klarsichtfolie geben und im Kühlschrank ca. 30 Minuten ruhen lassen.

3. Backofen auf 180 °C Ober-/Unterhitze (160 °C Umluft) vorheizen. Pizzateig aus dem Kühlschrank nehmen. Auf einer mit Mehl bestäubten Arbeitsfläche aus dem Teig mit einem Nudelwalker 2 Pizzen formen. Auf ein mit Backpapier belegtes Blech geben und im vorgeheizten Ofen ca. 20–25 Minuten knusprig backen.

4. Pilze in einer Pfanne rundum in Öl anbraten und mit Sojasauce ablöschen. Kirschtomaten waschen und halbieren. Avocado in Scheiben schneiden. Sprossen waschen.

5. Teig aus dem Ofen nehmen, mit Hummus bestreichen, sautierte Pilze darauf verteilen und mit Kirschtomaten, Oliven, Sprossen, Avocado und frischem Basilikum dekoriert servieren. Mit Salz und Pfeffer würzen.

Tipp: Schmeckt auch sehr gut mit „falschem Hummus" aus Blumenkohl:

Zutaten
20 g Cashewkerne
⅓ Blumenkohl
ca. 80 ml Wasser
Saft einer halben Zitrone
1 EL Kokosöl
1 ordentliche Prise Salz

Zubereitung
Cashewkerne mit Blumenkohlröschen, Wasser, Zitronensaft, Kokosöl und Salz in einer Küchenmaschine cremig rühren.

To go: Kalte Pizza oder nur Teig ins Büro mitnehmen und Zutaten wie Hummus usw. frisch darauf geben.

Glutenfrei *bei Verwendung von glutenfreiem Mehl, glutenfreiem Backpulver und Tamari bzw. glutenfreier Sojasauce*

Vegan *bei Verwendung von veganem Hummus*

LF

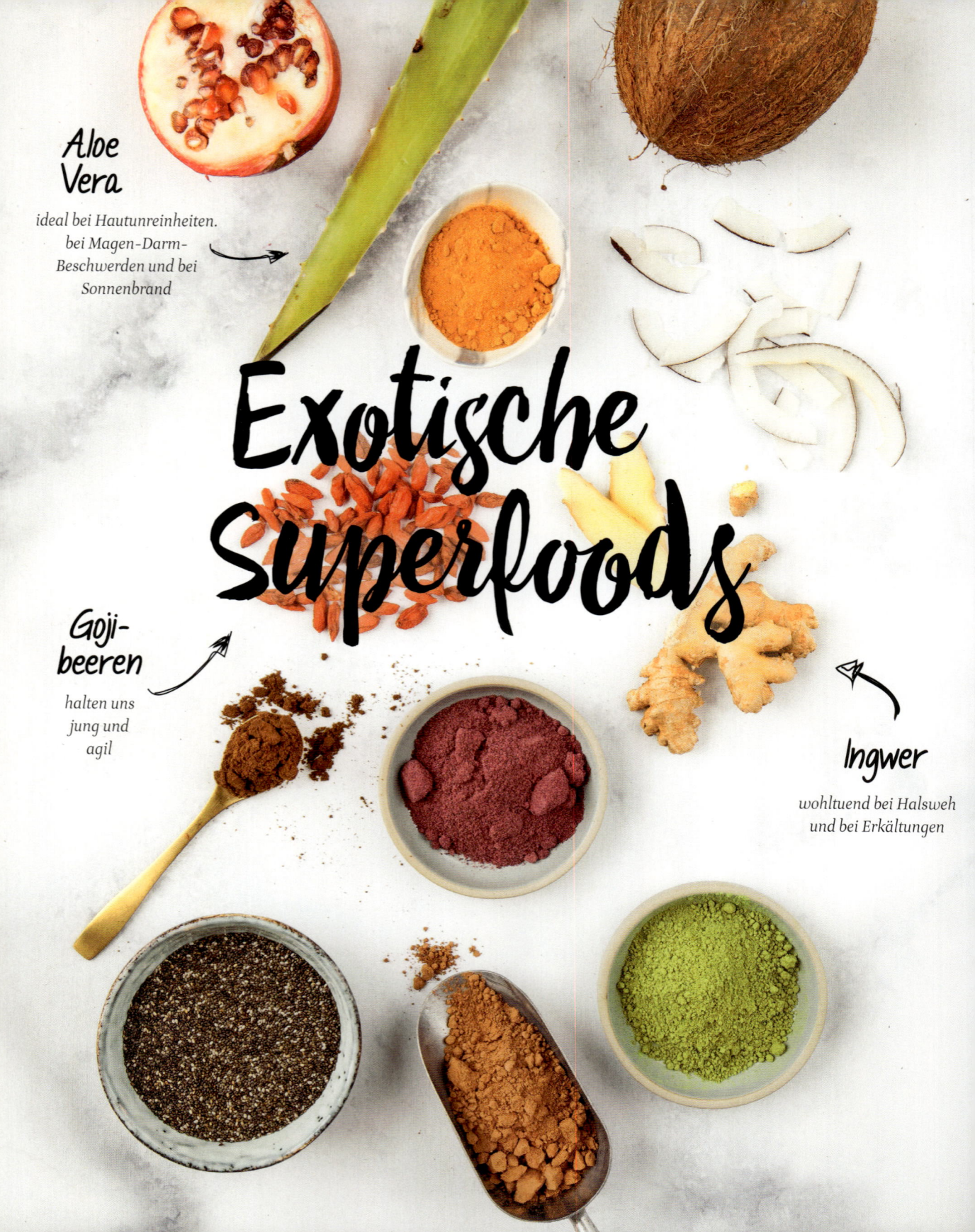

Exotische Superfoods

Aloe Vera

ideal bei Hautunreinheiten,
bei Magen-Darm-
Beschwerden und bei
Sonnenbrand

Goji-beeren

halten uns
jung und
agil

Ingwer

wohltuend bei Halsweh
und bei Erkältungen

TOP 12 EXOTISCHE SUPERFOODS

1. ACAIBEERE

Acaibeeren wachsen als Frucht der Kohlpalme in den Regenwäldern des Amazonas. Sie enthalten viele Vitamine und sind reich an Anthocyanen. Diese Farbstoffe **FANGEN FREIE RADIKALE** und fördern die Erneuerung unserer Zellen.

Die Acaibeere wird hauptsächlich gegen Übergewicht sowie vorzeitiges Altern gepriesen – wissenschaftlich konnte eine solche Wirkung jedoch bisher nicht bewiesen werden. Sicher ist: Die Beere steckt **VOLLER VITAMINE** wie B1, B2, B3, C, E, Eisen, Phosphor, Kalzium, Kalium, Natrium und Magnesium. Zudem ist sie reich an Proteinen, Ballaststoffen und Fettsäuren.

2. GOJIBEEREN

Die aus China stammende „**SUPERBEERE**" gilt vielen heute als das Superfood schlechthin. Neben Vitamin C, E, A und B enthält sie 21 Spurenelemente, Ballast- und Mineralstoffe. Hinzu kommen 18 Aminosäuren und verschiedene Antioxidantien. Der ORAC-Wert (s. S. 24) der Beere liegt bei 3300. Als bis jetzt einzige bekannte Beere hilft sie „Human Growth Hormone" zu produzieren – diese halten uns jung und agil. Darüber hinaus **SCHÄRFT** das in ihr enthaltene Zeaxanthin die **SEHKRAFT** und der Konsum von Gojibeeren hilft, den Wasserhaushalt auszugleichen.

3. CHIASAMEN

Chiasamen enthalten **STARKE ANTIOXIDANTIEN,** die unseren Körper vor Krankheitserregern, Viren und Pilzen schützen – sie sind sozusagen ein natürliches Antibiotikum. Zudem sind sie ideal für Sportler, da sie die Ausdauer und das Durchhaltevermögen beträchtlich steigern. Ein bis zwei Esslöffel Chiasamen liefern 4 Gramm Protein sowie 200 mg Kalzium. Doch ihr wohl erstaunlichster Inhaltsstoff sind die in ihnen enthaltenen Omgea-3-Fettsäuren, d.h. mehrfach ungesättigte Fettsäuren.

4. MACA

Maca gehört zu den Kressen. Die Pflanze wird in den Höhenlagen Perus schon seit ca. 2.000 Jahren angebaut und ist sowohl als Nahrungs- als auch als **HEILPFLANZE** beliebt. Traditionell wird die Knolle gekocht, gebacken oder zu Brei verarbeitet verzehrt. Bei uns ist eher Maca-Pulver gebräuchlich, das ähnlich wie Kakao verwendet wird. In Peru wird Maca nachgesagt, die sexuelle Lust und Leistungsfähigkeit zu steigern und das Immunsystem zu stärken.

Die Maca-Knolle liefert viele Aminosäuren, Eisen, Kalzium und Fettsäuren. Sie hilft bei **STRESS** und wirkt **WÄRMEND** auf Körper und Gemüt. Maca zählt zu den wertvollen Substanzen, die in der Naturheilkunde Adaptogene genannt werden. Adaptogene erhöhen die Widerstandskraft des Organismus gegen hohe Belastungen, Stress und Ängste und kurbeln die **SELBSTHEILUNGSKRÄFTE** an.

5. GRANATAPFEL

Granatapfelkerne schmecken feinsäuerlich bis süß und sehr aromatisch. Sie enthalten viel Vitamin C, Mineralstoffe sowie Gerbsäure und bestechen vor allem durch ihren **HOHEN GEHALT AN ANTIOXIDANTIEN,** die unseren Körper vor freien Radikalen schützen und unser Immunsystem unterstützen.

Granatäpfel enthalten viele bioaktive Inhaltsstoffe, vor allem die Gamma-Linolensäure (GLA), eine wertvolle, dreifach ungesättigte Fettsäure.

Phytoöstrogene, die in den Kernen zu finden sind, versprechen **WECHSELJAHRESBESCHWERDEN** bei Frauen zu lindern.

6. MATCHA

Matcha macht nicht nur kurzfristig fit, sondern ist **NACHHALTIG GESUND:** Es steckt voller Antioxidantien. Weil das ganze Teeblatt vermahlen wird, bleiben Vitamine, Mineralien und Ballaststoffe erhalten. Bei herkömmlicher Grüntee-Herstellung werden diese extrahiert.

Matcha-Tee hat nur halb so viel Koffein wie Kaffee, **BELEBT** aber gleich gut und ist zusätzlich ausgleichend. Im Vergleich zu Kaffee ist Matcha die ideale Muntermacher-Alternative: Er lässt uns **HELLWACH UND KONZENTRIERT** werden, macht aber nicht so unruhig wie Kaffee. Antioxidantien wie EGCG finden sich in Matcha um ein Vielfaches höher konzentriert als in üblichen Beutel-Grüntees.

Auch die Wissenschaft weiß um die gesundheitsfördernde Wirkung von Matcha. Der Tee gilt als **HAUT-VERJÜNGER UND FETTBURNER.** Japanische Forscher machen die enthaltenen Katechine für den Fettabbau und Hautschutz verantwortlich. Sie fangen die freien Radikale bei Sonneneinstrahlung und aus der Umwelt ab bzw. lassen sie nicht in die Haut eindringen.

7. INGWER

Die Wurzel, die ihre Hauptanwendung in der **HEILUNG** hat, stammt ursprünglich aus Südasien. Im Orient schrieb man der Knolle auch eine **APHRODISIERENDE** Wirkung zu. Noch vor dem Mittelalter gelangte Ingwer zu uns nach Europa.

Die Knolle kann man stückchenweise ungeschält, geschält oder in pulverisierter Form zu sich nehmen. Ingwer ist vor allem bei **REISEÜBELKEIT** ein Wundermittel, außerdem wirkt er **ANREGEND UND KRAMPFLÖSEND.** Er lindert Bauchkrämpfe, Fieber sowie Durchblutungsstörungen. Ingwer hat überdies einen verdauungsfördernden Effekt und ist wohltuend bei Halsweh und bei Erkältungen: einfach Ingwer in kleine Stückchen schneiden und mit heißem Wasser aufgießen.

Die Scharfstoffe des Ingwers sorgen für eine stärkere Durchblutung der Hals- und Nasenschleimhäute. Auch die durch Ingwer ausgelöste Aktivierung der körpereigenen Wärmerezeptoren ist hilfreich bei verschiedenen Infektionen. Krankheitskeime werden schneller abtransportiert – das hilft, **ERKÄLTUNGEN VORZUBEUGEN** oder rascher abklingen zu lassen.

Vor allem aber sind die vielen ätherischen Öle in der Knolle sehr gut gegen jede Art von Entzündungen, da sie über **KEIMTÖTENDE INHALTSSTOFFE** verfügen. Wie auch andere Superfoods wirkt Ingwer stark krebsfeindlich, da er das Aggressionspotential von Krebszellen reduzieren kann.

8. ROHER KAKAO

Kakao weist einen bemerkenswert hohen Gehalt an sekundären Pflanzenstoffen und Antioxidantien auf, die unsere Gesundheit fördern. Er kann **STIMMUNGS-AUFHELLEND** wirken und verbessert die Blutversorgung des Gehirns. Dafür sind die Flavanole verantwortlich, die den Blutfluss des Gehirns fördern.

Kakao hat einen sehr hohen Gehalt an Nährstoffen und ist die **IDEALE STÄRKUNG BEI KÖRPERLICHER BELASTUNG** – kein Wunder, dass kakaohaltige Getränke bei Sportlern sehr beliebt sind.

9. ALOE VERA

Aloe Vera ist eine der ältesten Heilpflanzen der Erde, viele ihrer Wirkungen wurden wissenschaftlich bestätigt, sei es zur **WUNDBEHANDLUNG, BEI SONNENBRAND,** Hautkrankheiten, bei Magen-Darm-Beschwerden, Zahnfleischentzündungen oder Gelenkschmerzen. Bereits Kleopatra soll Aloe Vera als **SCHÖNHEITSELIXIER** geschätzt haben. Aloe Vera ist reich an Polysacchariden, reinigt den Körper von Schleim und unterstützt bei Darmirritationen.

So erleichtert sie die Aufnahme von Nährstoffen und erhöht die Effizienz von „FREUNDLICHEN" **DARMBAKTERIEN.** Die Pflanze stabilisiert den Blutzucker, hilft Zellen Wasser zu speichern und ist ideal bei **HAUTUNREINHEITEN.** Zudem reduziert Aloe Vera Entzündungen und Übersäuerung und hemmt Pilz- und Bakterienbildung.

10. KOKOSNUSS

„FRISCHE DES HIMMELS" – der hawaiianische Name für das Fruchtwasser der Kokosnuss ist ebenso poetisch wie treffend. In Brasilien ist Kokoswasser eine Art Nationalgetränk, denn dort ist man der Meinung, dass es für alle Zeiten gesund hält.

Nicht zu verwechseln ist **KOKOSWASSER** – die Flüssigkeit im Inneren der Kokosnuss – mit Kokosmilch: Kokosmilch wird aus dem Fruchtfleisch der Kokosnuss gewonnen. Dazu wird das Fruchtfleisch mit Wasser püriert und die Kokosmilch aus der Masse gepresst. Kokosmilch ist sehr reichhaltig und enthält zwischen 15 und 20% Fett.

Kokoswasser ist gefiltertes, neun Monate gereiftes, elektrolytreiches Wasser, das unserem Blutplasma ähnlich ist. Es kann helfen, die **NIEREN VON STEINEN UND BAKTERIEN ZU REINIGEN.** Darüber hinaus liefern Kokosnüsse hochwirksame Antioxidantien und die in Kokosöl enthaltene Laurinsäure hat **VIREN-HEMMENDE** Wirkung.

11. KURKUMA

Das beliebte Gewürz **REDUZIERT FREIE RADIKALE** im Körper und wirkt **VERJÜNGEND,** kann aber auch beim Abnehmen hilfreich sein, weil es den Zellstoffwechsel und die Verdauungsprozesse beschleunigt.

Darüber hinaus ist Kurkuma mit seiner **STÄRKENDEN WIRKUNG** auf das menschliche Immunsystem ein natürliches Hilfsmittel bei Infektionskrankheiten.

12. REISHI

Reishi kann Körper, Geist und Seele gleichermaßen unterstützen und vor allem ausgleichen. In der traditionellen chinesischen Medizin werden schon seit tausenden von Jahren erfolgreich Pilze zur Vorbeugung und Behandlung von Krankheiten eingesetzt. Reishi ist einer dieser **HEILPILZE.**

Durch wissenschaftliche Studien wurde nachgewiesen, dass er Bluthochdruck, Durchblutungsstörungen sowie Blutzucker und Arteriosklerose positiv beeinflussen kann. Er unterstützt unser Immunsystem, wirkt **SCHMERZ- UND KREBSHEMMEND** und stärkt das Herz-Kreislauf-System. Darüber hinaus kann er Giftstoffe im Körper mobilisieren und umwandeln. Besonders bei **STRESS UND ANGSTZUSTÄNDEN** ist Reishi sehr hilfreich.

Abends

Das **LCF** Prinzip

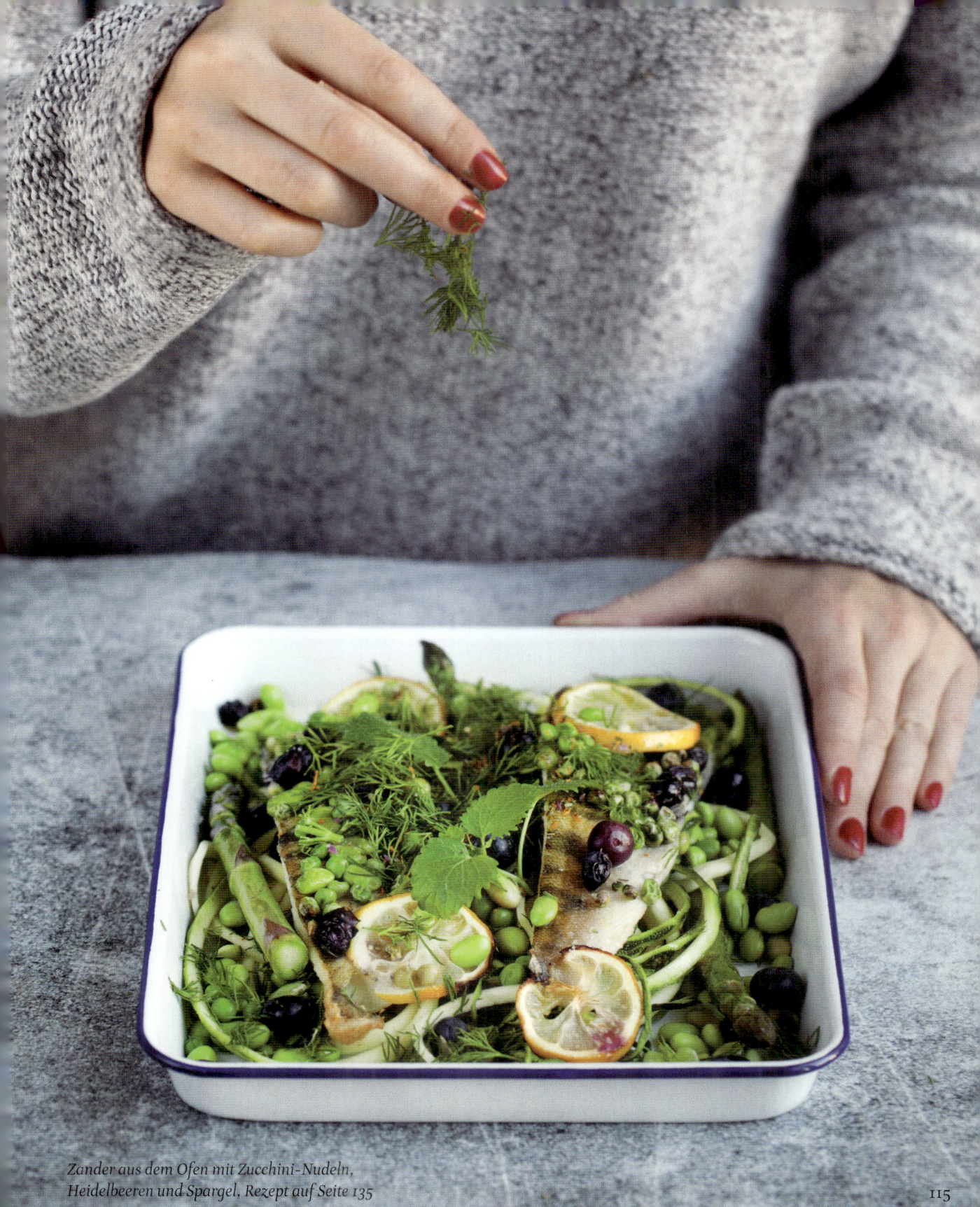

Zander aus dem Ofen mit Zucchini-Nudeln,
Heidelbeeren und Spargel, Rezept auf Seite 135

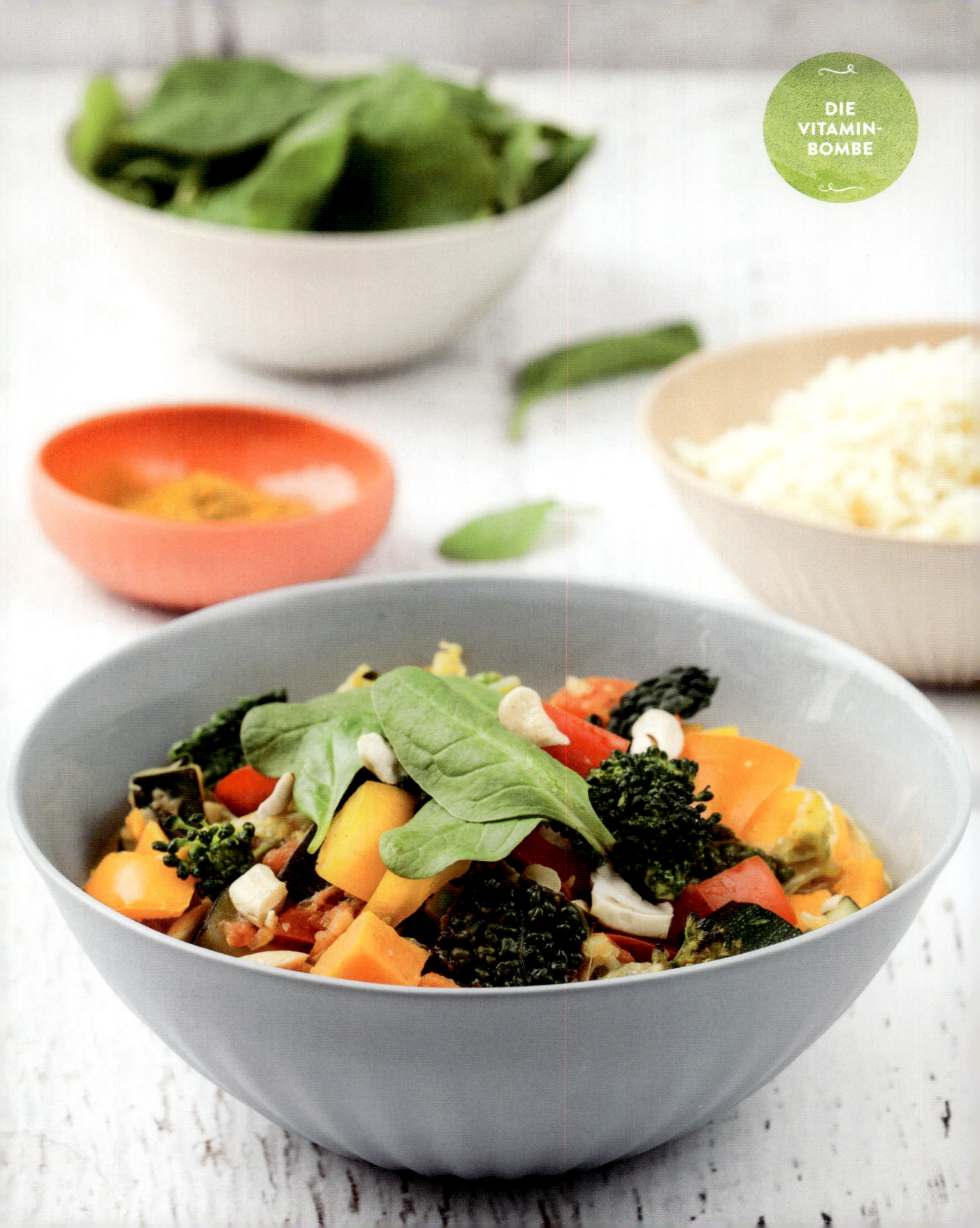

GEMÜSE-LINSEN-CURRY MIT GRÜNKOHL UND BLUMENKOHLREIS

VOLLGEPACKT MIT VIELEN VITAMINEN UND LECKEREN ZUTATEN: DAS GEMÜSE-CURRY MIT CASHEWNÜSSEN WÄRMT VON INNEN UND GIBT ENERGIE. **BELEBENDE GEWÜRZE** PEPPEN DIESES GERICHT SO RICHTIG AUF. CURRYS SIND NICHT NUR EXTREM PRAKTISCH, SIE SIND AUCH EINFACH KÖSTLICH. PRAKTISCH DESHALB, WEIL MAN JEDE ART VON GEMÜSE DARIN VERARBEITEN UND EINE MENGE VORKOCHEN KANN, UM AUCH AM NÄCHSTEN TAG IN DER ARBEIT GESUND UND LECKER ZU ESSEN.

 ZZ: 45 MINUTEN

 SF: 45 MINUTEN

ZUTATEN FÜR 2 PERSONEN

1 Zwiebel

1 Knoblauchzehe

500 g buntes Gemüse
(Karotten, rote & gelbe Paprika,
Süßkartoffel, Brokkoli, Zucchini)

2 Handvoll frischer Spinat

1 große Handvoll Grünkohlblätter

2 EL Cashewnüsse

1 EL frisch geriebener Ingwer
mit Schale

1 TL Kurkumapulver

½ TL gemahlener Koriander

1 Msp. Chilipulver

3 EL Rapsöl

100 g rote Linsen

400 g gewürfelte Tomaten aus
der Dose

Salz, Pfeffer

400 ml Kokosmilch

FÜR DEN BLUMENKOHLREIS

300 g Blumenkohl

2 EL Kokosöl

Salz

1. Zwiebel und Knoblauch schälen und beides fein hacken. Gemüse waschen und in kleine Würfel schneiden bzw. Brokkoli in Röschen teilen. Süßkartoffel schälen und in ca. 1 cm große Würfel schneiden. Spinat und Grünkohl waschen und trockenschleudern. Stielenden vom Grünkohl herausschneiden und Grünkohlblätter in ca. 1 cm große Stücke schneiden.

2. Cashewnüsse hacken, ohne Fett in der Pfanne rösten und zur Seite geben.

3. Kurkuma, Koriander und Chilipulver mischen. Öl in einem großen Topf erhitzen und Zwiebel darin glasig dünsten. Linsen sowie Knoblauch, Ingwer und Gewürze hinzugeben und etwa 1–2 Minuten dünsten. Süßkartoffeln sowie Karotten hinzugeben und mit ca. 250 ml Wasser aufgießen. Gewürfelte Tomaten hinzugeben. Etwa 15-20 Minuten bei mittlerer Hitze köcheln lassen. Mit Salz und Pfeffer würzen.

4. Nun das restliche Gemüse (außer Spinat) mit der Kokosmilch hinzugeben und weitere 10–15 Minuten köcheln lassen.

5. Währenddessen für den Blumenkohlreis Blumenkohl in Stücke schneiden und Röschen waschen. Röschen mit einem Messer oder in einer Küchenmaschine zerkleinern – sie sollten die Größe von Reiskörnern bekommen. Kokosöl in einer Pfanne erhitzen und klein gehackten Blumenkohl hinzufügen. Mit einem Deckel verschließen und ca. 5 Minuten dämpfen lassen, bis der Blumenkohl gar ist. Aus der Pfanne nehmen und mit Salz abschmecken.

6. Je nach Bedarf noch etwas Wasser zum Eintopf hinzugießen. 2 Minuten vor Kochende Spinat hinzugeben, evtl. erneut mit Salz und Pfeffer würzen. Eintopf mit Cashewnüssen garnieren und servieren.

Tipp: Anstatt Ingwer, Kurkuma, Koriander und Chili kann man auch 1 EL scharfes Currypulver verwenden.

 To go: Ideal zum Aufwärmen, evtl. gleich doppelte Menge machen.

GF   LF   VG

PILZ-BURGER MIT NEKTARINEN UND GUACAMOLE

Portobello ist ein Zuchtpilz, eine Art grossgeratener brauner Riesenchampignon. Er eignet sich auch ideal zum Füllen. Im Burger macht er sich anstatt der klassischen Fleisch-Laibchen extrem gut — vor allem in Kombination mit cremiger Guacamole und süsslichen Nektarinen. Diese Kreation ist ein wahrhaftiges Sommer-Highlight!

 ZZ: 25 MINUTEN

 SF: 25 MINUTEN

ZUTATEN FÜR 2 BURGER

FÜR DIE GUACAMOLE

½ Limette

1 Knoblauchzehe

2 Tomaten

1 Frühlingszwiebel

1 Avocado

1 EL Olivenöl

1 Msp. Chilipulver

Salz, Pfeffer

SONSTIGE ZUTATEN

2 Portobello-Pilze

1 Nektarine

½ Bund Thymian

1 EL Kräuter der Provence

2 Vollkornbrötchen

Olivenöl

Salz, Pfeffer

1. Für die Guacamole Limette pressen. Knoblauch schälen und fein hacken. Stielansatz der Tomaten keilförmig herausschneiden, Hälfte der Tomaten in Scheiben schneiden und die andere Hälfte würfeln. Frühlingszwiebel in sehr feine Scheiben schneiden.

2. Avocado halbieren, Kern entfernen, Fruchtfleisch mit einem Löffel ausschaben und in eine kleine Schüssel geben. Avocado mit einer Gabel gut zerdrücken (siehe Tipp), mit der Hälfte des Limettensafts sowie Olivenöl gut vermischen, bis eine cremige Masse entsteht. Tomatenwürfel, Chilipulver, Knoblauch und Frühlingzwiebel unterrühren und mit Salz und Pfeffer würzen.

3. Pilze vorsichtig säubern und Stiele wegschneiden. Nektarine halbieren, Kern entfernen und Fruchtfleisch in dünne Scheiben schneiden. Thymian abstreifen. Für die Marinade den restlichen Limettensaft mit 4 EL Olivenöl in einer kleinen Schüssel mischen. Kräuter der Provence, die Hälfte des Thymians, Salz und Pfeffer hinzugeben und alles gut verrühren.

4. Brötchen kurz im Backofen aufbacken oder in einer beschichteten Pfanne ohne Fett toasten. Pilze und Nektarine mit der Marinade einpinseln, dabei etwas Marinade übrig lassen. 2 EL Olivenöl in einer Pfanne erhitzen und Pilze und Nektarinenhälften darin rundum etwa 3–4 Minuten auf jeder Seite braten. Währenddessen immer wieder die restliche Marinade darüber streichen.

5. Brötchen quer halbieren und mit der Guacamole einstreichen, Tomatenscheiben darauf legen und mit dem restlichen Thymian, Salz und Pfeffer würzen. Pilze sowie Nektarinenhälften darauf geben und mit der zweiten Brötchenhälfte servieren.

Saisonal: Anstatt der Nektarine kann man auch Äpfel verwenden.

Tipp: Sollte die Avocado noch nicht vollkommen reif sein, das Fruchtfleisch am besten in kleine Würfel schneiden. Generell hilft es, die Avocado zum Nachreifen in der Nähe von Äpfeln zu lagern.

LF   VG

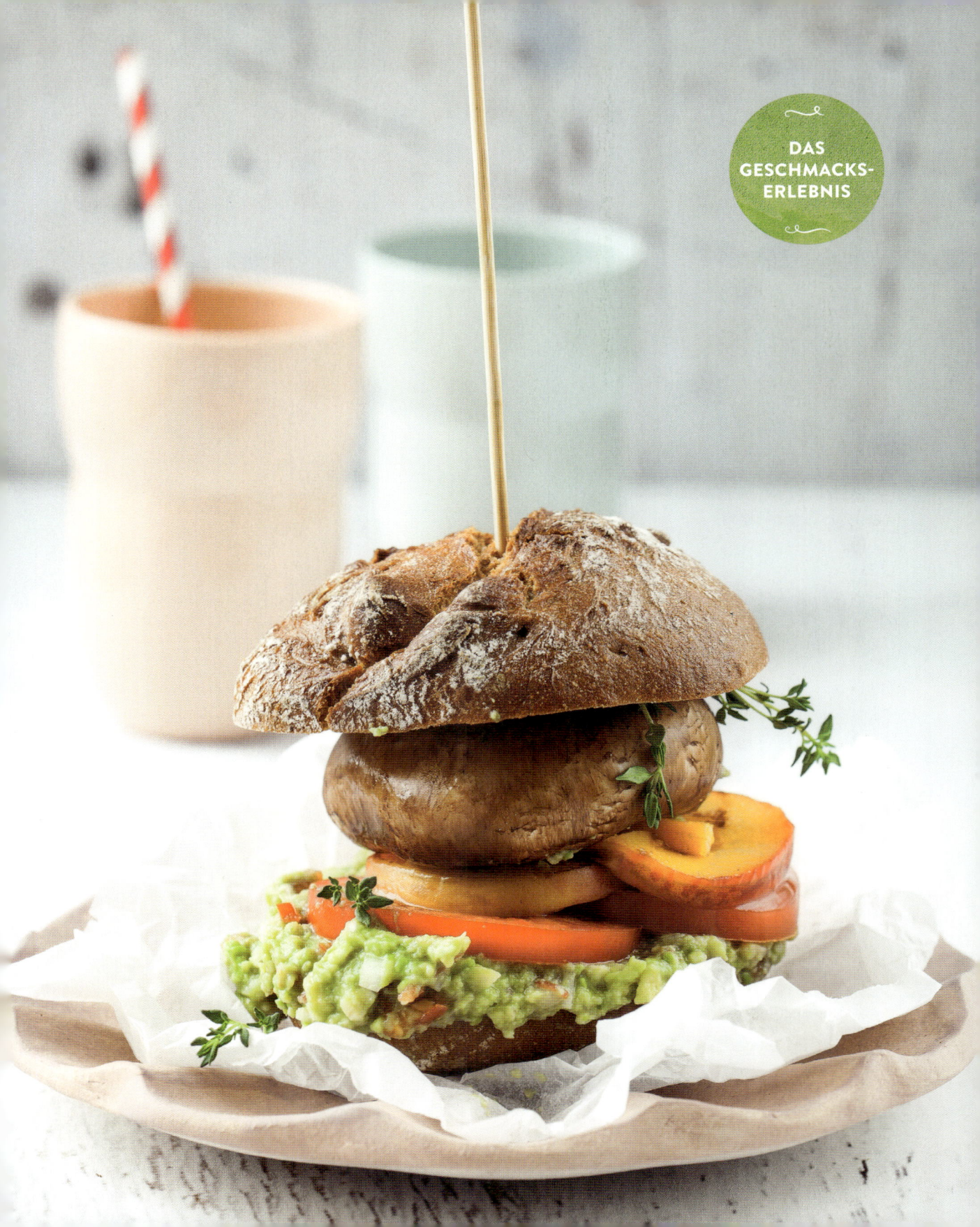

BLUMENKOHL „FRIED-RICE" MIT GERÖSTETEM KOKOS

Dieses traditionelle Gericht ist in Asien sehr verbreitet und beliebt. Es ist schnell und leicht zubereitet und kann vielseitig variiert werden. Ich hab den Klassiker für mich mit Blumenkohl entdeckt. Klein gehackt schaut Blumenkohl nicht nur wie Reis aus, er schmeckt auch fantastisch und ist **REICH AN VITAMIN C UND B.** Mit nur 24 kcal pro 100 g ist Blumenkohl ein **GENUSS OHNE REUE,** der zudem noch satt macht. Ausserdem versorgt er uns mit Folsäure und Kalium.

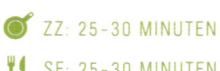 ZZ: 25-30 MINUTEN

SF: 25-30 MINUTEN

ZUTATEN FÜR 2 PERSONEN/ 1 BLECH

350 g Blumenkohl

2 EL Kokosöl

Salz

1 Karotte

2 Frühlingszwiebeln

1 Chilischote

20 g frischer Ingwer

1 Knoblauchzehe

2 EL Kokosflocken

4 Eier

2 EL (Sesam-)Öl

1 TL Honig

1 TL asiatisches Fünf-Gewürze-Pulver (s. Tipps)

2 EL Sojasauce

¼ Bund (Thai-)Basilikum oder Koriander

1. Blumenkohl in Stücke schneiden und Röschen waschen. Röschen mit einem Messer oder in einer Küchenmaschine zerkleinern – sie sollten die Größe von Reiskörnern bekommen. Kokosöl in einer Pfanne erhitzen und klein gehackten Blumenkohl hinzufügen. Mit einem Deckel verschließen und ca. 5 Minuten dämpfen lassen, bis der Blumenkohl gar ist. Aus der Pfanne nehmen und mit Salz abschmecken.

2. Karotte schälen und mit einem Sparschäler in feine Raspeln schälen. Frühlingszwiebeln und Chilischote in feine Ringe schneiden. Ingwer und Knoblauchzehe schälen und fein hacken.

3. Kokosflocken ohne Fett in einer Pfanne rösten. Eier in einer Schüssel verquirlen. Sesamöl in eine Pfanne oder einen Wok geben und die Hälfte der Frühlingszwiebelringe und Karottenraspeln ca. 3 Minuten anbraten. Honig hinzugeben. Knoblauch und Ingwer sowie Gewürze hinzugeben.

4. Mit Sojasauce ablöschen, den zerkleinerten Blumenkohl und die verquirlten Eier hinzugeben. Ungefähr 30 Sekunden lang erhitzen, ein- bis zweimal umrühren. Mit Salz und Pfeffer würzen.

5. Mit Basilikum, gerösteten Kokosflocken, restlichen Frühlingszwiebelringen und Chili garniert servieren.

Tipps: Schmeckt auch herrlich mit Brokkoli. Dazu den Brokkoli sehr klein hacken und wie den Blumenkohl weiterverarbeiten.

Asiatisches Fünf-Gewürze-Pulver bekommt man in jedem asiatischen Fachhandel, es besteht aus echtem Sternanis, Szechuanpfeffer, Cassia-Zimt, Fenchel und Gewürznelken. Alternativ kann man für dieses Gericht auch Curry verwenden.

To go: Ideal zum Mitnehmen ins Büro geeignet.

Saisonal: Gemüse der Saison nach Wunsch verwenden.

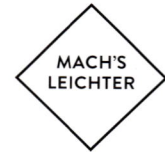

MACH'S LEICHTER

Dies ist die Low-Carb-Variante eines herkömmlichen „fried rice".

 LF VG **Glutenfrei** *bei Verwendung von Tamari bzw. glutenfreier Sojasauce*

BUCHWEIZEN-WRAP MIT QUINOA UND GUACAMOLE

In Süd- und Mittelamerika werden Tortillas klassisch mit Weizen- oder Maismehl zubereitet. Warum nicht mal mit Buchweizenmehl? Diese Wraps kann man nach Belieben füllen — ich mag die Kombination von Rote-Bete-Creme mit saftigem Quinoa besonders gern.

ZUTATEN FÜR 2 PERSONEN

FÜR DIE BUCHWEIZENTORTILLAS

75 g Buchweizen

250 ml Wasser

1 Prise Salz

1 TL Kurkuma

2 EL Öl

FÜR DIE ROTE-BETE-CREME

50 g Sonnenblumenkerne

1 Schalotte

125 g Rote Bete, gekocht

Salz

2 EL Meerrettich, frisch gerieben

25 ml Sonnenblumenöl

1 EL Ahornsirup

RESTLICHE ZUTATEN

1 Prise Salz

80 g Quinoa, weiß

1 EL Olivenöl

1 reife Avocado

Saft einer ½ Limette

1 Karotte

4 Lollo-Rosso-Salatblätter

1 Msp. Chilipulver

Salz, Pfeffer

1. Sonnenblumenkerne bis zur Verwendung in 100 ml Wasser einweichen. 200–250 ml leicht gesalzenes Wasser für die Quinoa zum Kochen bringen. Quinoa darin ca. 20–25 Minuten bei geringer Hitze leicht köcheln, bis das Wasser ganz aufgenommen wurde. Gelegentlich umrühren. Mit Olivenöl und Salz abschmecken.

2. In der Zwischenzeit Buchweizenmehl mit Wasser in einer Schüssel vermengen. Salz und Kurkuma hinzugeben und mind. 20 Minuten stehen lassen.

3. Avocado vom Kern befreien, schälen und in feine Scheiben schneiden. Mit Limettensaft beträufeln. Karotte schälen und mit einem Sparschäler in feine Raspeln schälen. Salat waschen.

4. Für die Rote-Bete-Creme Schalotte schälen und fein hacken. Sonnenblumenkerne abgießen, Rote Bete vierteln, Salz, Meerrettich, Schalotte, Sonnenblumenöl und Ahornsirup in eine Küchenmaschine geben oder mit einem Pürierstab zu einer feinen Creme mixen.

5. Öl in einer beschichteten Pfanne erhitzen. Etwas Teig mit einer kleinen Suppenkelle gleichmäßig verteilen und zu einem Wrap ausbacken. Wraps mit Salatblättern, Karotten, Quinoa, Rote-Bete-Creme und Avocado füllen. Mit Chilipulver, Salz und Pfeffer würzen, zusammenfalten und servieren.

Tipps: Die Rote-Bete-Creme schmeckt auch herrlich als Aufstrich auf Nussbrot (S. 157) oder als Dip für Gemüsesticks.
Gegrillte Hühnerstreifen schmecken auch sehr gut als Wrapfüllung.
Der Name „Buchweizen" kann ein wenig in die Irre führen. Denn trotz des Namens ist Buchweizen nicht mit Weizen verwandt. Ganz im Gegenteil, er ist sogar glutenfrei und deshalb für Menschen mit einer Glutenunverträglichkeit geeignet.

MACH'S LEICHTER

Quinoa weglassen und die Wraps mit mehr Gemüse, z.B. Mais und Tomaten, füllen

GF   LF   VG

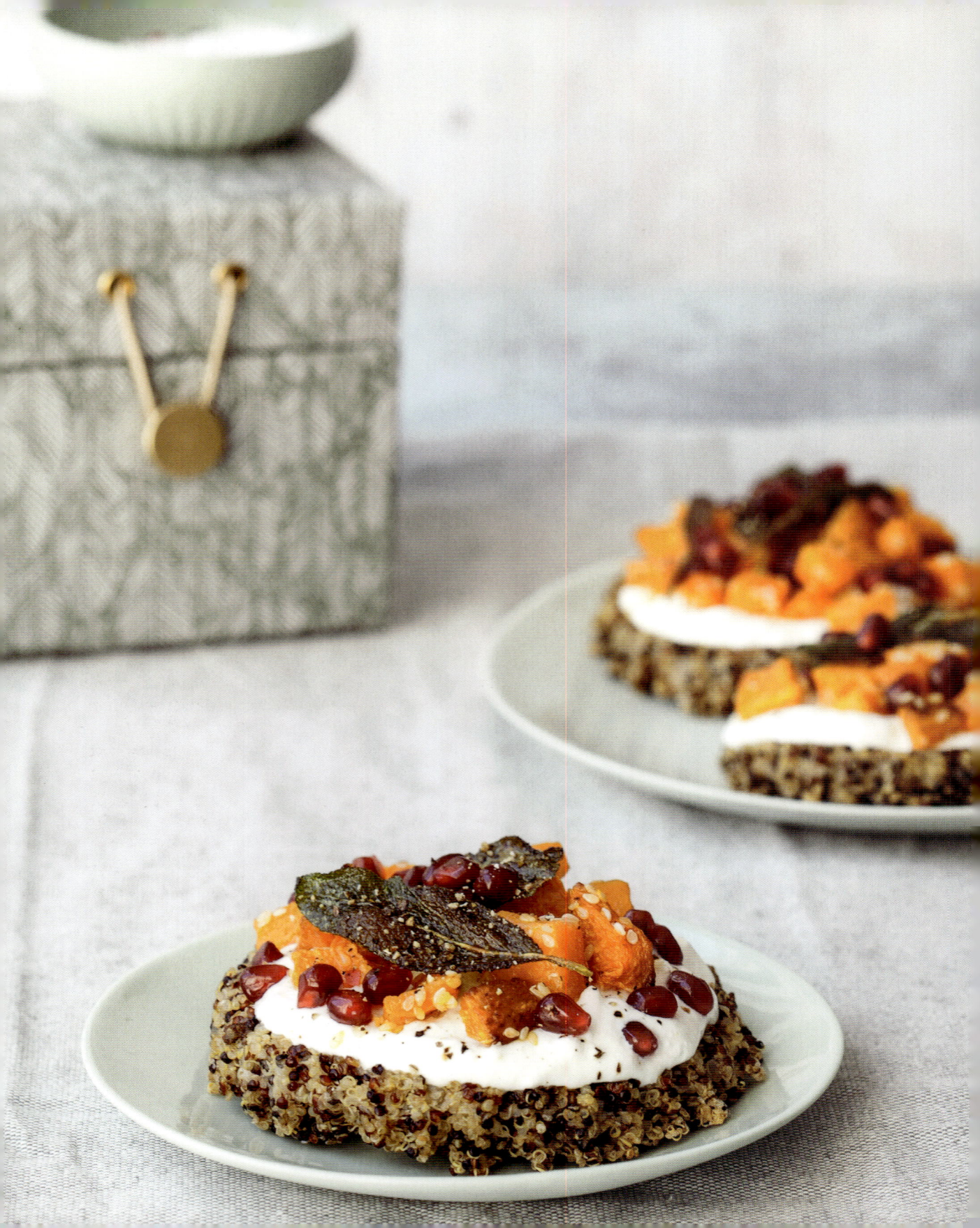

QUINOA-TARTES MIT KÜRBIS UND SALBEI

In diesen leckeren Tartes liefern Kürbis, Granatapfelkerne und Quinoa eine geballte Ladung an Nährstoffen. Letzterer enthält viel mehr Calcium als Weizen und Roggen, mehr als doppelt so viel Eisen und 50 Prozent mehr Vitamin E als Weizen. In den kleinen Körnchen sind alle **NEUN ESSENTIELLEN AMINOSÄUREN** enthalten, was für ein pflanzliches Lebensmittel äusserst ungewöhnlich ist.

 ZZ: 35 MINUTEN

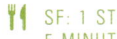 SF: 1 STUNDE – 1 STUNDE 5 MINUTEN

ZUTATEN FÜR 4 TARTES

500 g Hokkaido-Kürbis
1–2 EL Olivenöl
2 TL (Trüffel-)Honig
Salz
2 EL Sesam
150 g Quinoa
2 EL Leinsamen, geschrotet
80 g Schafskäse
200 g saure Sahne
½ Granatapfel
1 Bund Salbei
2 EL Butter
Pfeffer

 Saisonal: Statt Kürbis passen auch Süßkartoffeln sehr gut.

1. Backofen auf 200 °C Ober-/Unterhitze (180 °C Umluft) vorheizen. Kürbis schälen und in ca. 1 cm große Würfel schneiden. Kürbis auf ein mit Backpapier belegtes Backblech geben, mit Olivenöl und Honig beträufeln, salzen, mit Sesam bestreuen und im vorgeheizten Ofen ca. 30–35 Minuten garen.

2. In der Zwischenzeit 350 ml leicht gesalzenes Wasser zum Kochen bringen. Quinoa in einem Sieb unter fließendem Wasser so lange waschen, bis das Wasser klar abläuft. Anschließend in das kochende Wasser geben und ca. 10 Minuten köcheln lassen, dann Hitze stark reduzieren und ca. 10 Minuten zugedeckt quellen lassen.

3. Quinoa etwas auskühlen lassen. Leinsamen mit 2 EL Wasser verrühren und bis zur Verwendung zur Seite stellen. Schafskäse mit einer Gabel zerdrücken und mit der sauren Sahne in einer Schüssel mit etwas Salz vermischen und kühl stellen. Granatapfelkerne herauslösen und zur Seite stellen.

4. Quinoa mit Leinsamen vermengen, salzen und so lange mixen, bis eine teigartige Konsistenz entstehe. Bei Bedarf etwas mehr Wasser hinzugeben. Mini-Tarte-Formen einfetten und mit Quinoa-Teig auskleiden.

5. Fertigen Kürbis aus dem Ofen nehmen und warm stellen. Quinoa-Tartes bei 180 °C Ober-/Unterhitze (160 °C Umluft) ca. 25–30 Minuten backen.

6. Salbei waschen und trockenschütteln. Butter in einem Topf zergehen lassen, Salbei mit Stängeln darin kurz braten (Achtung: Sobald der Salbei weiße oder dunkle Stellen bekommt, Topf sofort vom Herd nehmen).

7. Quinoa-Tartes aus dem Ofen nehmen, die Saure-Sahne-Mischung gleichmäßig darauf geben. Mit Kürbis, Granatapfelkernen und knusprigem Salbei garnieren, schwarzen Pfeffer darauf mahlen und servieren.

Tipps: Schaut mit dreifarbiger Quinoa besonders hübsch aus.
Der Quinoa-Teig wirkt anfangs nicht sehr homogen, lässt sich aber wunderbar backen und hält auch sehr gut zusammen.
Wer keine Mini-Tarte-Förmchen hat, kann auch kleine andere Förmchen verwenden.

 GF   VEG

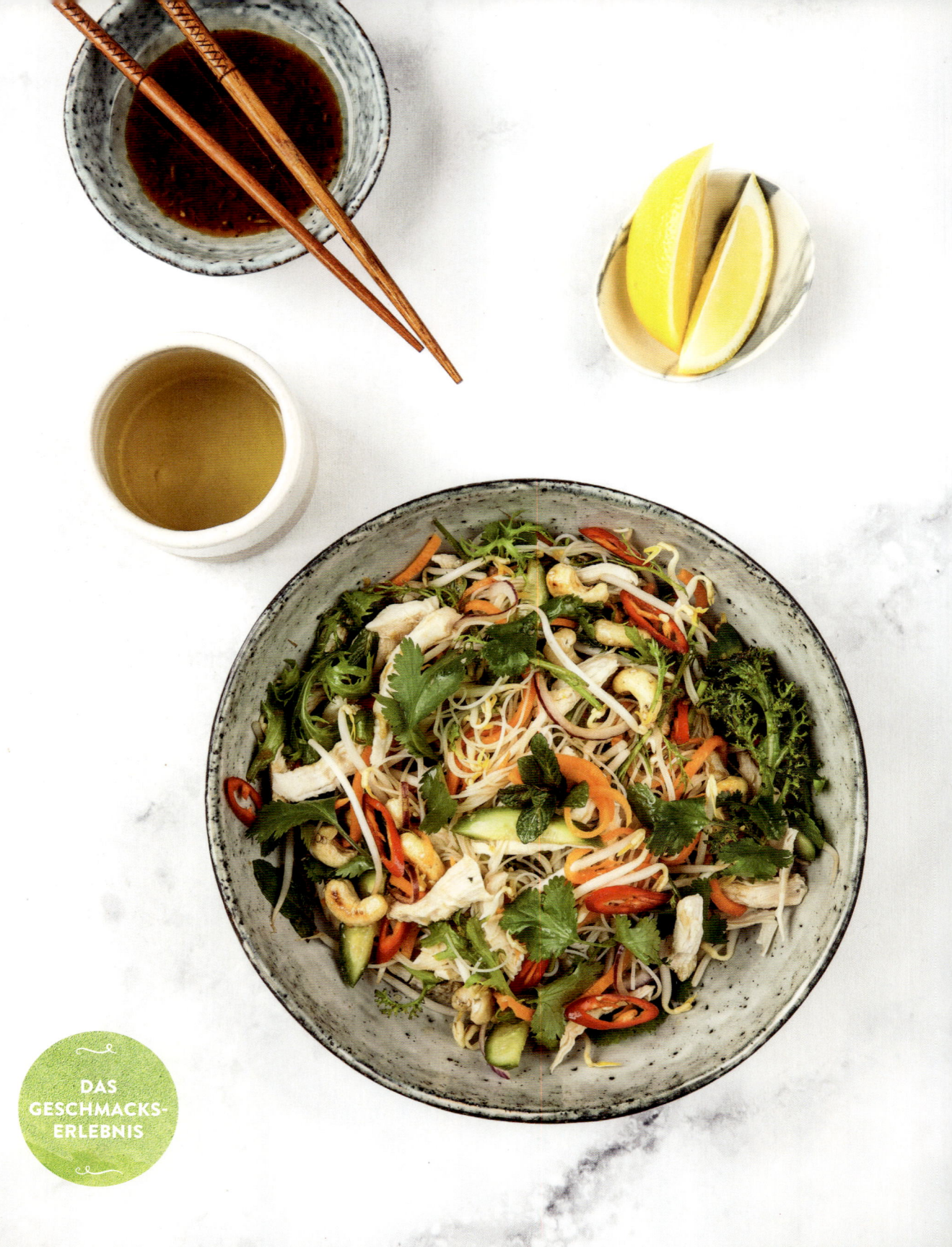

DAS
GESCHMACKS-
ERLEBNIS

GLÜCKSNUDELSALAT MIT POCHIERTEM HÄHNCHEN

WARUM ICH DIESEN ASIATISCHEN SALAT GLÜCKSNUDELSALAT GETAUFT HABE? WEIL ER MICH AN URLAUB IN ASIEN ERINNERT. DIE **VIELEN GESCHMACKSNOTEN** VERZAUBERN WIE LAND UND LEUTE.

 ZZ: 30 MINUTEN

 SF: 30 MINUTEN

ZUTATEN FÜR 4 PERSONEN

FÜR DAS POCHIERTE HÄHNCHEN

350 ml Kokosmilch

2 EL Fischsauce

2 Ingwerscheiben mit Schale, 2 mm dick

1 EL Pfefferkörner

2 EL Butter

1 Prise Salz

250 g Hähnchenbrustfilet

FÜR DEN SALAT

100 g frische Mungobohnensprossen

Kräuter und Rucola nach Geschmack

je 2 Karotten, Mini-Gurken und Frühlingszwiebeln

etwas rote Zwiebel und Chilischote

100 g feine Glasnudeln

FÜR DEN NUSSKROKANT

1 Handvoll Cashewkerne

je 2 EL Honig und Sesam

FÜR DAS DRESSING

½ Zitrone

1 TL frischer, geschälter Ingwer

1 Knoblauchzehe

4 EL geröstetes Sesamöl

1 Msp. Chilipulver

6 EL Fischsauce

4 EL Tamari

½ Bund Koriander

1. In einer Pfanne 350 ml Wasser mit der Kokosmilch zum Kochen bringen. Fischsauce, Ingwerscheiben, Pfefferkörner, Butterstücke und Salz hinzugeben. Hähnchen im Ganzen hinzugeben und auf mittlerer Flamme ca. 10 Minuten offen köcheln lassen. Fleisch aus dem Sud nehmen, mit kaltem Wasser abschrecken und in Streifen zupfen.

2. Mungobohnensprossen, Kräuter und Rucola waschen und trockenschütteln. Karotten schälen und mittels eines Sparschälers längs in Streifen „schälen". Gurken, Frühlingszwiebeln, rote Zwiebeln und Chili in dünne Querscheiben schneiden.

3. Einen mittelgroßen Topf mit Wasser für die Nudeln zum Kochen bringen. Glasnudeln in eine Schüssel geben, mit kochendem Wasser übergießen und ca. 5 Minuten ziehen lassen. Nudeln abgießen, mit kaltem Wasser abschrecken und abtropfen lassen.

4. Für den Nusskrokant Cashewnüsse in einer beschichteten Pfanne ohne Fett rösten. Honig und Sesam hinzugeben und rösten, bis die Masse zusammen klebt.

5. Für das Dressing Zitrone auspressen und Ingwer sowie Knoblauch fein hacken. Sesamöl, Ingwer, Zitronensaft, Chilipulver, Knoblauch, Fischsauce und Tamari vermengen. Korianderblätter abzupfen und fein hacken und untermengen.

6. Glasnudeln mit dem geschnittenen Gemüse und dem pochierten Hähnchen vermengen, Dressing darüber gießen und mit Nusskrokant garniert servieren.

Tipps: Tamari ist sozusagen die glutenfreie Variante von Sojasauce. Man kann für dieses Rezept aber auch klassische Sojasauce verwenden. Dieser Salat schmeckt auch super mit frischen Mangostücken. Anstatt Cashewnüssen kann man auch Erdnüsse verwenden. Den Sud kann man auch gut als Suppenbasis für ein asiatisches Kokos-Hähnchen-Suppengericht verwenden.

 To go: Ideal für die Mittagspause am nächsten Tag (nicht aufwärmen, kalt essen).

GF

CHILI SIN CARNE MIT KAKAO UND PISTAZIEN

Schokolade und Kakao harmonieren wunderbar mit Chili con oder sin Carne. Kakao hat einen unglaublich hohen Gehallt an sekundären Pflanzenstoffen und **ANTIOXIDANTIEN,** die unsere Gesundheit fördern. Mit seinem **HOHEN GEHALT AN NÄHRSTOFFEN** ist Kakao die ideale Stärkung bei körperlicher Belastung. Dieses Chili sin Carne mit Kakao wärmt von innen und macht glücklich.

 ZZ: 35-40 MINUTEN

SF: 35-40 MINUTENW

ZUTATEN FÜR 2 PERSONEN

½ rote Zwiebel

1 Msp. frisch geriebener Ingwer

1 Knoblauchzehe

1 roter Paprika

1 Karotte

2 EL Olivenöl

150 g rote Linsen

500 ml Wasser

1 Msp. Chilipulver

½ TL gemahlener Kreuzkümmel

½ TL Kurkuma

400 g geschälte, gewürfelte Tomaten oder passierte Tomaten aus der Dose

Salz, Pfeffer

170 g Mais aus der Dose

175 g Kidneybohnen aus der Dose

½ Bund Koriander

2 EL Kakaopulver

2 EL Pistazien

 To go: Doppelte Menge machen und zum Aufwärmen mitnehmen.

1. Zwiebel, Ingwer und Knoblauch schälen und getrennt fein hacken. Paprika in ca. 1 cm große Würfel schneiden. Karotte schälen und in feine Scheiben schneiden.

2. Eine Pfanne mit Olivenöl erhitzen und Zwiebel darin glasig anschwitzen. Karotten, Ingwer sowie Knoblauch zugeben und ca. 3 Minuten leicht anrösten. Linsen hinzugeben, mit Wasser aufgießen, aufsaugen lassen und nochmals aufgießen.

3. Paprikawürfel, Chilipulver, Kreuzkümmel und Kurkuma sowie geschälte, gewürfelte Tomaten zugeben und ca. 10 Minuten bei mittlerer Hitze köcheln lassen. Mit Salz und Pfeffer würzen.

4. Mais und Bohnen abgießen. Koriander fein hacken und mit Mais, Bohnen, zwei Dritteln des Kakaos nach 10 Minuten zu den restlichen Zutaten geben und ca. 2–3 Minuten mitkochen. Bei Bedarf 50 ml Wasser zugießen und erneut mit Salz und Pfeffer abschmecken. Chili sin Carne mit gehackten Pistazien dekorieren, mit dem restlichen Kakao bestäuben und auf tiefen Tellern angerichtet servieren.

Tipp: Schmeckt auch herrlich mit klein geschnittenem Tofu, Tempeh oder Sojageschnetzeltem.

GF LF VG

BOHNEN-HANF-LAIBCHEN

Was diese Laibchen so besonders wertvoll macht? Natürlich die vielen frischen Zutaten, Proteine und Nährstoffe, aber insbesondere die Hanfsamen, die ich mittlerweile in sehr vielen meiner Speisen verwerte – sei es auf einem Butterbrot, im Salat, im Frühstücksshake oder über Gemüse. Hanfsamen sind reich an **ESSENTIELLEN FETTSÄUREN.** Das Besondere an ihnen ist, dass sie Omega-3-Fettsäuren und Omega-6-Fettsäuren im optimalen Verhältnis von 1:3 enthalten.

 ZZ: 35 MINUTEN

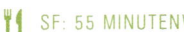 SF: 55 MINUTENW

ZUTATEN FÜR 2 PERSONEN

FÜR DEN TEIG

5 getrocknete Tomaten (nicht in Öl)

Salz

80 g Naturreis

1 Zwiebel

2 Knoblauchzehen

1 rote Paprika

240 g schwarze Bohnen aus der Dose

4 EL Olivenöl

30 g Hanfsamen

½ TL Paprikapulver

1 Msp. Chilipulver

1 EL Sojasauce

1 TL Kokosblütenzucker

30 g Reisflocken

FÜR DEN DIP

½ Bund Minze

250 g saure Sahne

Saft einer halben Zitrone

Salz

1 Knoblauchzehe (optional)

 To go: Laibchen am nächsten Tag kalt genießen oder aufwärmen.

1. Getrocknete Tomaten bis zur Verwendung in heißem Wasser einweichen. Einen Topf mit leicht gesalzenem Wasser für den Reis aufsetzen (als Faustregel gilt, dass auf 1 Tasse Reis 2 Tassen Wasser kommen).

2. Zwiebel und Knoblauchzehen schälen und fein hacken. Paprika entkernen und in kleine Würfel schneiden.

3. Reis in das Wasser geben, kurz aufkochen lassen und Hitze reduzieren. Mit geschlossenem Deckel bei niedriger Hitze so lange kochen, bis das Wasser vollständig aufgesogen ist (Kochdauer je nach Reistyp unterschiedlich).

4. Getrocknete Tomaten abgießen und fein hacken. Bohnen abgießen und abspülen. Die Hälfte des Olivenöls in einer Pfanne erhitzen. Zwiebel und Knoblauch darin bei mittlerer Hitze ca. 4–5 Minuten glasig dünsten. Paprikawürfel hinzugeben, für etwa 5 Minuten weiterbraten. Temperatur zurückschalten und Bohnen, getrocknete Tomaten, Hanfsamen, Salz, Paprika- und Chilipulver hinzufügen. Unter Rühren für ca. 1–2 Minuten braten.

5. Sojasauce und Kokosblütenzucker hinzugeben und alles gut vermengen. Mit einem Pürierstab pürieren und gekochten Reis und Reisflocken hinzugeben (bei Bedarf etwas mehr Reis oder Reisflocken unterheben). Aus der Masse einen festen Teig kneten und abgedeckt im Kühlschrank etwa 20 Minuten ruhen lassen.

6. Aus der gekühlten Masse ca. 4 Laibchen formen. Restliches Olivenöl in einer Pfanne erhitzen und Laibchen darin von beiden Seiten bei mittlerer Hitze ca. 4–5 Minuten goldbraun braten. Für den Dip Minzeblätter fein hacken und mit der sauren Sahne, Zitronensaft und Salz vermischen. Nach Belieben mit fein gehacktem Knoblauch verfeinern. Laibchen auf Tellern anrichten und mit Dip servieren.

Tipps: Ich esse die Laibchen auch sehr gerne mit einem einfachen grünen Salat. Als Dip passt jeder Saure-Sahne- und/oder Quark-Dip, z.B. mit frischem Schnittlauch oder Radieschen.

Man kann auch getrocknete schwarze Bohnen verwenden. Dazu 100 g getrocknete Bohnen am Vorabend einweichen und anschließend ca. 45 Minuten kochen.

GF **VEG** **Laktosefreie Variante:** *Laktosefreie saure Sahne verwenden*

Vegane Variante: *Vegane saure Sahne verwenden*

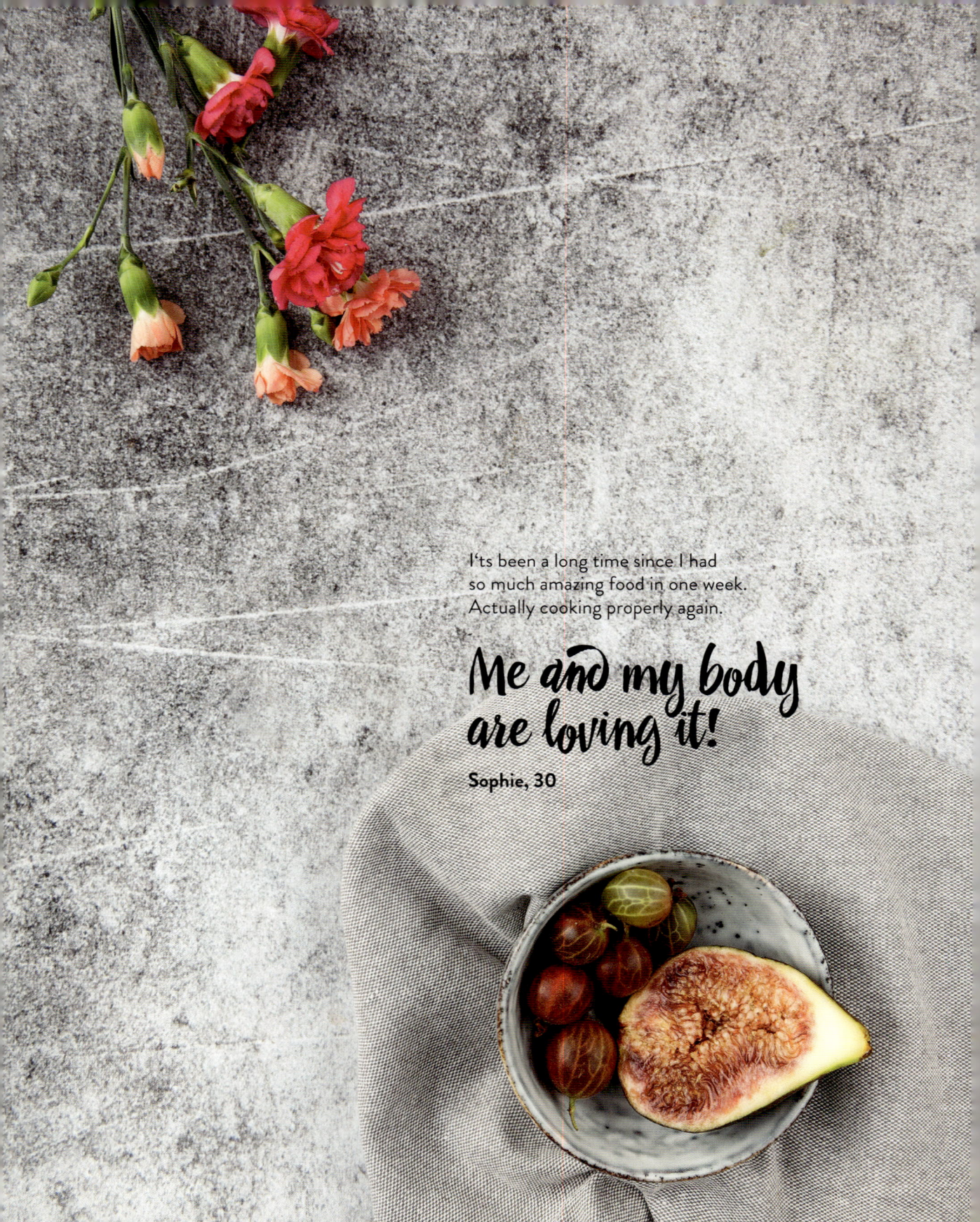

I'ts been a long time since I had
so much amazing food in one week.
Actually cooking properly again.

Me and my body
are loving it!

Sophie, 30

BLUMENKOHL-PIZZA

Die Blumenkohl-Pizza ist ein absoluter Hit in meinem Rezepte-Repertoire und hat bis dato allen Gästen herrlich geschmeckt. Sie ist ein ideales Abendessen, da sie wenig Kohlenhydrate hat und sehr eiweissreich ist. Wegen meiner Glutenunverträglichkeit finden sich in meiner Küche kaum mehr herkömmliche Pizzen — beim Testkochen und Ausprobieren bin ich auf diese köstliche Kreation gestossen. **AUSPROBIEREN LOHNT SICH!**

 ZZ: 30 MINUTEN

SF: 30 MINUTEN

ZUTATEN FÜR 2 PERSONEN/ 1 BLECH

½ Blumenkohl

150 g Gouda

1 EL Currypulver plus Curry zum Anrichten

2 Eier

Salz

evtl. 2–3 EL Vollkornmehl

1 Zucchini

1 EL Olivenöl

Salz, Pfeffer

4 EL Mandeln

½ Bund Petersilie

1–2 EL Kräuter-Pesto oder Pesto Genovese

 To go: Kalt oder aufgewärmt am nächsten Tag genießen.

1. Backofen auf 200 °C Umluft (220 °C Ober-/Unterhitze) vorheizen. Blumenkohl in Röschen teilen und waschen. Fein hacken und in eine Schüssel geben.

2. Käse reiben. Blumenkohlbrösel mit Käse, Currypulver, Eiern und Salz vermengen, bis eine homogene Masse entsteht. Falls der Teig zu flüssig ist, etwas Mehl unterrühren.

3. Teig auf ein mit Backpapier belegtes Blech streichen und im vorgeheizten Ofen auf der mittleren Schiene etwa 20–30 Minuten (bzw. bis der Teig fest ist) backen.

4. In der Zwischenzeit Zucchini waschen und mittels eines Sparschälers in feine Streifen raspeln. Etwa 10 Minuten vor Backende der Blumenkohlpizza Olivenöl in einer Pfanne erhitzen und Zucchiniraspel darin rundum anbraten. Mit Salz und Pfeffer würzen. Mandeln in einer weiteren Pfanne ohne Fett goldbraun rösten. Petersilie fein hacken.

5. Pizza in 4 gleichgroße Stücke schneiden, mit Pesto bestreichen und Zucchinischeiben und Mandeln darauf verteilen. Mit Currypulver und Petersilie bestreuen und servieren.

Tipp: Die Pizza lässt sich nach Belieben belegen. Gerne serviere ich sie auch mit ein paar Klecksen Hüttenkäse, Dukkah und Oliven. Oder, als nicht-vegetarische Variante, mit luftgetrocknetem Schinken.

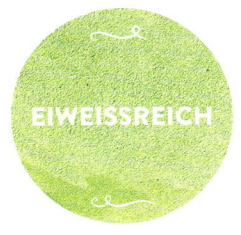

EIWEISSREICH

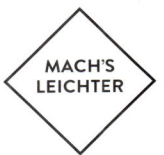

MACH'S LEICHTER

Dies ist die Low-Carb-Alternative zu herkömmlicher Pizza.

VEG

Glutenfreie Variante: *Glutenfreies Mehl verwenden*

BUNTE SÜSSKARTOFFELN

Das Auge isst bekanntlich mit ... Diese Süsskartoffeln sind ein wahrer Hingucker und nicht nur für Kinder ein Hit. Die süsslichen „Kartoffeln", gefüllt mit bunten Vitaminen, schmecken lecker und **VERSORGEN MIT VIELEN NÄHRSTOFFEN.**

 ZZ: 35-40 MINUTEN

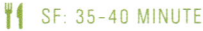 SF: 35-40 MINUTEN

ZUTATEN FÜR 2 PERSONEN

(1½ KARTOFFELN PRO PERSON)

Salz

3 Süßkartoffeln

1 rote Paprika

1 gelbe Paprika

einige Blätter Rotkohl

1 Avocado

1 Chilischote

½ Bund Koriander

240 g schwarze Bohnen aus der Dose

50 g Mais aus der Dose

300 g saure Sahne

Pfeffer

Saft einer halben Limette

2 EL schwarzer Sesam

 To go: Süßkartoffeln kann man sehr gut am nächsten Tag kurz aufwärmen und mit saurer Sahne genießen.

1. Leicht gesalzenes Wasser für die Süßkartoffeln zum Kochen bringen. Süßkartoffeln halbieren und im kochenden Wasser etwa 20 Minuten kochen. Ofen auf 180 °C Umluft (200 °C Ober-/Unterhitze) vorheizen.

2. Süßkartoffeln nach der Kochzeit aus dem Wasser nehmen und im vorgeheizten Ofen auf der mittleren Schiene etwa 10 Minuten garen.

3. In der Zwischenzeit gelbe und rote Paprika halbieren, entkernen und in ca. 0,5 cm große Würfel schneiden. Rotkohl vom Strunk befreien und in feine Streifen schneiden. Avocado halbieren, vom Kern befreien und das Fruchtfleisch in ca. 0,5 cm große Stücke schneiden. Chilischote in feine Ringe schneiden. Korianderblätter fein hacken. Bohnen und Mais abgießen.

4. Ofen auf 250 °C Grillfunktion umstellen und Süßkartoffeln etwa 10 Minuten grillen (dabei immer wieder kontrollieren, damit nichts anbrennt). Leicht abkühlen lassen, zu zwei Dritteln einschneiden.

5. Saure Sahne in die Süßkartoffeln füllen und Süßkartoffeln mit schwarzen Bohnen, Mais, Avocadostücken, Paprikastücken und Rotkohl garnieren. Salzen und pfeffern, mit Limettensaft beträufeln und mit Chilischoten, gehacktem Koriander und schwarzem Sesam garniert servieren.

Tipp: Anstatt Rotkohl kann man auch eine in feine Scheiben geschnittene rote Zwiebel verwenden.

  GF VEG

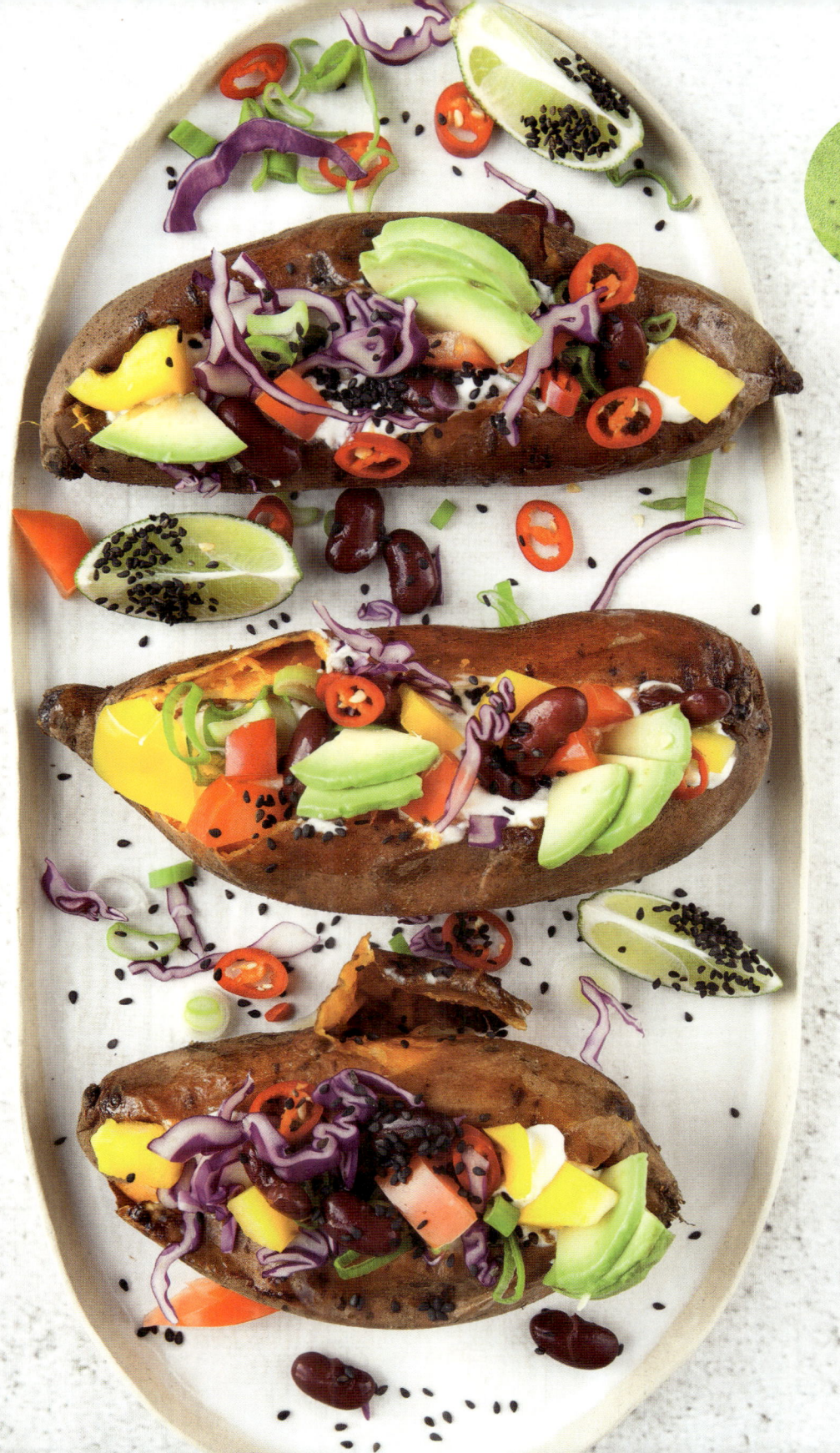

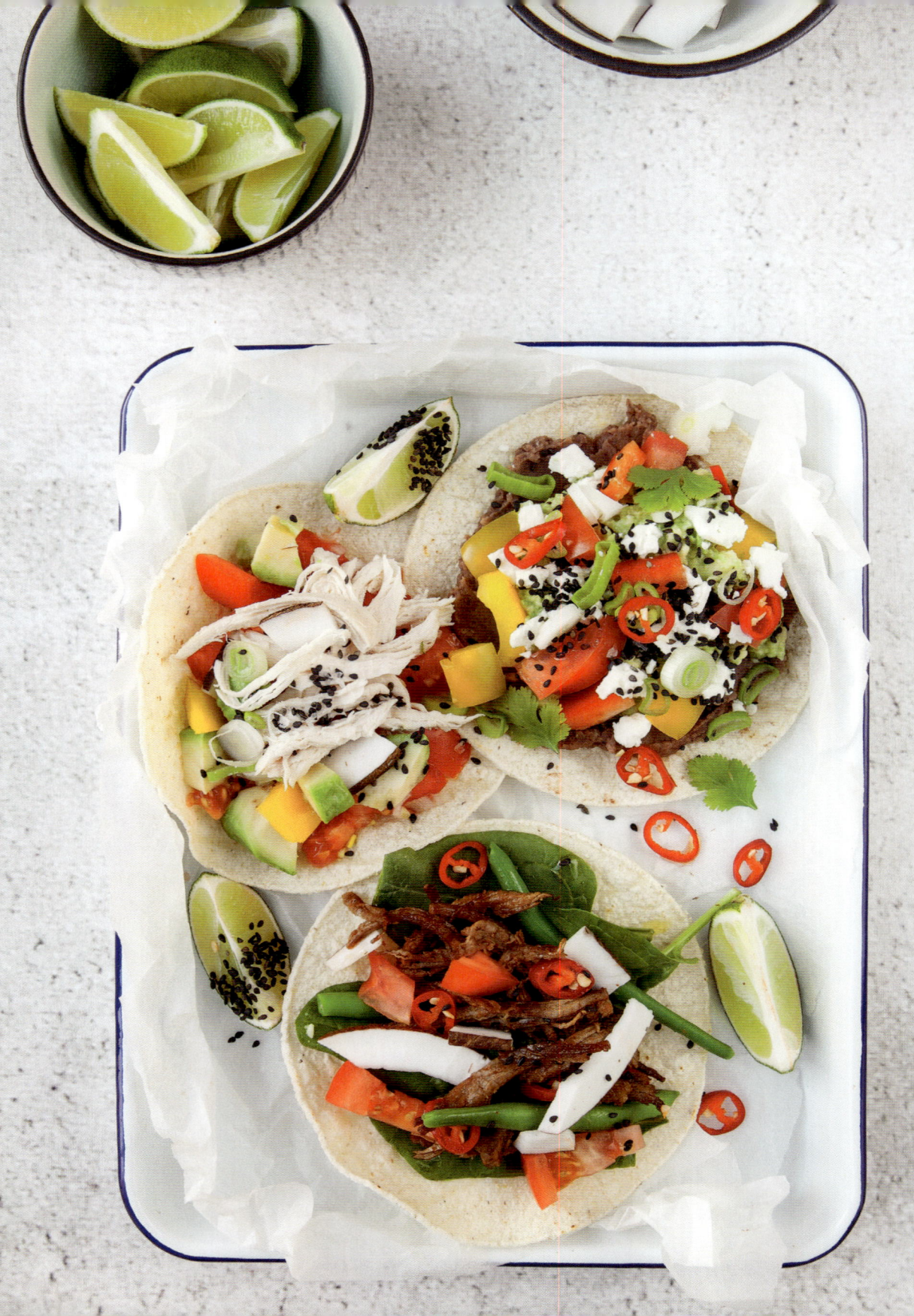

DREIERLEI MEXIKANISCHE TACOS

Während eines Mexico-Urlaubs habe ich Tacos lieben gelernt. Tacos sind in Mexiko ein klassisches Fastfood-Gericht. Sie bestehen aus einer Tortilla, meist aus Mais oder Weizen, die nach Belieben gefüllt wird. Der Fantasie sind dabei keine Grenzen gesetzt — **EIN BUNTES UND GESELLIGES ESSVERGNÜGEN!**

ZUTATEN FÜR JE 2 TORTILLAS

Tortillas in allen Rezepten ohne Fett in einer Pfanne rösten.

 ZZ: 20 MINUTEN

 SF: 20 MINUTEN

AVOCADO UND SCHAFSKÄSE-TACOS

½ Chilischote

½ Frühlingszwiebel mit Grün

1 Avocado

1 Msp. Chilipulver

Salz, Pfeffer

2 EL Olivenöl

1 Tomate

½ rote Paprika

½ gelbe Paprika

⅓ Bund Koriander

50 g Schafskäse

2 Mais-Tortillas oder Weizen-Vollkorntortillas

4 EL Kidneybohnenmus
(Frijoles, s. Tipp)

Pfeffer

Saft einer halben Limette

2 EL schwarzer Sesam

1. Chilischote und Frühlingszwiebel in feine Ringe schneiden. Avocado entkernen, Fruchtfleisch herauslösen und mit einer Gabel zerstampfen. Mit Chilipulver, Salz, Pfeffer und Olivenöl abschmecken. Tomate und Paprika in kleine Würfel schneiden. Koriander fein hacken. Schafskäse sehr klein zerbröseln.

2. Tortillas mit Kidneybohnenmus einstreichen. Alle andere Zutaten darauf verteilen und servieren.

Tipp: Frijoles kann man beim Mexikaner fertig kaufen oder man macht sich das Bohnenmus selber, indem man abgetropfte Kidneybohnen aus der Dose mit einem Stabmixer püriert.

Für die Rezepte der beiden anderen Taco-Varianten bitte umblättern.

To go: Tacos mit ins Büro nehmen und mit vorbereitem pochiertem Hähnchen, geschnittenem Gemüse & Co füllen.

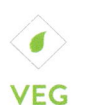

VEG **Glutenfrei** *bei Verwendung glutenfreier Mais-Tortillas*

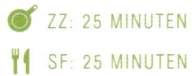

RINDFLEISCH-TACOS

100 g Rindssuppenfleisch

Salz, Pfeffer

1 Handvoll Stangenbohnen

1 EL Chilipulver

3 EL Olivenöl

1 Tomate

½ Chilischote

1 Handvoll Blattspinat

1 EL getrocknete Kokosstreifen

2 Mais-Tortillas oder Weizen-Vollkorntortillas

Tabasco

1. Fleisch mit Salz und Pfeffer einreiben und in leicht gesalzenem Wasser ca. 10–15 Minuten kochen. Stangenbohnen hinzugeben und für 15 Minuten mitkochen. Fleisch und Bohnen aus dem Wasser nehmen. Fleisch längs in sehr feine Scheiben schneiden und Stücke anschließend auseinander-ziehen. Mit Olivenöl und Chilipulver bis zur Verwendung marinieren.

2. Tomate in feine Würfel schneiden. Chilischote in feine Ringe schneiden. Blattspinat waschen und trockenschleudern.

3. Öl vom Marinieren in einer Pfanne erhitzen und Fleisch rundum knus-prig anbraten. Tortillas mit Rindfleisch, Blattspinat, Stangenbohnen, Chiliringen, Tomatenwürfeln und Kokosstreifen anrichten, mit Salz, Pfeffer und Tabasco würzen und servieren.

Tipps: Diese Variante schmeckt mit saurer Sahne sehr gut. Klassisch wird für diese Variante ein lang gebratener Rinderbraten verwendet oder so genanntes Pulled Beef - dies ist meine eigens kreierte schnelle Version. Als dritte Alternative Rinderfilet schnetzeln und in der Pfanne braten.

Glutenfrei *bei Verwendung gluten-freier Mais-Tortillas*

Vegetarische Variante: *statt Rindfleisch Tofu verwenden: Tofustücke mit Chilipulver, Öl, Salz und Pfeffer marinieren und rundum abraten*

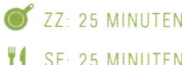

HÄHNCHEN-TACOS

150 g pochiertes Hähnchen (s. S. 125)

2 Tomaten

2 Knoblauchzehen

1 Schalotte

1 Msp. Chilipulver

Salz, Pfeffer

3 EL Olivenöl

½ Avocado

1 EL getrocknete Kokosstreifen

2 Mais-Tortillas oder Weizen-Vollkorntortillas

Limettensaft zum Beträufeln

schwarzer Sesam zum Bestreuen

1. Hähnchen pochieren. Für die Tomatensalsa Tomaten in kleine Würfel schneiden und in eine kleine Schüssel geben. Knoblauch und Schalotte schälen, fein hacken und dazugeben. Mit Chilipulver, Salz und Pfeffer würzen und mit Olivenöl marinieren.

2. Avocado entkernen und würfeln.

3. Tomaten-Salsa, Avocadowürfel, Kokosstreifen und pochiertes Hähnchen auf den Tortillas verteilen. Tacos mit Limettensaft beträufeln und mit Se-sam garniert servieren.

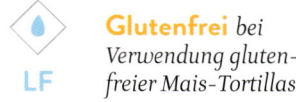

Glutenfrei *bei Verwendung gluten-freier Mais-Tortillas*

ZANDER AUS DEM OFEN MIT ZUCCHINI-NUDELN, HEIDELBEEREN UND SPARGEL

DIESES ZANDERGERICHT ENTHÄLT VIELE GRÜNE ZUTATEN UND DAS HEIMISCHE **SUPERFOOD HEIDELBEEREN.** CHLOROPHYLL GIBT PFLANZEN NICHT NUR DIE GRÜNE FARBE, ES WANDELT AUCH SONNENLICHT IN KOHLENHYDRATE UM, LIEFERT DEN PFLANZEN DIE NÖTIGE WACHSTUMSENERGIE UND IST FÜR UNS MENSCHEN SEHR GESUND.

 ZZ: 20 MINUTEN

 SF: 40 MINUTEN

ZUTATEN FÜR 2 PERSONEN (EINE AUFLAUFFORM MIT CA. 22–24 CM)

2 Zucchini

Olivenöl für die Form

4 grüner Spargel

4 EL plus Öl für die Form

100 g Heidelbeeren

100 g Sojabohnen

Salz, Pfeffer

2 Zanderfilets

1 TL Butter

2 unbehandelte Zitronen

½ Bund Dill

½ Bund Minze

2 EL Pistazien

Saisonal: Anstatt Heidelbeeren TK-Beeren verwenden.

1. Backofen auf 180 °C Umluft (200 °C Ober-/Unterhitze) vorheizen. Enden der Zucchini abschneiden, Zucchini mit einem Spiralschneider durch Drehbewegung oder mit einem Julienne-Schäler in dünne Streifen schneiden.

2. Eine Backofenform mit etwas Olivenöl einstreichen und Zucchininudeln gleichmäßig darin verteilen. Spargel waschen und holzige Enden abschneiden bzw. ein Drittel mit einem Sparschäler schälen. 1 EL Olivenöl in einer Pfanne erhitzen. Spargel rundum für ca. 4–5 Minuten anbraten und auf die Zucchininudeln geben. Heidelbeeren waschen und mit den Sojabohnen auf die Nudeln geben. Mit 2 EL Olivenöl beträufeln und mit Salz und Pfeffer würzen. Gemüse in den vorgeheizten Ofen geben und ca. 10–15 Minuten garen.

3. Parallel Zander auf ein mit Backpapier belegtes Blech legen, mit Salz und Pfeffer würzen, Butterstückchen darauf verteilen, mit 1 EL Olivenöl beträufeln und im vorgeheizten Ofen ca. 17–20 Minuten dünsten.

4. In der Zwischenzeit Dill waschen, trockenschütteln und Fähnchen fein hacken. Minzeblätter und Pistazien fein hacken.

5. Gemüse und Fisch aus dem Ofen nehmen, gemeinsam auf Tellern anrichten und mit Minze, Dill und gehackten Pistazien garniert servieren.

Tipps: Mit Blumenkohlreis (s. S. 120) servieren. Schmeckt auch mit Erbsen statt Sojabohnen.

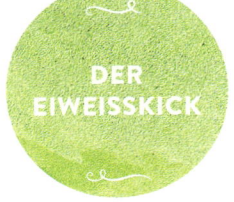

DER EIWEISSKICK

GF LF

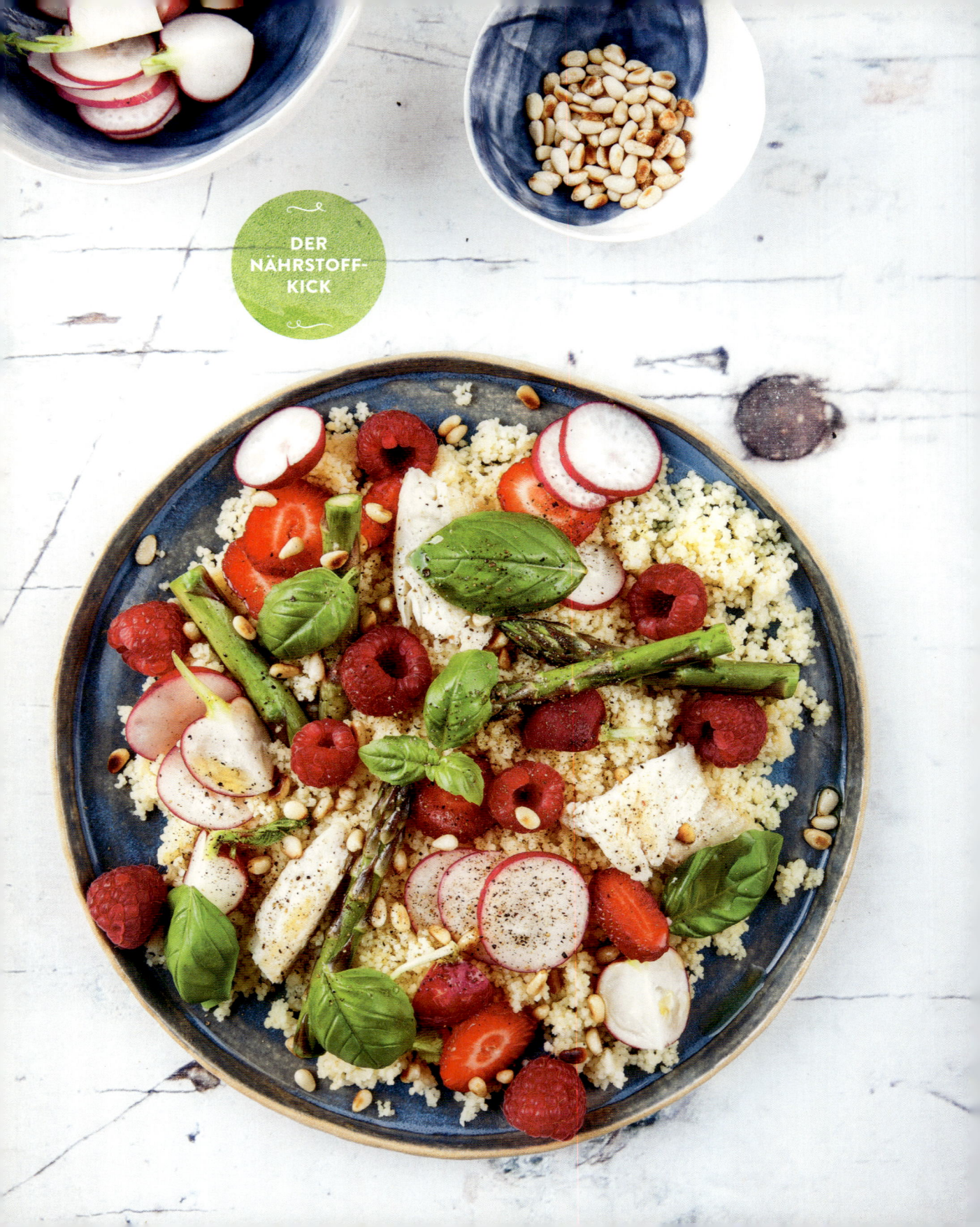

REGENBOGENFORELLE AUF COUSCOUS-SPARGEL-HIMBEER-SALAT

Ein leichter Salat mit vielen Vitaminen und Nährstoffen. Spargel ist nicht nur köstlich und vielseitig einsetzbar, sondern auch außerordentlich gesund. Er ist sehr kalorienarm und enthält viele Mineralstoffe, vor allem Kalium-, sowie Kalzium, Magnesium, Phosphor und Eisen. Die **ENTWÄSSERNDE WIRKUNG VON SPARGEL** hilft unserem Körper, Gift- und Schlackenstoffe auszuscheiden.

 ZZ: 30 MINUTEN

 SF: 30 MINUTEN

ZUTATEN FÜR 2 PERSONEN

2 EL Pinienkerne

6 Stangen grüner Spargel

½ Bund Radieschen

8 Erdbeeren

6 EL Olivenöl

3 EL weißer Balsamicoessig

1 TL Honig

Salz, Pfeffer

2 Regenbogenforellen-Filets

150 g Couscous

1 TL Butter

50 g Himbeeren

1 Handvoll Basilikum

Saisonal: Statt Spargel passen auch Zucchini oder Fenchel sehr gut, die Beeren kann man weglassen oder im Winter mit Mandarinen- oder Orangenfilets ersetzen.

1. Pinienkerne ohne Fett in einer Pfanne rösten und auf die Seite geben. Spargel waschen und holzige Enden abschneiden bzw. ⅓ mit einem Sparschäler schälen. Radieschen halbieren oder je nach Größe vierteln. Erdbeeren vierteln. Aus 3 EL Olivenöl, Balsamicoessig, Honig, Salz und Pfeffer ein Dressing erstellen.

2. 1 EL Olivenöl in einer Pfanne erhitzen und Spargel rundum für ca. 4–5 Minuten anbraten. Auf die Seite stellen. Regenbogenforellen-Filets waschen, trockentupfen und mit Salz und Pfeffer würzen. 2 EL Olivenöl in einer beschichteten Pfanne erhitzen und Fisch darin zuerst auf der Hautseite, dann auf der Fleischseite insg. ca. 8–10 Minuten braten. Fischfilets dritteln.

3. Währenddessen 300 ml leicht gesalzenes Wasser für den Couscous zum Kochen bringen. Wasser vom Herd nehmen und Couscous einrühren. Zugedeckt etwa 5–10 Minuten quellen lassen, anschließend mit Butter verfeinern.

4. Couscous auf Tellern mit den Fischfiletstücken anrichten. Spargel, Erd- und Himbeeren sowie Radieschen darauf anrichten, mit dem Dressing beträufeln und mit frischen Basilikumblättern und Pinienkernen garniert servieren. Pfeffer darüber mahlen.

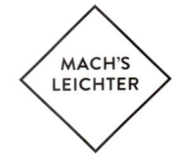

MACH'S LEICHTER

Pinienkerne weglassen

Glutenfreie Variante:
Quinoa oder Hirse statt Couscous verwenden

Laktosefreie Variante:
Olivenöl statt Butter verwenden

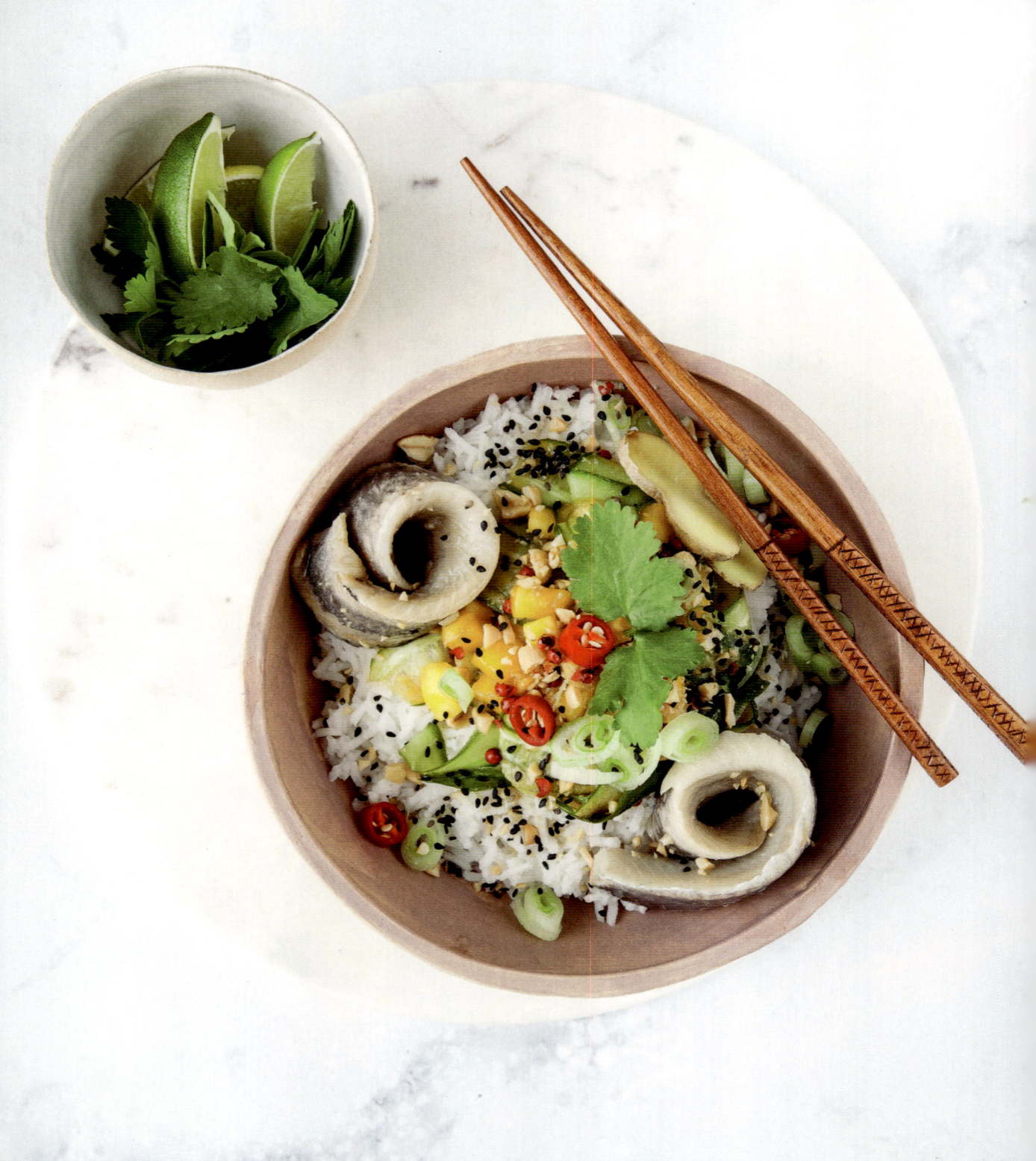

FISCH-BOWL AUF INGWER-KOKOS-GEMÜSE UND REIS

Ich esse gerne aus Schüsseln. Die leckersten Speisen können auf diese Weise ideal auf einmal vermischt werden, Sauce drüber und fertig ist das ideale, gesunde Gericht. Dieses hier besticht mit einer **EXTRA PORTION OMEGA-3-FETTSÄUREN** und viel frischem Gemüse sowie Ingwer. Happy Bowling!

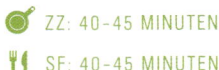

ZZ: 40–45 MINUTEN

SF: 40–45 MINUTEN

ZUTATEN FÜR 2 PERSONEN

120 g Basmatireis
1 Knoblauchzehe
20 g Ingwer
1 rote Chilischote, mild
1 kleine Zucchini
1 gelbe Paprika
½ Zitrone
2 EL Sojasauce
1 EL Fischsauce
1 TL Honig
½ Frühlingszwiebel mit Grün
2 TL Butter
4 kleine Saiblingsfilets à ca. 70 g
Salz, Pfeffer
1–2 TL asiatisches Fischgewürz (Pfeffer, Ingwer, Lemongras, Piment, Koriander, Knoblauch, Lorbeer)
1 EL Erdnuss- oder Sesamöl
250 ml Kokosmilch

FÜR DIE DEKO (OPTIONAL)

⅓ Bund Koriander
1 knappe Handvoll Erdnüsse
2 EL schwarzer Sesam
Chilischote

To go: Reis, Gemüse und pochierten Fisch kann man am nächsten Tag gut aufwärmen.

1. Leicht gesalzenes Wasser für den Reis zum Kochen bringen. Währenddessen Knoblauch und Ingwer schälen und fein hacken. Chilischote fein hacken. Zucchini mit einem Sparschäler in feine Streifen abziehen, bis die Zucchini komplett aufgebraucht ist. Paprika entkernen und in kleine Würfel schneiden. Die Hälfte des Ingwers, Knoblauch, die Hälfte der Chilischote, Zucchini und Paprika in einer Schüssel vermengen und mit 1 EL Zitronensaft, Soja- und Fischsauce und Honig 10 Minuten marinieren.

2. Reis ins Wasser geben, kurz aufkochen lassen und Hitze reduzieren. Reis mit geschlossenem Deckel bei niedriger Hitze ca. 15 Minuten dünsten, bis das Wasser vollständig aufgesogen ist.

3. Frühlingszwiebel in feine Ringe schneiden. Kleine Tassen oder Marmeladegläser mit Butter dünn auspinseln. Restlichen Ingwer und Frühlingszwiebeln auf die Gläser aufteilen. Fischfilets mit Salz und Pfeffer würzen und mit Fischgewürz gleichmäßig bestreuen. Filets einrollen und in die Tassen/Marmeladegläser setzen.

4. Erdnuss- oder Sesamöl in einem Topf erhitzen und Gemüse darin ca. 4 Minuten rundum anbraten. Gemüse mit geschlossenem Deckel bei mittlerer Temperatur etwa 5–7 Minuten dünsten. Kokosmilch zugeben und 1 Minute fertigdünsten. Mit Salz nach Belieben abschmecken.

5. In einem mittleren Topf ½ l Wasser erhitzen. Tassen/Marmeladegläser mit den Fischfilets in den Topf mit dem heißen Wasser stellen. Die Wasserhöhe sollte nur bis etwa zur Tassenmitte reichen. Deckel auf den Topf geben. Filets ca. 10–15 Minuten pochieren: Das Wasser sollte nur etwa 90 Grad erreichen und simmern.

6. Koriander und Erdnüsse fein hacken. Reis in eine Schale geben. Gedünstetes Gemüse darauf geben und mit Gemüse-Kokos-Sauce umkränzen. Die pochierten Fischröllchen vorsichtig aus den Tässchen heben und auf den Gemüse-Reis setzen. Mit Koriander, schwarzem Sesam und Chilischote garniert servieren.

MACH'S LEICHTER

Reis weglassen und Fischröllchen mit Gemüse servieren. Man kann das marinierte Gemüse auch als Salat zum Fisch servieren – dann spart man sich die Kokosmilch und das Dünsten.

Glutenfrei *bei Verwendung von Tamari bzw. glutenfreier Sojasauce*

PROSCIUTTO-TARTE MIT BIRNE UND RUCOLA

Rucola, Birnen und Prosciutto sind für mich die Klassiker auf einem Flammkuchen. Auf diesem quicheartigen Pizzateig mit Chiasamen machen sie sich aber mindestens genauso gut. **CHIASAMEN SIND WAHRHAFTE WUNDERSAMEN,** denn sie enthalten eine Menge Antioxidantien. Die wohl erstaunlichste und besondere Ingredienz in Chiasamen sind die Omgea-3-Fettsäuren, also mehrfach ungesättigte Fettsäuren.

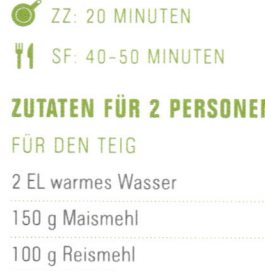

⏱ ZZ: 20 MINUTEN

🍴 SF: 40-50 MINUTEN

ZUTATEN FÜR 2 PERSONEN

FÜR DEN TEIG

2 EL warmes Wasser
150 g Maismehl
100 g Reismehl
½ TL Salz
60 g kalte Butter
2 Eier
ca. 60 ml Olivenöl

FÜR DEN BELAG

1 Handvoll Rucola
1 Birne
2 EL Pinienkerne
3 EL Kräuterpesto
80 g Prosciutto

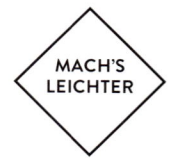 *To go: Fertig gebackenen Teig ins Büro mitnehmen und in der Mittagspause nach Wunsch belegen.*

1. Backofen auf 200 °C Ober-/Unterhitze (180 °C Umluft) vorheizen. Für den Teig alle Zutaten in einer Küchenmaschine zu einem Teig kneten oder alle Zutaten in eine Schüssel geben und mit der Hand kneten.

2. Teig auf ein mit Backpapier belegtes Blech geben und mit einem Nudelwalker sehr dünn ausrollen – am besten zwischen 2 Backpapierbögen. Am Rand sollte der Teig etwas dicker sein. Mit einer Gabel Löcher in den Teig stechen.

3. Teig im vorgeheizten Ofen ca. 20–30 Minuten backen. In der Zwischenzeit Rucola waschen und trockenschleudern. Birne längs halbieren, entkernen und in feine Scheiben schneiden. Pinienkerne ohne Fett in einer Pfanne rösten.

4. Teig aus dem Ofen nehmen und mit dem Pesto bestreichen. Birnenscheiben, Rucola und Prosciutto gleichmäßig auf dem Teig verteilen und Pinienkerne darüber streuen.

◇ **MACH'S LEICHTER**

Pinienkerne weglassen

 GF

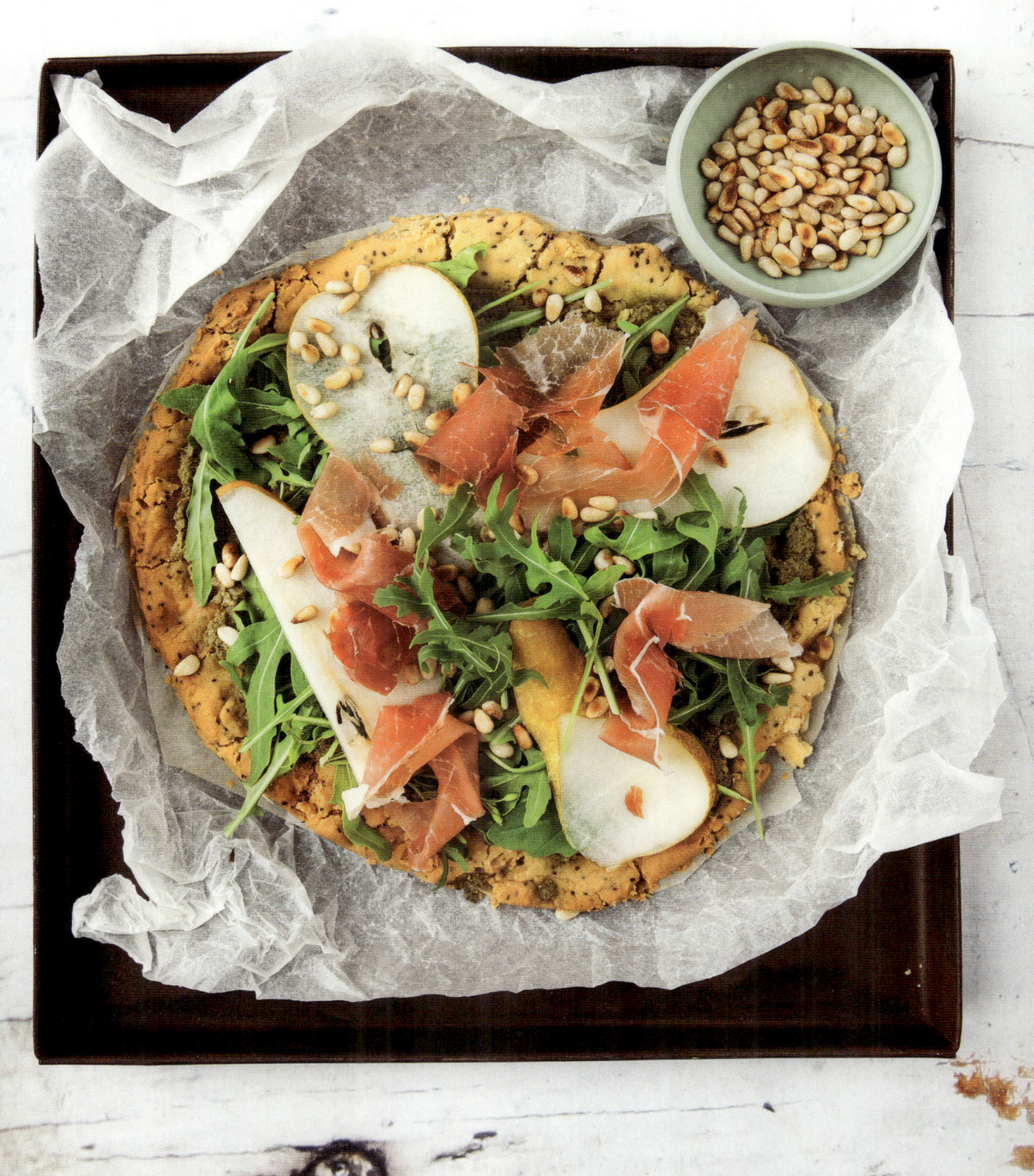

KICHERERBSENSALAT MIT KURKUMA-HÄHNCHEN

Kichererbsen sind sehr **EIWEISSREICH** und **SÄTTIGEN LANGE**. Sie liefern Vitamine der B-Gruppe, Vitamin A, Folsäure, Kalium, Phosphor, Magnesium, Kalzium, Eisen und Zink. Wie andere Hülsenfrüchte auch, enthalten Kichererbsen viele sekundäre Pflanzenstoffe, denen eine krebshemmende Wirkung zugeschrieben wird. In Kombination mit Kurkuma-Hähnchen ist dieses Gericht ein wahres **SUPERFOOD-ESSEN** und aufgrund der vielen Proteine ein perfektes Abendessen.

 ZZ: 25-30 MINUTEN

 SF: 25-30 MINUTEN

ZUTATEN FÜR 2 PERSONEN

FÜR DAS HÄHNCHEN

3-4 EL Olivenöl
1 TL Kurkuma
2 Hühnerbrustfilets à 150 g
Salz, Pfeffer
Öl zum Braten

FÜR DEN SALAT

1 rote Zwiebel
2 Knoblauchzehen
150 g Kirschtomaten
1 Zucchini
1 Frühlingszwiebel
1 Orange
1 Bund Petersilie oder Minze
1 EL Öl
1 EL Butter
240 g Kichererbsen aus der Dose
1 EL Balsamicoessig
2 EL Currypulver
Salz, Pfeffer
3 EL Olivenöl
2 EL Balsamicoessig

To go: Kichererbsensalat eignet sich perfekt, um ihn am nächsten Tag ins Büro mitzunehmen.

1. Für die Hähnchen-Marinade Olivenöl und Kurkuma vermischen. Fleisch waschen, trockentupfen, mit Salz und Pfeffer würzen und in der Marinade bis zur Verwendung ziehen lassen.

2. Zwiebel schälen und in feine Ringe schneiden. Knoblauch schälen und fein hacken. Kirschtomaten waschen und halbieren. Zucchini waschen und in ca. 1 cm große Würfel schneiden. Frühlingszwiebel waschen und in feine Scheiben schneiden. Orange pressen. Petersilie oder Minze waschen, trockenschütteln, Blätter abzupfen und klein hacken.

3. Öl und Butter in einer Pfanne erhitzen und Zwiebel sowie Zucchini darin für etwa 2 Minuten scharf anbraten. Kirschtomaten, Frühlingszwiebel, Knoblauch, Orangensaft, Balsamicoessig sowie Curry hinzufügen und alles gut vermischen. Mit Salz und Pfeffer würzen.

4. Kichererbsen abgießen, unter fließendem Wasser gut abspülen und gemeinsam mit dem Gemüse in eine Schüssel geben. Mit Olivenöl und Balsamicoessig marinieren und mit Petersilie oder Minze garnieren. Bei Bedarf erneut mit Salz und Pfeffer abschmecken und Salat etwas durchziehen lassen.

5. Öl in einer Pfanne erhitzen und Hähnchen von beiden Seiten bei mittlerer Hitze ca. 4–5 Minuten auf jeder Seite anbraten, bis sie goldbraun und knusprig sind. Hähnchen in Scheiben schneiden, auf dem Salat anrichten und servieren.

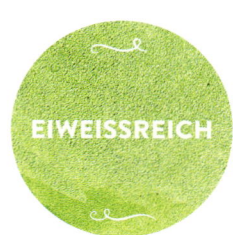

EIWEISSREICH

GF

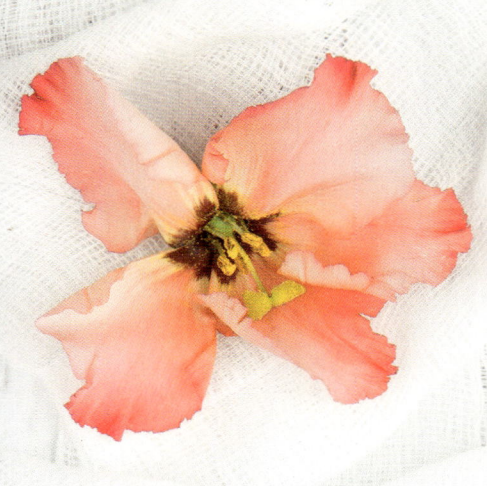

Am Anfang habe ich gedacht,
die 21 Tage werden sehr hart.

Jetzt fühle mich in meiner Haut rundum wohl,

ich brauche keine Zwischenmahlzeiten mehr und
bin auch ausgeglichener - ein toller Nebeneffekt!

Die beste Investition ist die in den eigenen Körper!

LCF ändert wirklich alles! Ich
fühle mich energiegeladener und
fitter und achte mehr darauf, was
ich koche und esse.

Am besten gleich damit anfangen!

Julia, 26

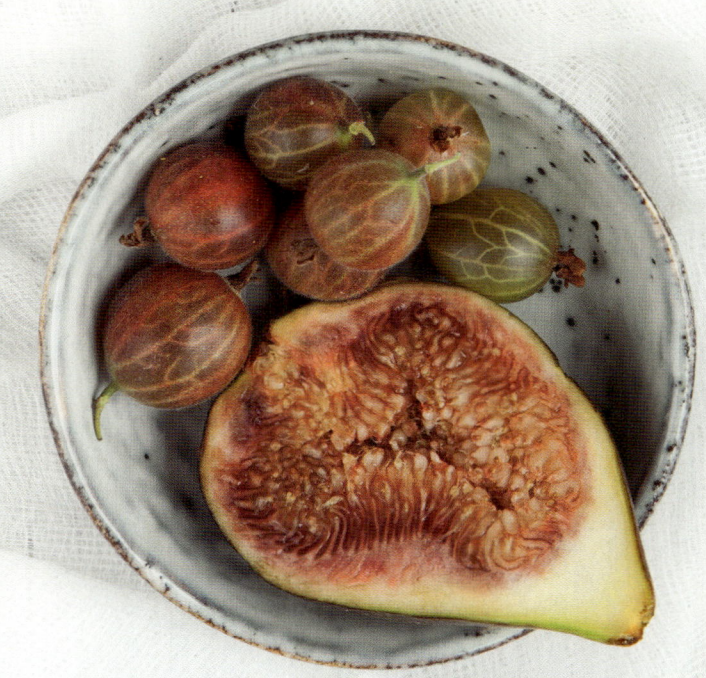

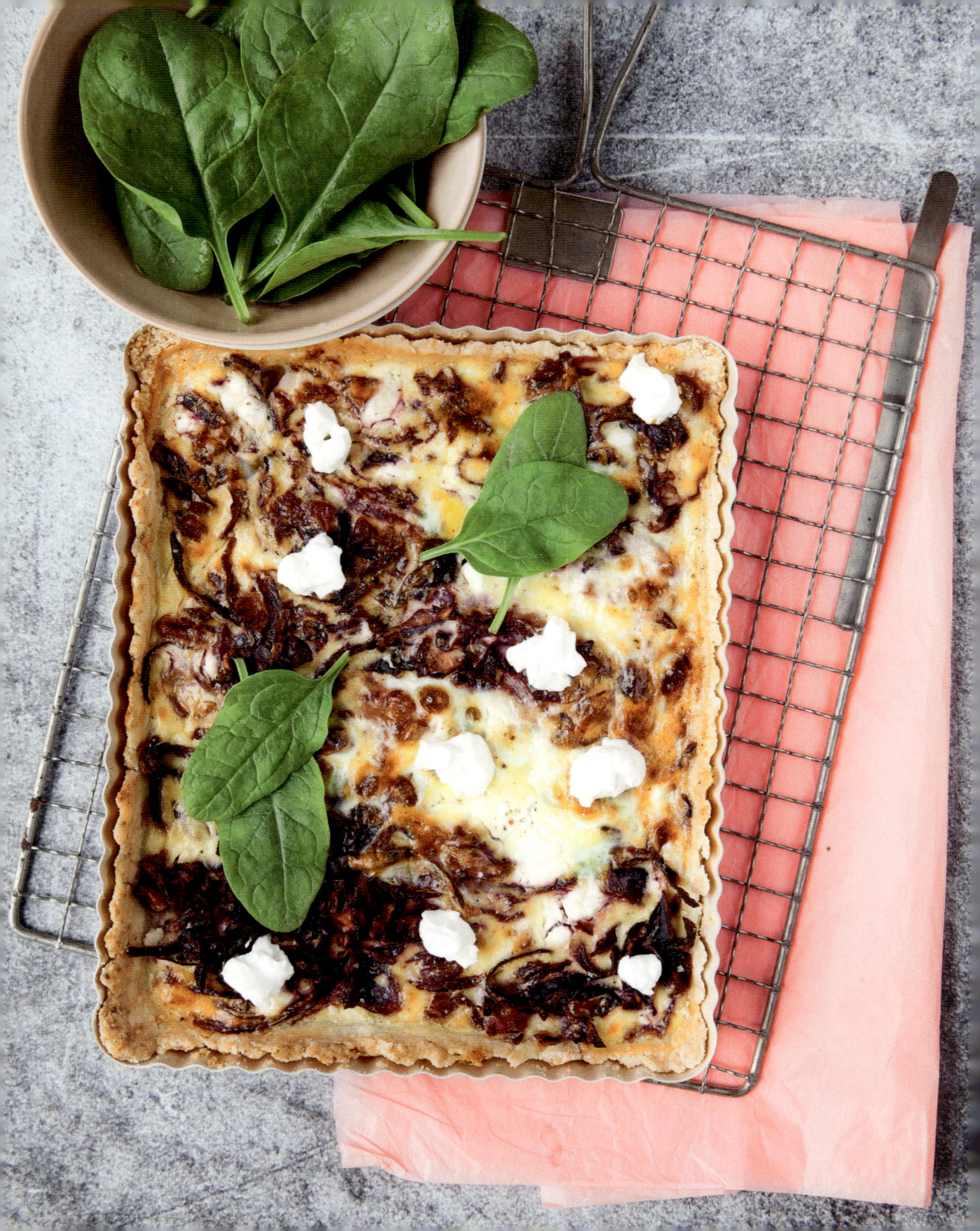

ROTKOHL-QUICHE MIT ZIEGENFRISCHKÄSE

FÜR DIE KALTE JAHRESZEIT IST ROTKOHL EIN **WICHTIGER NÄHRSTOFFLIEFERANT.** ER IST SEHR VITAMIN- UND BALLASTSTOFFREICH. ER WEIST VIELE MINERALSTOFFE UND BESONDERS VIEL VITAMIN C, B6 UND E AUF.

 ZZ: 35 MINUTEN

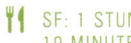 SF: 1 STUNDE – 1 STUNDE 10 MINUTEN

ZUTATEN FÜR 2 PERSONEN

FÜR DEN ROTKOHL

1 kleiner Apfel

500 g Rotkohl (ca. ½ kleiner Kopf)

Saft einer Zitrone

½ TL Kümmel

Salz, Pfeffer

1 Zwiebel

20 g Butter

1 EL Kokosblütenzucker

1 Spritzer Balsamicoessig

60 ml Rotwein

FÜR DEN TEIG

3 EL Kokosöl

65 g Reismehl

45 g Kastanienmehl oder Mandelmehl

2 EL Maisstärke

½ TL Salz

FÜR DEN GUSS

120 ml Sojamilch oder Milch

150 g würziger Ziegenfrischkäse

2 Eier

1 Msp. Muskatnuss

Salz, Pfeffer

SONSTIGE ZUTATEN

1 Handvoll Spinat

Kokosöl für die Form

1. Apfel schälen, vierteln, Kerngehäuse entfernen und Apfel kleinwürflig schneiden. Rotkohl waschen, äußere Blätter entfernen. Rotkohl halbieren bzw. vierteln, Strunk herausschneiden und Blätter fein hobeln oder schneiden. Apfelwürfelchen, Rotkohl, Zitronensaft, Kümmel, Salz und Pfeffer in einer Schüssel gut vermengen und mit einem Teller mit Gewicht darauf beschwert etwa 30 Minuten ziehen lassen.

2. Kokosöl erwärmen, bis es flüssig ist. Alle Mehlsorten und Stärke in einer Schüssel mit dem Salz vermischen und sieben. Kokosöl sowie 3 EL kaltes Wasser hinzugeben und in der Küchenmaschine oder mit den Händen schnell zu einem Teig verkneten. Falls der Teig etwas krümlig ist, etwas Wasser hinzugeben. Teig in Klarsichtfolie wickeln und etwa 20 Minuten kühl stellen.

3. Zwiebel kleinwürfelig schneiden. Butter in einer Pfanne erhitzen, Zucker hinzugeben und karamellisieren. Zwiebelwürfelchen dazugeben und goldgelb rösten. Mit Essig löschen. Kohl dazugeben, durchrühren und ca. 100 ml Wasser zugießen. Dünsten und eingehen lassen. Rotwein zugießen und fertigdünsten, bis der Kohl angenehm bissfest ist.

4. Backofen auf 220 °C Ober-/Unterhitze (200 °C Umluft) vorheizen. Milch und zwei Drittel vom Ziegenfrischkäse in einem schmalen Gefäß mit Quirl oder Pürierstab glatt verrühren. Eier, Muskatnuss, Salz und Pfeffer dazugeben und zu einer molligen Sauce vermengen.

5. Eine Spring- oder Quicheform (24 cm Ø) oder eine flache, eckige Auflaufform (ca. 18 x 25 cm) mit etwas Kokosöl auspinseln. Teig auf die Folie legen, eine weitere Klarsichtfolie darüber legen und den Teig auf ca. 1 cm ausrollen. In der Form – ohne freie Stellen – von Hand gleichmäßig verteilen, Ränder andrücken und mit einer Gabel mehrmals einstechen. Kohl darauf geben und die Frischkäse-Mischung darüber gießen.

6. Quiche auf der mittleren Schiene des vorgeheizten Ofens ca. 30–40 Minuten backen (immer wieder nachsehen). Quiche aus dem Ofen nehmen, restlichen Ziegenkäse darauf verteilen. Quiche in Stücke schneiden, auf Tellern mit frischen Spinatblättern anrichten und servieren.

Tipps: Dieses Gericht ist auch ideal, um es am nächsten Tag in die Arbeit oder Schule mitzunehmen. Schmeckt auch kalt sehr lecker! Wer es eilig hat, lässt den Rotkohl nicht ziehen.

 To go: Ideal zum Aufwärmen.

 GF   **VEG**

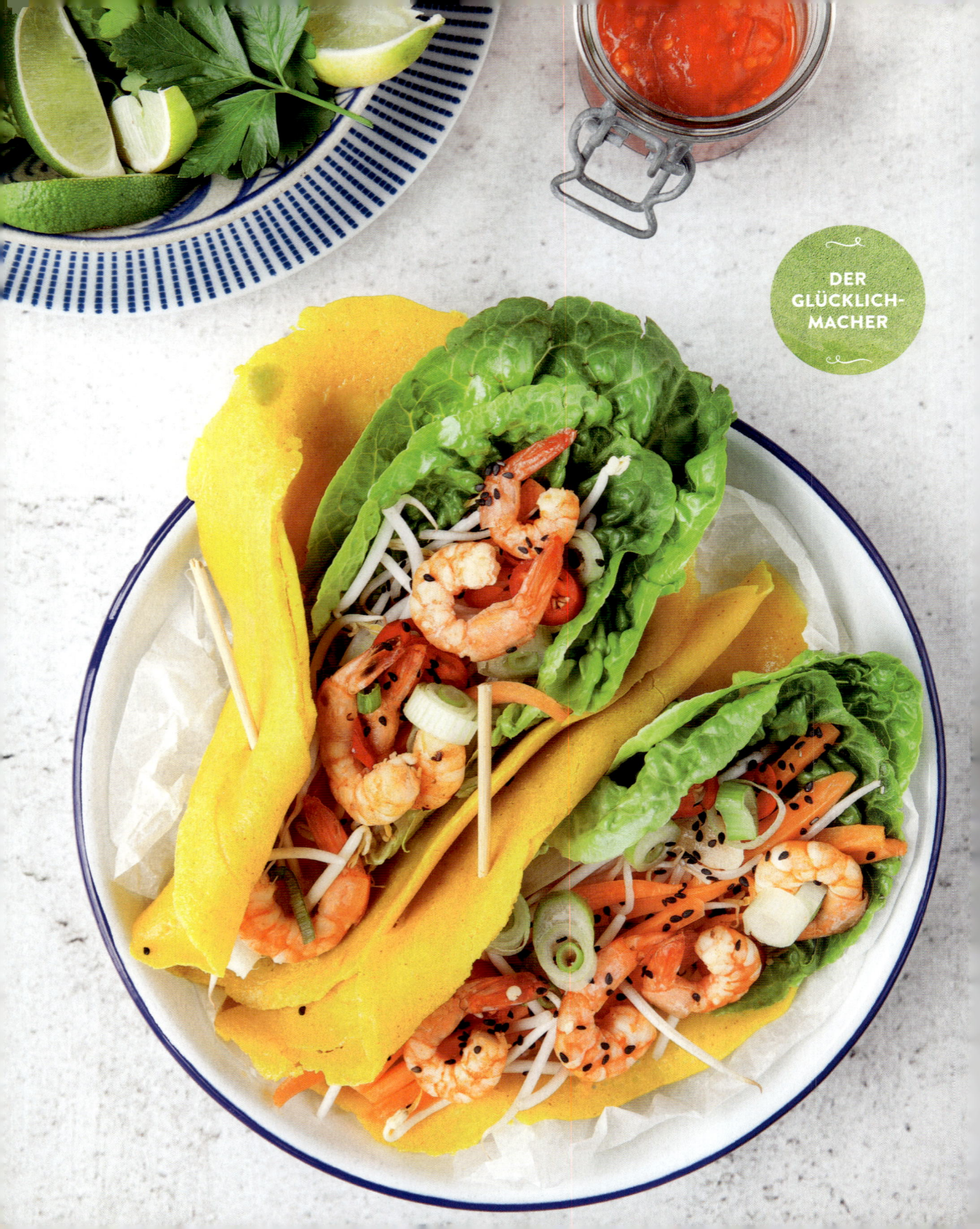

DER GLÜCKLICH-
MACHER

VIETNAMESISCHE PFANNKUCHEN

Diese knallgelben, mit Schrimps gefüllten Pfannkuchen aus Reismehl und Kokosmilch werden in Vietnam auch Banh Xeon genannt. Die schöne intensive Farbe bekommen sie von dem im Teig enthaltenen **KURKUMA.** Das Superfood-Gewürz färbt nicht nur sehr attraktiv, es ist auch sehr gesund, denn es **REDUZIERT FREIE RADIKALE IM KÖRPER UND WIRKT VERJÜNGEND.**

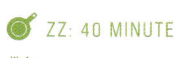 ZZ: 40 MINUTEN

SF: 40 MINUTEN

ZUTATEN FÜR 2 PERSONEN

1 Knoblauchzehe

200 g Schrimps in Marinade (Abtropfgewicht)

4 EL Sesamöl

1 EL Honig

Salz

1 Karotte

1 Frühlingszwiebel

1 Chilischote

1 Limette

½ Bund Koriander

8 Romanasalat-Blätter

2 Handvoll Mungobohnensprossen

2 EL milde Sojasauce

1 EL Fischsauce

schwarzer Sesam für die Deko

FÜR DEN TEIG

150 g Reismehl

2 EL Maismehl

½ TL Kurkuma

1 Prise Salz

125 ml Kokosmilch

2 Eier

4 TL Sesamöl

1. Knoblauch schälen und fein hacken. Schrimps waschen, in eine Schüssel geben und mit 2 EL Sesamöl, Honig, Knoblauch und Salz bis zur Verwendung marinieren.

2. Reismehl, Maismehl mit Kurkuma und Salz in einer Küchenmaschine oder mit einem Stabmixer vermischen, Kokosmilch sowie Eier unterrühren. Alles gut mixen, bis ein flüssiger Teig entsteht – je nach Konsistenz noch etwas warmes Wasser hinzufügen. Teig ca. 20 Minuten ruhen lassen.

3. In der Zwischenzeit Karotte schälen und mit einem Sparschäler fein raspeln. Frühlingszwiebel in ca. 4 cm lange Stifte schneiden. Chilischote in feine Scheiben schneiden. Limette pressen. Korianderblätter fein hacken. Romanasalat waschen und trockenschleudern. Mungobohnensprossen waschen.

4. 2 EL Sesamöl in einer Pfanne erhitzen, die Hälfte der Karotten, Mungobohnensprossen und Frühlingszwiebeln darin für ca. 4–5 Minuten rundum braten. Chilischoten hinzugeben. Schrimps mit der Marinade zum Gemüse geben und für ca. 3–5 Minuten scharf anbraten. Mit Soja- und Fischsauce ablöschen. Gemüse und Schrimps zwischenzeitlich warm stellen. Bei Bedarf salzen.

5. In einer großen, beschichteten Pfanne Sesamöl erhitzen und Teig mit einem Schöpflöffel schnell, gleichmäßig und dünn verteilen. Pfanne kurz von der Herdplatte nehmen, schwenken und Teig gut verteilen. Bei mittlerer Hitze ca. 1–2 Minuten backen, mit einem Pfannenwender drehen und auf der anderen Seite ebenfalls 1–2 Minuten backen. Fertige Pfannkuchen in der Zwischenzeit im Ofen bei etwa 80 °C Umluft (100 °C Ober-/Unterhitze) warm halten.

6. Jeweils 2 Romanasalatblätter auf 1 Pfannkuchen geben, das Gemüse mit den Schrimps auf dem Salat verteilen. Restliches frisches Gemüse darauf geben, mit gehacktem Koriander und Sesam garnieren.

Tipp: Scharfe oder süßsaure Sauce passt sehr gut dazu.

Glutenfrei *bei Verwendung von Tamari bzw. glutenfreier Sojasauce*

Vegetarische Variante: *Fischsauce weglassen, Tofu statt Schrimps marinieren und rundum bei mittlerer Hitze ca. 5 Minuten anbraten*

KITCHARI

Kitchari ist eine ayurvedische Getreidespeise aus Basmatireis und gelben Linsen. Dazu kommt Gemüse, je nach Saison und Geschmack — die Rezeptur ist sehr unterschiedlich. Kitchari ist ein **LEICHTVERDAULICHES ENTLASTUNGSESSEN,** es kann kurmässig über mehrere Tage zur Entlastung des Verdauungsapparates gegessen werden. Das vollwertige Gericht steckt voller reichhaltiger Kohlenhydrate, Eiweisse und Fette.

 ZZ: 20 MINUTEN

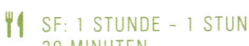 SF: 1 STUNDE – 1 STUNDE 30 MINUTEN

ZUTATEN FÜR 2 PERSONEN

2 Karotten

½ Fenchel

½ gelbe Paprika

½ rote Paprika

½ Kohlrabi

20 g frischer Ingwer

1 Knoblauchzehe

1 Handvoll Brokkoli-Röschen

1 Handvoll Blumenkohl-Röschen

1 TL Senfsaat

1 TL Korianderkörner

2 EL Kokosöl

1 TL Kreuzkümmelpulver

100 g Basmatireis

70 g gelbe Linsen

1 Lorbeerblatt

1 TL Kurkuma

Saft einer halben Limette

¼ Bund frische Petersilie

Salz, Pfeffer

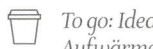 *To go: Ideal zum Aufwärmen.*

 Saisonal: Lässt sich mit praktisch jedem Gemüse zuberiten – einfach Gemüse der Saison nach Wunsch verwenden.

1. Karotten schälen und in feine Scheiben schneiden. Fenchel halbieren und klein schneiden. Paprika halbieren und entkernen und in ca. 0,5 cm dicke Stücke schneiden. Kohlrabi schälen und in sehr kleine Würfel schneiden. Ingwer schälen und fein hacken. Knoblauch schälen und fein hacken. Brokkoli und Blumenkohl waschen und in kleine Röschen teilen.

2. Senfsaat und Korianderkörner mit einem Mörser mahlen. Kokosöl in einem großen Topf erwärmen und Kreuzkümmel, Senfsaat und Korianderkörner darin anrösten, bis sie zu duften beginnen.

3. Reis und Linsen waschen, zu den Gewürzen in den Topf geben und für ca. 3 Minuten unter Rühren anschwitzen.

4. Ingwer, Knoblauch und Lorbeerblatt hinzugeben. Kleingeschnittenes Gemüse, Kurkuma und Limettensaft hinzufügen. Mit Wasser aufgießen – so dass alles knapp mit Wasser bedeckt ist. Wasser zum Kochen bringen. Bei mittlerer Hitze ca. 20 Minuten weiterköcheln lassen. Bei Bedarf Wasser nachgießen. Anschließend Deckel auf das Kitchari geben, Herd abschalten und das Gericht ca. 20–30 Minuten oder noch länger ziehen bzw. quellen lassen.

5. Petersilie hacken, Kitchari mit Salz und Pfeffer würzen und mit frischer Petersilie garniert servieren.

Tipps: Zimt-Fans kochen ½ TL Zimt oder 1 Zimtstange mit.
Das Gemüse kann man nach Belieben und je nach Saison variieren.
Das klassische Kitchari wird mit Mungobohnen und Ghee zubereitet.

GF **LF** **VG**

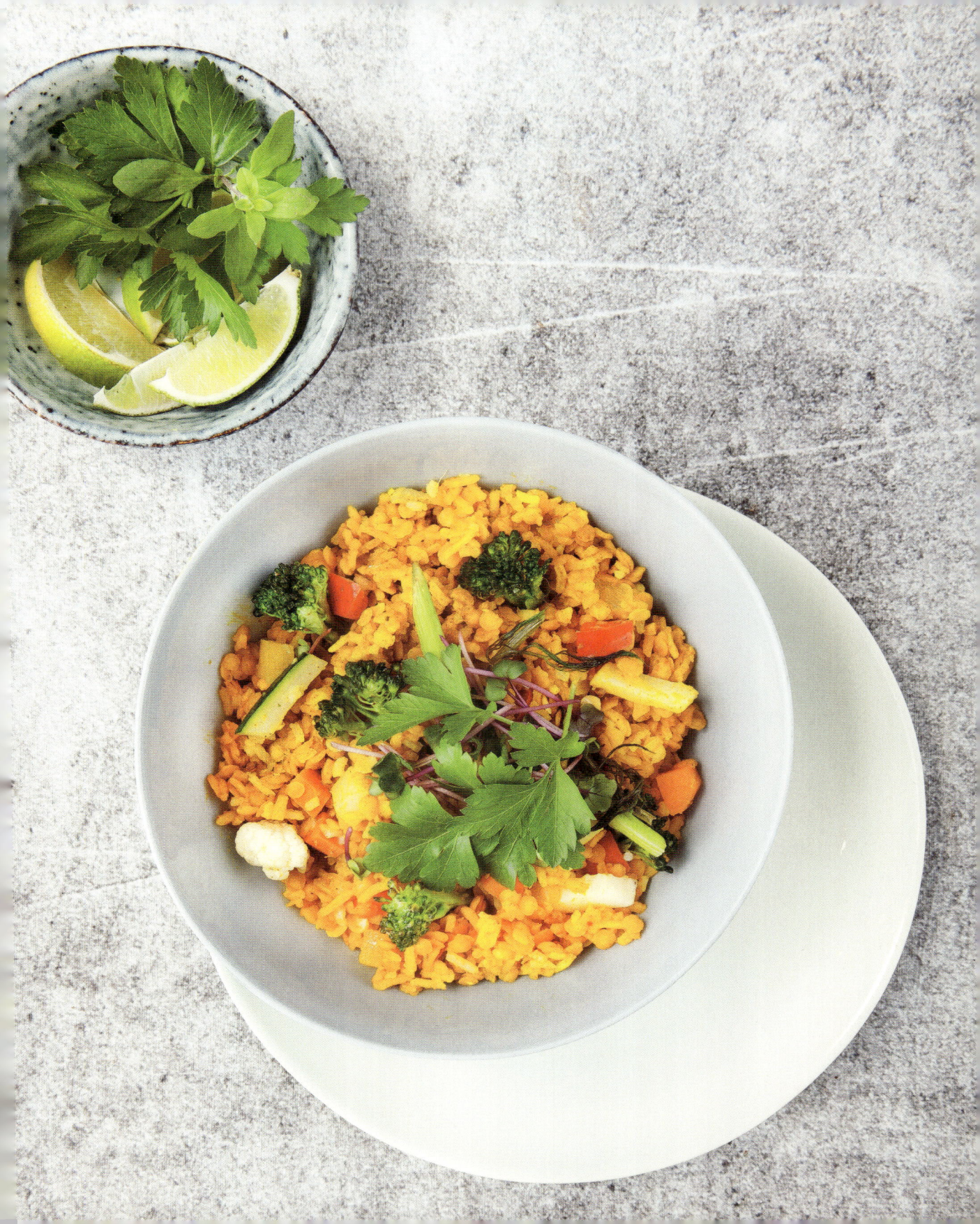

SOCCA DE NICE MIT ZWEIERLEI ZUCCHINI UND FETA

Ein Gericht, das mich gedanklich sofort nach Nizza verschlägt. Dort habe ich Socca de Nice zum ersten Mal probiert und war sehr angetan. Es ist sehr dünn, fast wie ein Crêpe und in Italien und Südfrankreich sehr verbreitet. Zubereitet wird diese Spezialität aus den Grundzutaten Kichererbsenmehl, Olivenöl, Salz und Wasser. Danach kann man sie nach Lust und Laune belegen – meine Variante mit Zucchini und Feta erinnert an Sonne und Meer.

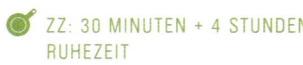 ZZ: 30 MINUTEN + 4 STUNDEN RUHEZEIT

SF: 40 MINUTEN

ZUTATEN FÜR 2 PERSONEN BZW. EINE RUNDE FORM MIT 26 CM DURCHMESSER

FÜR DEN TEIG

125 g feines Kichererbsenmehl (nicht geröstet)

250 ml Wasser

1 Zweig Rosmarin

1 Knoblauchzehe

1 Prise Salz

50 ml Olivenöl

Öl zum Backen

FÜR DEN BELAG

1 kleine grüne Zucchini

½ gelbe Zucchini

75 g Schafskäse

1 Handvoll schwarze Kalamata-Oliven

50 g getrocknete Tomaten in Öl

100 g Ziegenfrischkäse

125 g Büffelmozzarella

1 Handvoll Rucola

100 g Cherrytomaten

Pfeffer

1. Kichererbsenmehl mit Wasser vermischen und Teig abgedeckt mind. 4 Stunden, am besten über Nacht, bei Raumtemperatur ruhen lassen. Gelegentlich umrühren, damit ein homogener Teig entsteht.

2. Rosmarin klein hacken. Knoblauch schälen und ebenfalls klein hacken. Rosmarin, Knoblauch, Salz und Olivenöl unter den Teig rühren.

3. Enden der Zucchini abschneiden, Zucchini mit einem Spiralschneider durch Drehbewegung in Streifen schneiden oder mit einem Julienne-Schäler dünne Streifen schneiden. Schafskäse in sehr kleine Stücke brechen oder schneiden. Oliven entkernen und halbieren. Getrocknete Tomaten in dünne Streifen schneiden.

4. Backofen auf 240 °C Ober-/Unterhitze (220 °C Umluft) vorheizen. Öl in eine runde Backform mit ca. 26 cm Durchmesser oder ofenfeste tiefe Pfanne geben. Teig gut umrühren, gleichmäßig in der Backform/Pfanne verteilen (max. 0,5–1 cm hoch). Bei mittlerer Temperatur 1–2 Minuten braten.

5. Zucchini, Schafskäse, Oliven und getrocknete Tomaten gleichmäßig darauf verteilen.

6. Socca de Nice in den Ofen geben und ca. 10–12 Minuten backen. Herausnehmen, Büffelmozzarella in Stücke reißen und darauf verteilen, für 3–4 Minuten zurück in den Ofen geben. Mit Rucola und halbierten Cherrytomaten garnieren, in Stücke schneiden und mit Salz und frisch gemahlenem Pfeffer servieren.

Tipps:

Die geschummelte, aber weitaus schnellere Variante wird mit Mineralwasser zubereitet: Einfach ca. 250 ml prickelndes Mineralwasser zum Mehl geben, nur 10 Minuten ruhen lassen und anstatt die Socca de Nice nach 1 Minute in den Ofen zu geben, Hitze reduzieren, Socca de Nice in der Pfanne weiterbraten, anschließend wenden und für ein paar weitere Minuten fertig braten.

Der Belag kann vielfältig variiert werden:
* frische Tomaten, Kräuter-Pesto, Büffelmozzarella und Basilikum, Salz und Pfeffer
* Brokkoli, rote Zwiebel, rote Paprika, Chili, Salz und Pfeffer
* Blattspinat, bunte Tomaten und Ziegenkäse, Salz und Pfeffer

Schmeckt auch ohne Belag super, mit frisch gemahlenem Pfeffer für unterwegs oder abends als Snack zu einem Glas Wein.

GF   VEG

HIRSOTTO MIT ROTER BETE, KARAMELLISIERTEN ÄPFELN UND ZIEGENFRISCHKÄSE

Dieses Gericht ist mein Lieblingsessen im Herbst. Es kombiniert zwei meiner Lieblingszutaten, Hirse und Rote Bete. Hirse ist ein wahrhaftiges **SCHÖNHEITSELIXIER** und lässt dank des hohen Gehalts an Silizium unsere **HAUT** und unsere **HAARE ERSTRAHLEN.** Rote Bete versorgt uns zudem mit reichlich Eisen und Mineralstoffen.

 ZZ: 45 MINUTEN

 SF: 45 MINUTEN

ZUTATEN FÜR 2 PERSONEN

1 Zwiebel

¼ Bund frischer Thymian

1 EL Olivenöl

2 EL Butter

ca. 200 g Hirse

ca. 50 ml Weißwein

ca. 50–100 ml Rote-Bete-Saft

1 Lorbeerblatt

ca. 700–900 ml Gemüsebrühe

2 gekochte Rote Bete

30 g Parmesan

150 g Ziegenfrischkäse

Salz, Pfeffer

FÜR DIE KARAMELLISIERTEN ÄPFEL

1 säuerlicher Apfel

20 g Butter

2 TL Kokosblütenzucker

1 EL dunkler Balsamicoessig

Salz

1. Zwiebel fein würfeln. Thymianblätter abzupfen. Olivenöl und 1 EL Butter erhitzen und Zwiebeln darin glasig dünsten. Hirse hinzugeben und kurz glasig dünsten. Mit Weißwein sowie Rote-Bete-Saft ablöschen. Lorbeerblatt sowie Thymianblätter hinzugeben. Etwa 1–2 Minuten köcheln lassen, bis die Flüssigkeit nahezu verkocht ist. Mehrmals umrühren. Gemüsebrühe nach und nach hinzugießen, bis die Hirse die gewünschte Konsistenz erreicht (etwa 30–35 Minuten).

2. Währenddessen Rote Bete klein würfeln und beides nach 25 Minuten zur Hirse geben, erneut 100–200 ml Gemüsebrühe hinzugießen. Weitere 10 Minuten köcheln lassen.

3. Apfel schälen und achteln. Butter erhitzen und Apfelspalten darin dünsten. Nach ca. 4 Minuten Zucker hinzugeben und leicht karamellisieren lassen. Nach ca. 5 Minuten mit ca. 50 ml Wasser ablöschen, verkochen lassen und Balsamicoessig hinzugießen. Apfelspalten leicht salzen.

4. Parmesan reiben. Restliche Butter sowie Parmesan unter das Hirsotto rühren. Die Hälfte des Ziegenfrischkäses hinzugeben und unterrühren. Hirsotto mit Salz und Pfeffer abschmecken, auf tiefen Tellern anrichten, mit dem restlichen Ziegenfrischkäse und den Apfelspalten servieren.

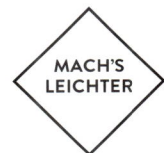

MACH'S LEICHTER

Das Hirsotto schmeckt auch ohne Ziegenfrischkäse sehr lecker. Statt karamellisierte Äpfel zu verwenden, kann man auch frische Äpfel klein schneiden und untermischen.

 GF   VEG

Life changing ...

Du hast schon die Hälfte des 21-Tage-Programms absolviert? Gratuliere! LCF schmeckt super, aber dein innerer Schweinhund will Chips und Schokolade? Trickse ihn aus! Das geht ganz einfach. Denn: Gesunde Ernährung kann man lernen. Wie Autofahren, Schwimmen oder Kochen. Dein innerer Schweinehund ist ein Gewohnheitstier. Mache ihn mit neuen Gewohnheiten vertraut.

Je öfters du etwas durchführst, desto normaler und einfacher fühlt es sich an. Das ist beim Sport und beim LCF-Prinzip ganz ähnlich. Um Neues zu lernen, brauchen wir Zeit. Das Ziel heißt Langfristigkeit.

Wir Menschen gehen gern den bequemeren Weg. Den eigenen Körper umzustimmen, ist nicht bequem, es kostet körperliche und geistige Anstrengung.

HIER MEINE 15 TIPPS, WIE DU LCF LEICHTER UND AUCH LANGFRISTIG IN DEINEN ALLTAG INTEGRIERST:

1. Am besten, du baust einen neuen **Fixpunkt** (z.B. Morgengymnastik, 15 Minuten Meditation am Vormittag o.Ä.) in deinen Alltag ein. So kann sich der Körper am besten auf Veränderungen einstellen.

2. **Starte deinen Tag locker.** Tu und iss, was dir wirklich guttut. Das muss nicht unbedingt das sein, von dem du denkst, dass es dir guttut. Höre genau hin und sei achtsam.

3. Was mir anfangs sehr geholfen hat – und nachher habe ich es überhaupt nicht mehr vermisst: **der Verzicht auf Zucker und Fast Food.** Der Körper stellt sich sehr schnell auf gesunde Lebensmittel ein und verlangt auch danach. Bleib' also dran!

4. **Positiv denken!** Wer positiv denkt, ist insgesamt glücklicher und zufriedener. Gib der positiven Stimme im Kopf mehr Raum, überlege, wie du negative in positive Gedanken verändern kannst.

5. **Sei freundlich zu dir:** Sich selbst und andere ständig zu kritisieren, fördert negative Gedanken und verursacht innere Konflikte. „Nobody is perfect"

und jeder hat sein Päckchen zu tragen. Freunde dich damit an, begegne dir und anderen mit Respekt und arbeite an den Dingen, die du verändern und verbessern kannst.

6. **„When life gives you lemons, make lemonade!"** Wenn dir Steine in den Weg gelegt werden, versuche „die saure Zitrone in süße Limonade zu verwandeln". Ich habe meine Erkrankung, die Zöliakie (Glutenunverträglichkeit), in eine Umstellung meiner Ernährung und damit meines ganzen Lebens verwandelt. Mein Kochbuch ist eines der vielen wunderbaren Dinge, die daraus entstanden sind.

7. Wenn ich mich unrund fühle, versuche ich, mich mit **Energietherapie und kleinen Meditationsübungen** zu erden. Sport (Laufen, Schwimmen etc.) hilft auch immer super.

8. Behalte im Bewusstsein, dass gesundes Essen, Sport, emotionale Ausgeglichenheit und ein möglichst **stressfreier Alltag** mit Freunden und Familie dich gesund halten und strahlen lassen!

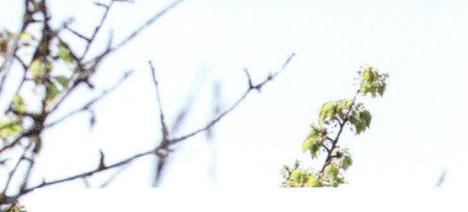

9. Gönne dir **Zeit für dich selbst,** z.B. mit Massagen oder einem Wellnesstag. Oder einfach mit Lesen oder Gartenarbeit. Was dir eben guttut.

10. Umgib dich mit **Leuten, die dir guttun** und dir Motivation schenken.

11. **Lebe im Hier und Jetzt.** Grüble nicht drüber nach, wie es einmal war oder was in Zukunft sein könnte. Definiere konkrete, realistische Ziele. Stelle die Weichen und arbeite darauf hin. Trau dich, immer wieder auch schwierige Dinge anzupacken.

12. **Dankbarkeit** ist eine wunderbare Bereicherung des Lebens. Viele Menschen neigen dazu, alles viel zu selbstverständlich zu nehmen, nicht darüber nachzudenken, wie gut es ihnen geht. Achte auf die kleinen Dinge, die das Leben schön machen.

13. Heute regnet es, ich bin viel zu schwach und müde, ich habe keine Zeit, ich habe Heißhunger auf ... Ausreden über Ausreden. **Mache dir bewusst, wie gut es dir tut,** wenn du z.B. richtig isst oder handelst, wenn du Sport machst etc. Jede einzelne Entscheidung zählt, weil jede dir gut tun kann. Und zu jeder gehört nur eine einmalige Überwindung.

14. **Hole andere Leute mit ins Boot,** die dich unterstützen und motivieren. Am besten, du findest jemanden, der das LCF-Programm mit dir startet. Wenn ihr gemeinsam auch ein wenig Sport treibt, wird die Sache perfekt.

15. „Ich kann es mir nicht leisten", kann eine Ausrede sein, sollte es aber nicht. Wir investieren in so viele unwichtige Dinge. Doch wenn es um das wichtigste Gut geht, das wir haben, um unseren Körper, dann werden wir geizig. **In hochwertige Lebensmittel zu investieren** – und damit in unseren Körper und unser Wohlbefinden – sollte wesentlich sein.

NIEMAND ÄNDERT ÜBER NACHT SEINE (ESS-)GEWOHNHEITEN. WER ABER BEI JUNK, CHIPS UND SCHOKOLADE BLEIBT, WIRD DIE WELT SELBSTGEKOCHTER GENÜSSE NIE KENNEN UND LIEBEN LERNEN. MIT DER RICHTIGEN MISCHUNG AUS ERNSTHAFTIGKEIT UND WOHLWOLLEN DIR SELBST GEGENÜBER BLEIBST DU BEI DER STANGE UND AUF DEM WEG ZU EINER NACHHALTIGEN LEBENSVERÄNDERUNG, DIE DICH GLÜCKLICH MACHEN KANN.

Wenn du mit hochwertigen Lebensmitteln kochst, nährst du dich selbst, deinen Körper und deine Seele. Dann kannst du auch andere nähren - und wirst tausendfach zurückbekommen, was du ausstrahlst.

Zwischen-durch

Das
LCF
Prinzip

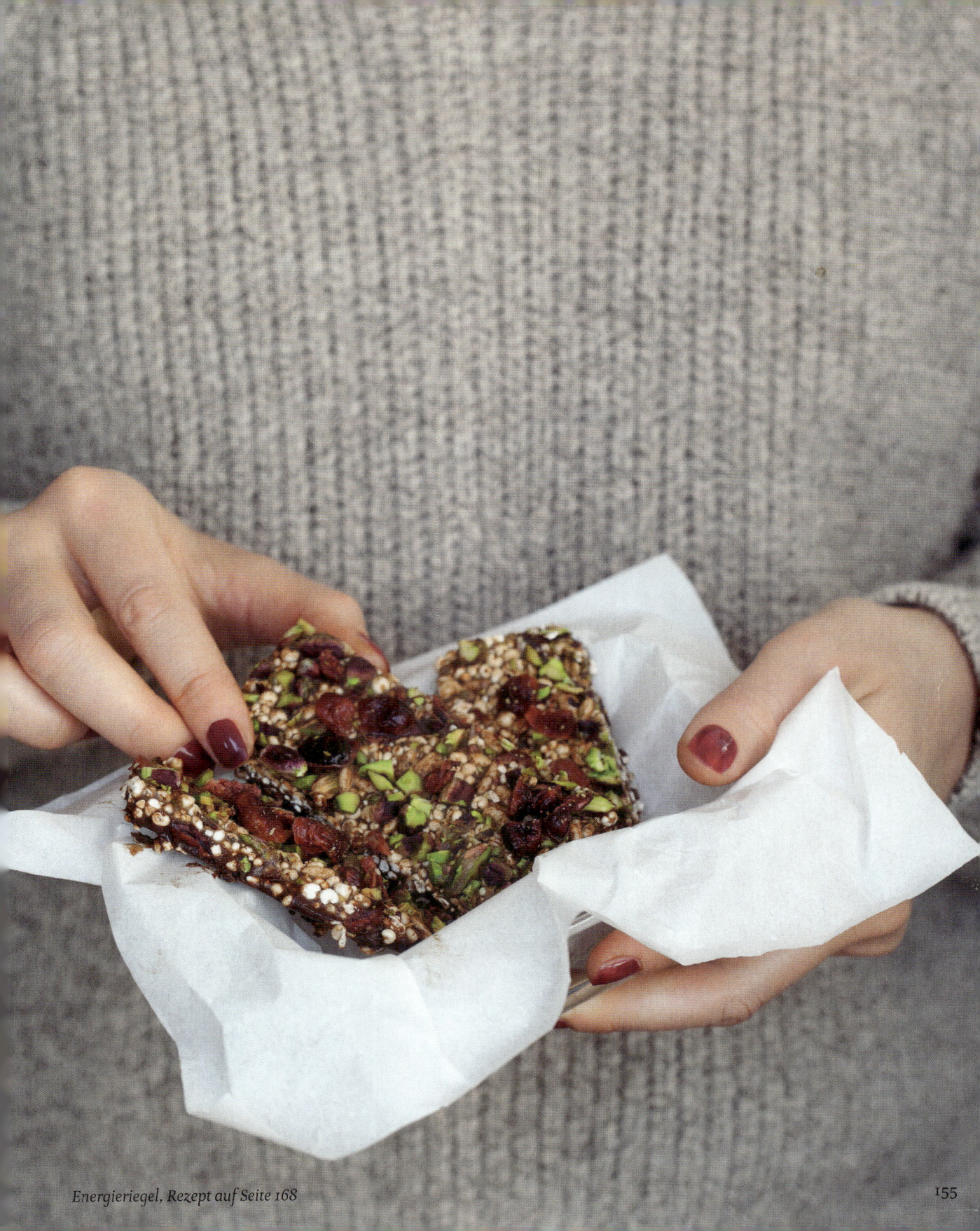

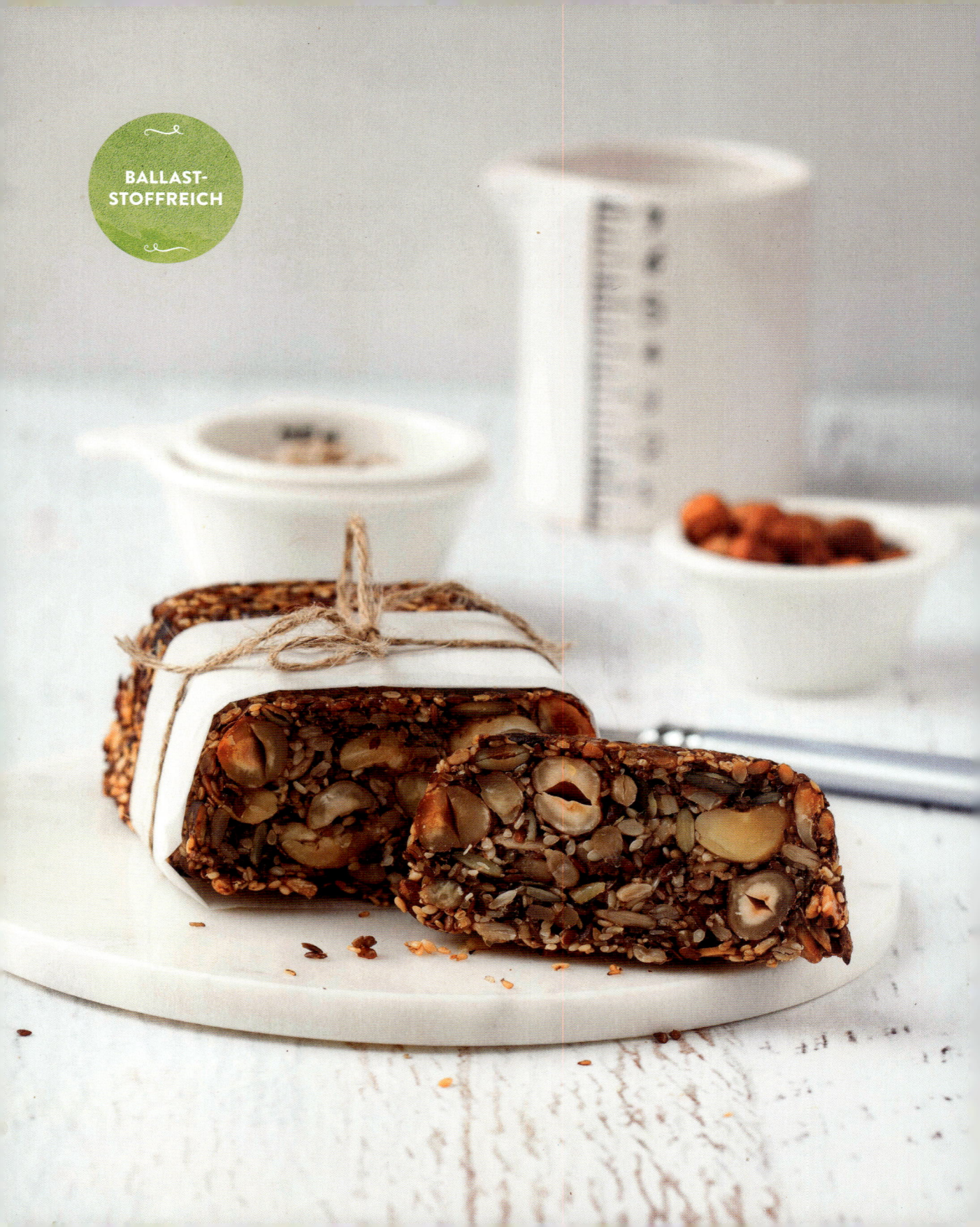

VITALES NUSSBROT

EINES MEINER ABSOLUTEN LIEBLINGSREZEPTE! MEIN VITALES NUSSBROT IST VEGAN UND SEHR BALLASTSTOFFREICH. OFT BACKE ICH ES IN MUFFINFÖRMCHEN UND FRIERE ES PORTIONSWEISE EIN. ES IST IDEAL FÜR UNTERWEGS UND SCHENKT **ZWISCHENDURCH DIE NÖTIGE ENERGIE.** EIN TRAUM MIT AVOCADO UND FRISCHEN SPROSSEN ODER, WER ES SÜSSLICH MAG, MIT MARMELADE ODER AUCH GANZ EINFACH PUR.

 ZZ: 10 MINUTEN + 1 STUNDE RUHEZEIT

SF: 55 MINUTEN – 1 STUNDE

ZUTATEN FÜR EINE KASTEN-FORM MIT CA. 20 CM LÄNGE

2 EL Flohsamenschalen
350 ml Wasser
1 EL Chiasamen
50 g Mandeln
50 g Cashewnüsse
100 g Haselnüsse
100 g Sesam
100 g Sonnenblumenkerne
100 g Leinsamen
100 g Kürbiskerne
1–2 TL Salz
1 TL Fenchelsamen (optional)
50 ml Kokosöl plus Öl für die Form

 To go: Stärkender Snack zwischendurch, passt perfekt auch zu Salat oder als Frühstück (Scheiben einfrieren).

I. Flohsamenschalen mit Wasser mischen und 5 Minuten auf die Seite stellen, bis die Masse dicklich wird.

2. Alle Zutaten in eine Küchenmaschine oder in eine Schüssel geben und gut vermengen. Masse 1 Stunde ruhen lassen.

3. Backofen auf 175 °C Ober-/Unterhitze (155 °C Umluft) vorheizen. Form mit Kokosöl ausstreichen und Masse in die Formen geben.

4. Form auf die mittlere Schiene des vorgeheizten Ofens geben und ca. 45–50 Minuten goldbraun backen. Aus dem Ofen nehmen, in der Form auskühlen lassen und genießen.

Tipps: Schmeckt auch herrlich mit Gojibeeren oder Rosinen. Wenn man in Muffinförmchen bäckt, ist die Backzeit etwas kürzer: etwa 25–30 Minuten. Statt Chiasamen kann man auch Leinsamen verwenden, statt Kokosöl z.B. Rapsöl.

 GF   LF   VG

KÜRBIS-INGWER-BROT

Wenn Kürbis und Ingwer sich treffen, kann das nur vielversprechend sein. Kürbis ist sehr kalorienarm und enthält viele Mineralstoffe wie Phosphor, Kalzium, Eisen und Kalium sowie auch sehr viel Beta-Carotin, das Vorstufen von Vitamin A enthält. Die enthaltene Kieselsäure wiederum verbessert die Struktur unserer Haut und Haare. Ingwer steckt voller gesunder ätherischer Öle, die sehr gut gegen jede Art von Entzündungen wirken.

 ZZ: 15 MINUTEN +
15 MINUTEN WARTEZEIT

SF: 1 STUNDE 10 MINUTEN
MIT WARTEZEIT (OHNE
AUSKÜHLZEIT)

ZUBEREITUNG FÜR 1 BACK-FORM MIT CA. 25 CM LÄNGE/12 SCHEIBEN

180 ml Wasser

2 EL Leinsamen

2 EL Apfelessig

50 ml Olivenöl

450 g Hokkaido-Kürbis

20 g frischer Ingwer

200 g Buchweizenmehl

1 TL Backpulver

1 TL Natron

1 TL Kräuter der Provence

1 TL Salz

2 EL Kürbiskerne

 To go: Stärkender Snack zwischendurch, passt perfekt auch zu Salat oder als Frühstück (Scheiben einfrieren).

1. Backofen auf 180 °C Ober-/Unterhitze (160 °C Umluft) vorheizen. Eine Kastenform mit Backpapier auslegen.

2. Wasser, Leinsamen, Apfelessig und Olivenöl in einer Schüssel verrühren und für ca. 15 Minuten auf die Seite stellen.

3. Kürbis und Ingwer mit der Schale in eine Schüssel fein raspeln. Mehl, Backpulver und Natron hinzugeben und alles verrühren.

4. Kräuter der Provence und Salz hinzugeben und erneut verrühren. Die Masse zu den flüssigen Zutaten in der anderen Schüssel geben und alles gut vermengen.

5. Masse in die Kastenform geben, Kürbiskerne gleichmäßig darüber verteilen und das Brot für ca. 40 Minuten im vorgeheizten Ofen goldbraun backen. Brot etwa 20 Minuten in der Form auskühlen lassen, dann auf ein Kuchengitter setzen und weitere 20 Minuten auskühlen lassen.

Tipps: Schmeckt warm, am besten getoastet, mit Butter und/oder Honig, mit Avocado und Tomaten sowie Sprossen und Hummus.
Brot am besten in Scheiben schneiden und noch frisch auf Vorrat einfrieren.

 LF   VG **Glutenfrei** *bei Verwendung von glutenfreiem Backpulver*

DATTELBROT

DIES IST WOHL EINES DER SCHNELLSTEN, **BESTEN UND GESÜNDESTEN BROTREZEPTE,** DIE ICH JE KENNENGELERNT HABE: DAMALS BIN ICH NACH EINEM 24-STUNDEN-FLUG IN SYDNEY GELANDET, WAR TOTAL „JET LAGGED" UND WOLLTE EIGENTLICH NUR NOCH SCHLAFEN. MEINE GASTSCHWESTER ALICIA HATTE ABER SCHON EIN HERRLICHES KAFFEEKRÄNZCHEN MIT ALLEN BEKANNTEN ORGANISIERT UND DAZU GAB ES DAS HIMMLISCH SAFTIGE „DATE LOAF".

 ZZ: 10 MINUTEN + WARTEZEIT
(ÜBER NACHT)

SF: 45–55 MINUTEN

ZUTATEN FÜR EINE KASTENFORM MIT CA. 20 CM LÄNGE:

350 g Datteln, entkernt

ca. 150 ml frisch gekochter Kaffee

120 g Vollkornmehl

1–2 TL Backpulver

1 EL Lebkuchengewürz oder 1 TL Zimt

1 Banane

1–2 EL Mandelmilch oder Milch

gehackte Mandeln zum Bestreuen

 To go: Süßer Snack zwischendurch, lecker auch als Frühstück (Scheiben einfrieren).

1. Datteln über Nacht (oder mind. 5 Stunden) in 200 ml heißem Wasser und dem Kaffee einweichen.

2. Dattelmischung mit evtl. vorhandener Restflüssigkeit mit Mehl, Backpulver sowie Lebkuchengewürz/Zimt vermengen. Backofen auf 180 °Umluft (200 °C Ober-/Unterhitze) vorheizen. Banane zerdrücken und untermengen. Milch hinzugeben.

3. Form mit Backpapier auskleiden und Teig gleichmäßig hineingeben. Gehackte Mandeln darüber streuen. In den vorgeheizten Ofen geben und ca. 35–40 Minuten backen.

Tipps: Das Brot bleibt sehr lange feucht und lecker und ist auch ein idealer süßer Snack für zwischendurch.
Die Banane und die Milch müssen nicht verwendet werden – sie machen das Brot aber noch saftiger.

VEG **Glutenfrei** *bei Verwendung von glutenfreiem Mehl und glutenfreiem Backpulver*

Vegane Variante: *Mandelmilch verwenden oder die Milch weglassen*

Laktosefrei *bei Verwendung von Mandelmilch statt Milch*

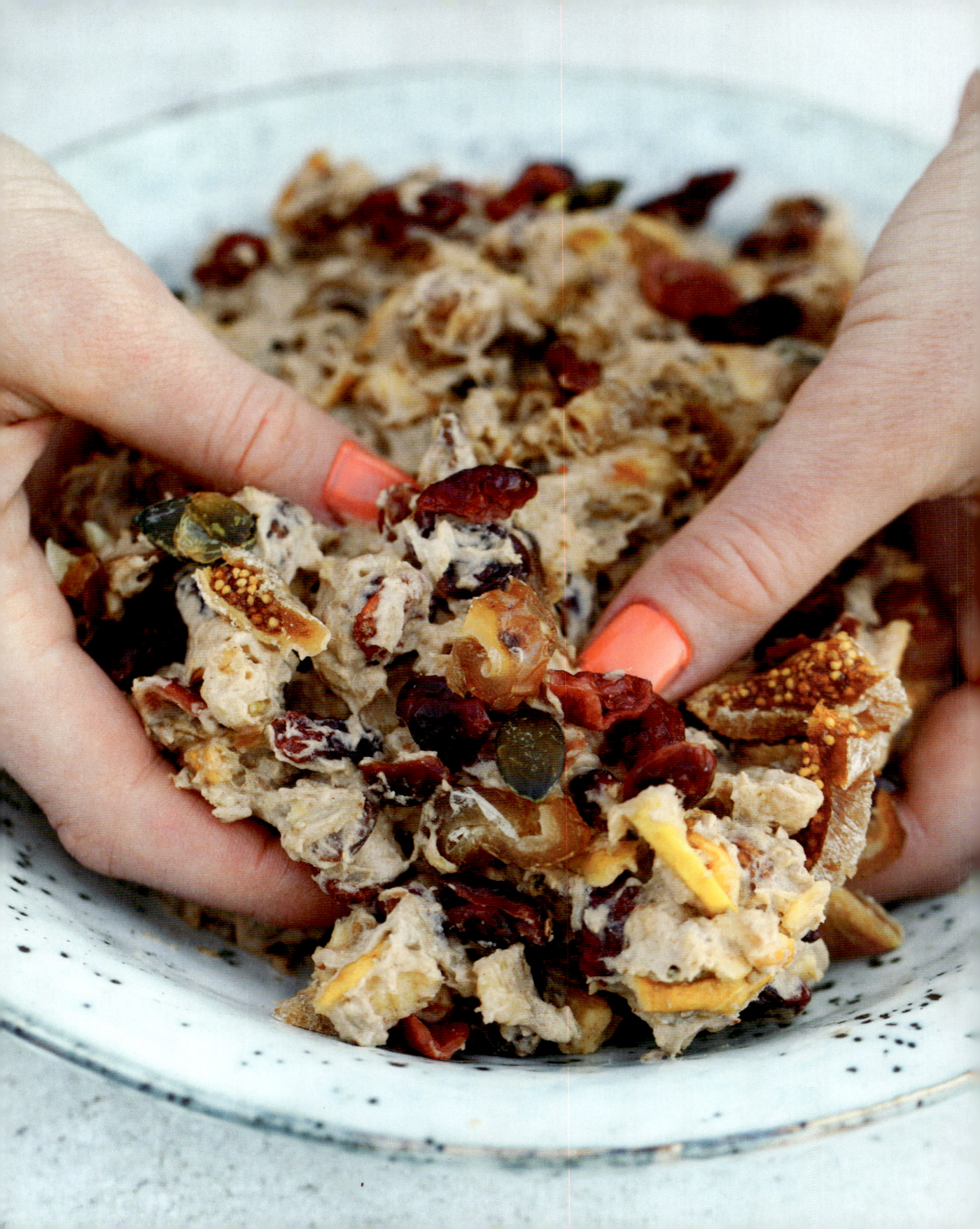

FRÜCHTE-NUSSBROT

Studentenfutter in Brotform? Dieses Früchte-Nussbrot ist nah dran. Eine **GEBALLTE LADUNG AN POWERFOOD,** B-Vitaminen und Vitamin E. Ideal auch für unterwegs.

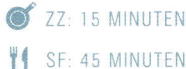 ZZ: 15 MINUTEN

SF: 45 MINUTEN

ZUTATEN FÜR EINE RECHTECKIGE KUCHENBACKFORM MIT CA. 20 CM LÄNGE

130 g Buchweizenmehl

1 TL Backpulver

1 TL Natron

1 TL Zimt

1 Prise Salz

100 g Feigen, getrocknet

100 g Datteln, getrocknet

50 g Cranberrys, getrocknet

100 g Kürbiskerne

50 g Walnüsse

25 g Sonnenblumenkerne

25 g Leinsamen, ganz

300 ml Wasser

60 ml Olivenöl

Kürbis- und Sonnenblumenkerne für die Dekoration

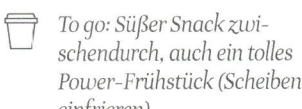 *To go: Süßer Snack zwischendurch, auch ein tolles Power-Frühstück (Scheiben einfrieren).*

1. Backofen auf 180 °C Umluft (200 °C Ober-/Unterhitze) vorheizen. Buchweizenmehl mit Backpulver, Natron, Zimt und Salz vermischen.

2. Getrocknete Früchte und Nüsse klein hacken und mit den Sonnenblumenkernen und Leinsamen zur Mehlmischung geben.

3. Wasser und Olivenöl hinzugießen und alles gut vermischen.

4. Eine Kastenform mit ca. 20 cm Länge mit Backpapier auskleiden und den Teig in die Backform gießen. Mit Kürbis- und Sonnenblumenkernen bestreuen und im vorgeheizten Ofen ca. 30 Minuten backen. Auskühlen lassen und in Scheiben schneiden.

Tipps: Schmeckt besonders gut getoastet mit Butter oder mit Marmelade oder Erdnussbutter.
Ideal auch zum Einfrieren in Scheiben.
Die Nüsse, Samen und getrocknete Früchte kann man nach Belieben variieren.

  Glutenfrei *bei Verwendung von glutenfreiem Backpulver*

LF   VG

SUPERFOOD-ENERGIEKUGELN

GENUSS OHNE REUE. IMMER WENN ICH DIESE KLEINEN ENERGIEKÜGELCHEN AUFTISCHE, WERDE ICH GEFRAGT, WIE VIEL SCHOKOLADE, RUM UND/ODER ZUCKER ICH HINEINGEMISCHT HABE. NICHTS DERGLEICHEN — DIE SÜSSE BEKOMMEN DIE KUGELN DURCH DIE DATTELN UND DEN WUNDERBAREN GESCHMACK DURCH DIE VIELEN KÖSTLICHEN ZUTATEN. SUPER, WENN MAN HEISSHUNGER AUF SÜSSES HAT ODER FÜR DEN **ENERGIEKICK UNTERWEGS.**

 ZZ: 20–25 MINUTEN

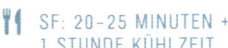 SF: 20–25 MINUTEN +
1 STUNDE KÜHLZEIT

ZUTATEN

½ Orange

50 g Haferflocken oder Reisflocken

75 g getrocknete Datteln, entkernt

2 EL Kokosblütenzucker

1 EL Kakao

1 EL Mandelmus

50 g Mandeln mit Schale

FÜR DIE DEKO

2 EL Kokosraspeln

2 EL Kakao

 To go: Süßer Snack zwischendurch, ideal statt Schokolade bei einem Nachmittagstief.

1. Orange pressen. Hafer- oder Reisflocken mit 2 EL Orangensaft in einer Schüssel mischen.

2. Datteln halbieren und mit den Mandeln in einem Blitzhacker fein zerkleinern. Evtl. noch 1 EL Orangensaft hinzugießen.

3. Kokosblütenzucker, Kakao und Mandelmus hinzugeben und das Ganze sehr gut mit den Hafer- oder Reisflocken vermischen. Kokosraspeln in einer Pfanne ohne Fett goldbraun rösten. Anschließend etwas abkühlen lassen.

4. Aus der Dattel-Mandel-Masse etwa 28 gleich große Kugeln (etwa 2 cm groß) formen und nacheinander in den Kokosraspeln und/oder Kakao wälzen.

5. Ein Backblech mit Backpapier auslegen und die Kugeln gleichmäßig darauf verteilen. Mind. 1 Stunde trocknen lassen.

 LF   VG **Glutenfrei** *bei Verwendung zertifizierter glutenfreier Haferflocken oder Reisflocken*

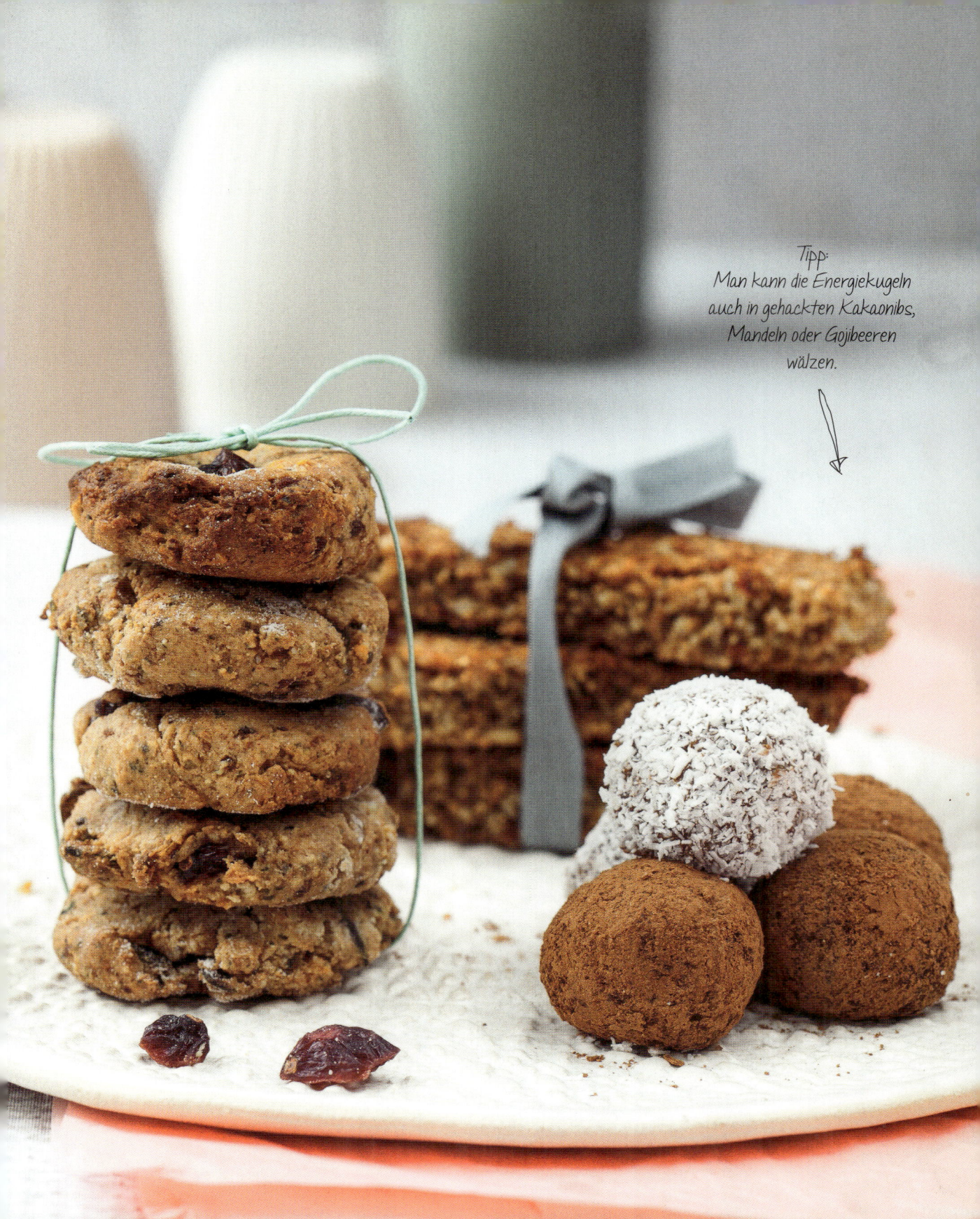

Tipp:
Man kann die Energiekugeln
auch in gehackten Kakaonibs,
Mandeln oder Gojibeeren
wälzen.

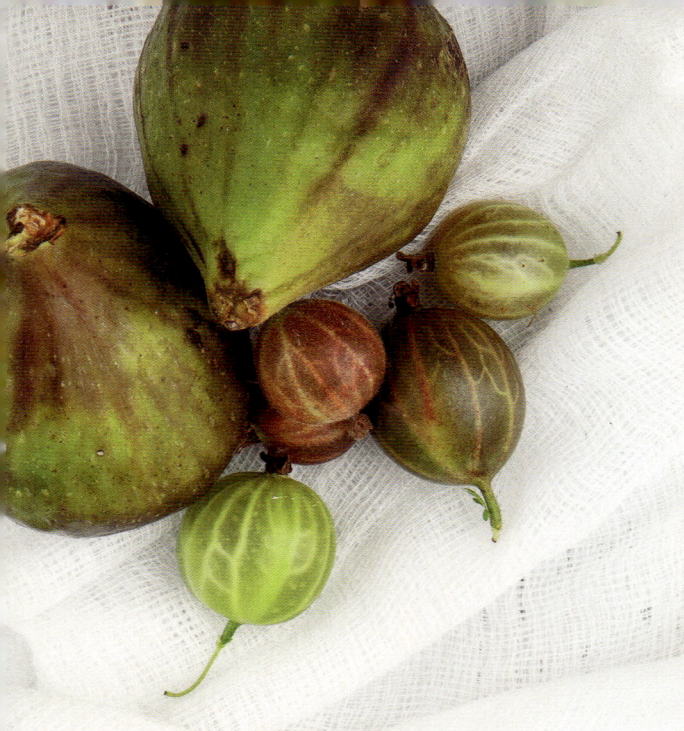

Ich habe vergangene Woche ein Blutbild gemacht, die Werte waren top! Ich ernähre mich schon länger von den für LCF empfohlenen Lebensmitteln. Jetzt kann ich sagen: Wer sich nach dem LCF-Prinzip ernährt, kann damit rechnen, dass sich die Blutwerte verbessern werden.

LCF in den Alltag zu integrieren, ist einfach,

wenn man einmal das Prinzip der Lebensmittelkombination verstanden hat. Durch das dreiwöchige Programm bekommt man ein gutes Gefühl, wie viel man wovon täglich zu sich nehmen sollte, um sich im eigenen Körper wohl zu fühlen.

Jessica, 23

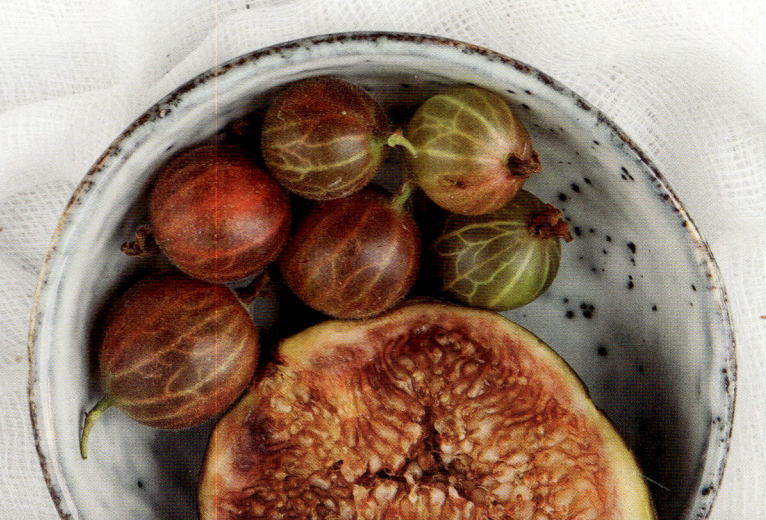

BEEREN-CRUMBLE
MIT VANILLE-EIS UND PISTAZIEN

WARME BEEREN MIT EINEM KNUSPRIGEN CRUMBLE, DAZU EIN CREMIGES VANILLEEIS. **DESSERT-DELIGTH** DELUXE!

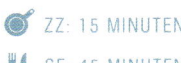 ZZ: 15 MINUTEN

SF: 45 MINUTEN

ZUTATEN FÜR EINE KLEINE AUFLAUFFORM (DURCHMESSER CA. 25 CM)

FÜR DIE BEEREN

300 g gemischte TK-Beeren

2 EL Kokosblütenzucker

½ TL Vanillemark

FÜR DEN CRUMBLE

ca. 70 g Pistazien

2 EL Kokosöl

1–2 EL Ahornsirup

40 g Haferflocken

½ TL Zimt

1 EL Kakao

2 Kugeln Vanilleeis

4 EL Pistazien, gehackt

1. Backofen auf 175 °C Ober-/Unterhitze (155 °C Umluft) vorheizen. Beeren in eine Backofenform mit ca. 25 cm Durchmesser geben. Mit Kokosblütenzucker und Vanillemark bestreuen.

2. Pistazien für den Crumble hacken. Kokosöl in einem Topf erhitzen. Die restlichen Crumble-Zutaten hinzugeben und alles gut verrühren. Masse über die Beeren geben und im vorgeheizten Ofen ca. 30 Minuten backen.

3. Crumble noch warm mit Vanilleeis servieren und mit gehackten Pistazien bestreuen.

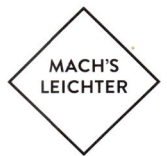

MACH'S LEICHTER

Crumble mit Joghurt statt Eis servieren

Glutenfrei *bei Verwendung zertifizierter glutenfreier Haferflocken oder Reisflocken*

Vegane Variante: *Veganes Eis verwenden*

POWER COOKIES

Diese Power Cookies esse ich gerne als Frühstück, wenn ich wenig Zeit habe. Aber auch am Nachmittag, als **Snack zwischendurch** passen sie prima. Im Buchweizen stecken eine Menge Eisen, Kalium sowie B-Vitamine. Der hohe Kieselsäuregehalt ist speziell für unsere Haut, Haare und Nägel optimal. Verglichen mit herkömmlichem Getreide wie Weizen, Dinkel, Gerste, Roggen & Co enthält Buchweizen besonders hochwertig zusammengesetztes Eiweiss mit essentiellen Aminosäuren.

 ZZ: 25 MINUTEN

SF: 40–45 MINUTEN

ZUTATEN FÜR 1 ½ BLECHE

1–2 EL Chiasamen

4 Aprikosen (oder andere Früchte wie Äpfel, Bananen oder evtl. auch getrocknete Aprikosen)

½ Zitrone

325 g Buchweizenflocken

½ TL Vanillemark

½ TL Salz

10 Datteln, entkernt

ca. 50 ml Kokosöl

175 g Mandelmus

60 ml Ahornsirup

150 g Apfelmus (ungesüßt)

40 g Cranberrys

ca. 40 g Kürbiskerne

 To go: Leckeres Frühstück on the go oder sättigender Snack zwischendurch.

1. Backofen auf 180 °C Umluft (200 °C Ober-/Unterhitze) vorheizen. Chiasamen mit 3–5 EL Wasser anrühren und bis zur Verwendung auf die Seite stellen. Aprikosen entkernen und vierteln. Zitrone pressen.

2. In einer Küchenmaschine oder in einem Mixer ca. ⅓ der Buchweizenflocken zu grobem Mehl mahlen. Restliche Buchweizenflocken, das gemahlene Buchweizenmehl, Vanillemark und Salz in einer Schüssel vermengen.

3. Datteln mit einer Gabel zerdrücken. Kokosöl in einem Topf zergehen lassen, Mandelmus und Datteln hinzugeben. Alles gut vermengen und bei mittlerer Hitze vorsichtig köcheln lassen (Achtung, dass das Mandelmus nicht anbrennt!).

4. Trockene Zutaten mit der Mandel-Dattel-Masse, Zitronensaft, Chiasamen, Ahornsirup, Apfelmus und Aprikosen in einer Küchenmaschine gut durchmixen. Falls die Masse zu trocken ist, evtl. noch etwas flüssiges Kokosöl hinzugeben. Masse in eine Schüssel geben und Cranberrys und Kürbiskerne unterheben.

5. Mittelgroße Kugeln formen und auf ein mit Backpapier belegtes Blech legen. Mit einem Esslöffel (am besten die Unterseite des Löffels immer wieder in glutenfreies Mehl tunken) die Bällchen flach drücken. Im vorgeheizten Ofen ca. 15–20 Minuten backen.

Tipp: Diese Kekse halten sich in einer Keksdose problemlos eine Woche.

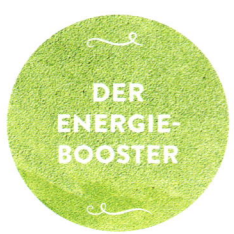

DER ENERGIE-BOOSTER

GF   LF   VG

HOMEMADE MÜSLIRIEGEL

GESUNDER SNACK FÜR ARBEIT, SCHULE ODER EINFACH NUR ZWISCHEN-DURCH. Die Riegel sind auch ein nettes selbstgemachtes Geschenk. Ich packe sie dafür einzeln in weisses Backpapier oder umwickle sie mit einem schmalen Backpapierstreifen und veredele sie mit beschrifteten Kärtchen und einer gestreiften Kordel. Lässt Freundschafts-, Oma- und Mama-Herzen höher schlagen.

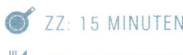 ZZ: 15 MINUTEN

SF: 40 MINUTEN

ZUTATEN FÜR EIN BLECH BZW. 21 MÜSLIRIEGEL

1 Banane

1 säuerlicher Apfel

½ Zitrone

100 g Cranberrys

50 g Rosinen

100 g Kokosflocken

5–6 EL Honig

30 g Vollrohr-Zucker

100 g Hirseflocken

100 g Reisflocken

100 g Amarant, gepufft

ca. 40 g Kokosöl

1 Msp. Vanille

ca. 100 g Mandeln, gehackt

ca. 80–100 g Sonnenblumenkerne

½ TL Salz

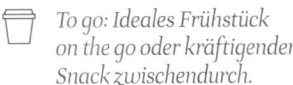 *To go: Ideales Frühstück on the go oder kräftigender Snack zwischendurch.*

1. Backofen auf 180 °C Umluft (200 °C Ober-/Unterhitze) vorheizen. Banane schälen und mit einer Gabel zerdrücken. Apfel waschen und mit einer Reibe fein reiben. Zitrone auspressen.

2. Alle Zutaten mit einer Küchenmaschine gut vermengen oder in eine große Schüssel geben und mit einem Handrührgerät vermixen. Masse auf einem mit Backpapier ausgelegten Blech glatt streichen und im vorgeheizten Ofen etwa 15–20 Minuten backen.

3. Kurz aus dem Ofen nehmen und in gleichmäßige Riegel schneiden und bei Bedarf weitere 5–10 Minuten weiterbacken, bis die Riegel kross sind.

Tipp: Statt Kokosöl passt auch weiche Butter sehr gut.

GF   LF   VEG

BROWNIE BITES

Der in den Brownies enthaltene Zimt steigert bereits beim Riechen die Gehirnaktivität: Zimt hat die Fähigkeit, unsere Aufmerksamkeit zu verbessern. Ausserdem hilft er, die aufgenommenen Kohlenhydrate besser als Energie zu nutzen.

ZZ: 25 Minuten

SF: 1 Stunde 25 Minuten

ZUTATEN FÜR EINE BACKOFENFESTE FORM MIT CA. 23 X 15 CM

5 Datteln, entkernt

1 EL Kokosöl

125 g Erdnussbutter

1,5 EL Mandeln

40 g gepuffter Amarant

1 TL Zimt plus Zimt für die Deko

30 g Kürbiskerne

100 g Bio-Schokolade (70 %)

20 g Kokosflocken plus Flocken für die Deko

1. Datteln mit einer Gabel zerdrücken. Kokosöl und Erdnussbutter in einem Topf mit den Datteln bei mittlerer Hitze kurz köcheln lassen. Fleißig umrühren und darauf achten, dass nichts anbrennt.

2. Erdnussmasse vom Herd nehmen. Mandeln hacken und mit gepufftem Amarant, Zimt, Kokosflocken und Kürbiskernen unter die Masse mischen und alles gut verrühren.

3. Form mit Backpapier auslegen, Masse gleichmäßig hineinstreichen. Form in den Kühlschrank stellen.

4. Schokolade hacken und über einem Wasserbad schmelzen. Geschmolzene Schokolade über die Masse in der Form gießen und gleichmäßig verstreichen. Form ins Tiefkühlfach stellen und ca. 1–2 Stunden durchkühlen lassen.

5. Brownies in kleine quadratische Stücke schneiden, mit Kokosflocken und Zimt bestreuen.

 GF **VEG** **Vegan und** laktosefrei *bei Verwendung von veganer, laktosefreier Schokolade*

ENERGIERIEGEL

ACHTUNG SUCHTGEFAHR! Diese kleinen hübschen Riegel sind im Nu verputzt und schmecken nicht nur Kindern sehr gut. Am besten, man isst sie sofort und serviert sie auf Backpapier, da sie schnell wegschmelzen.

 ZZ: 15 Minuten

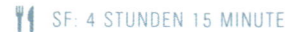 **SF:** 4 Stunden 15 Minuten

ZUTATEN FÜR CA. 9 RIEGEL

6 EL Kokosöl

2 EL Kakao-Butter

4 EL Kakao

40 g gepuffte Quinoa

2 EL Ahornsirup

1 Prise Salz

35 g Pistazien

35 g Cranberrys

1. Kokosöl mit Kakao-Butter in einem Topf zergehen lassen und Kakaopulver unterrühren. Quinoa, Ahornsirup und Salz untermengen und alles gut verrühren. Eine eckige Form mit 23 x 15 cm Größe mit Backpapier auskleiden und Masse gleichmäßig darin verteilen (ca. 0,4 cm Höhe).

2. Pistazien hacken und mit den Cranberrys gleichmäßig über der Masse verteilen. Masse für mind. 4 Stunden tiefkühlen, in Riegel schneiden und gekühlt servieren.

Tipp: Statt Kakao-Butter kann man auch einfach etwas mehr Kokosöl verwenden.

 GF **LF** **VG**

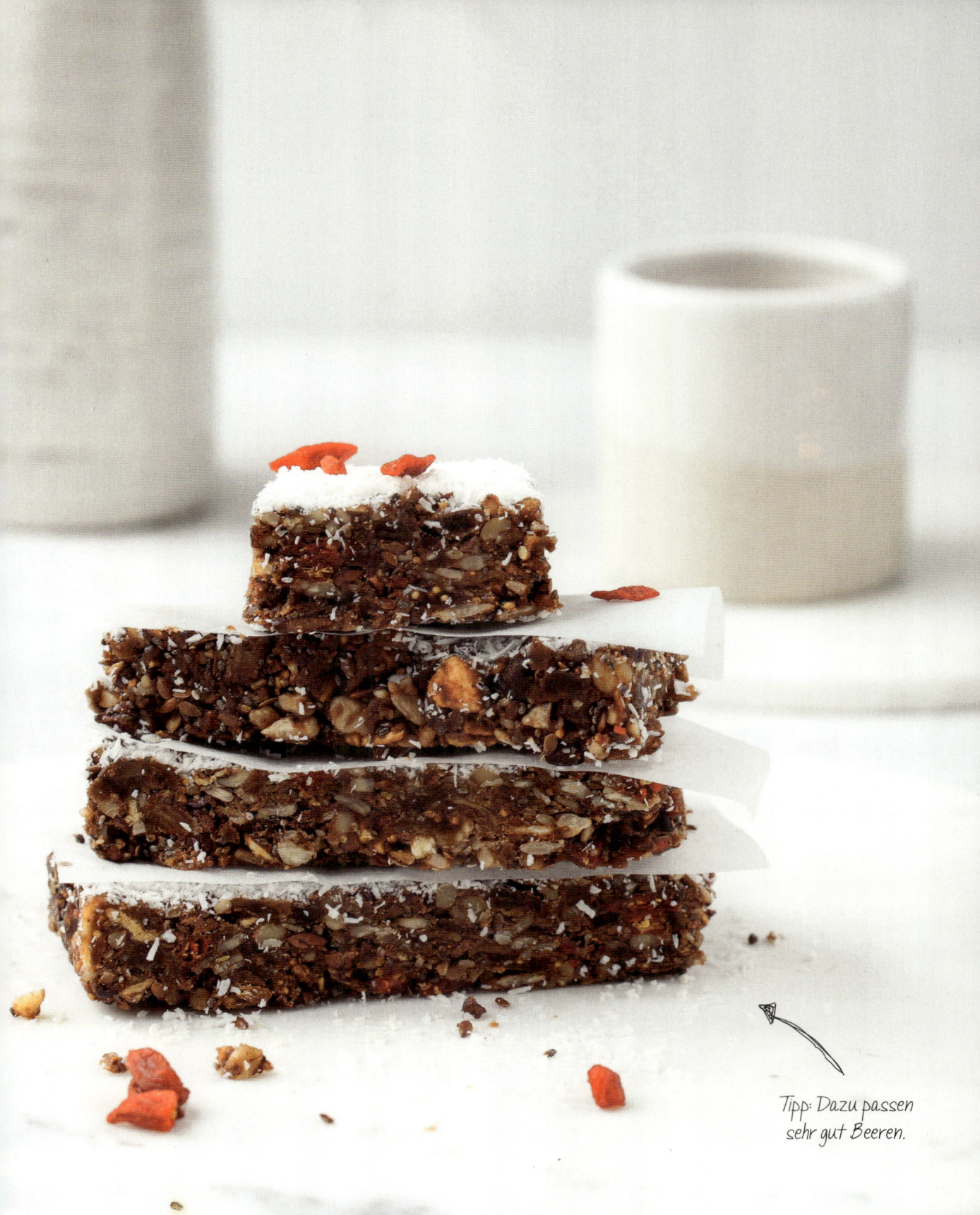

Tipp: Dazu passen sehr gut Beeren.

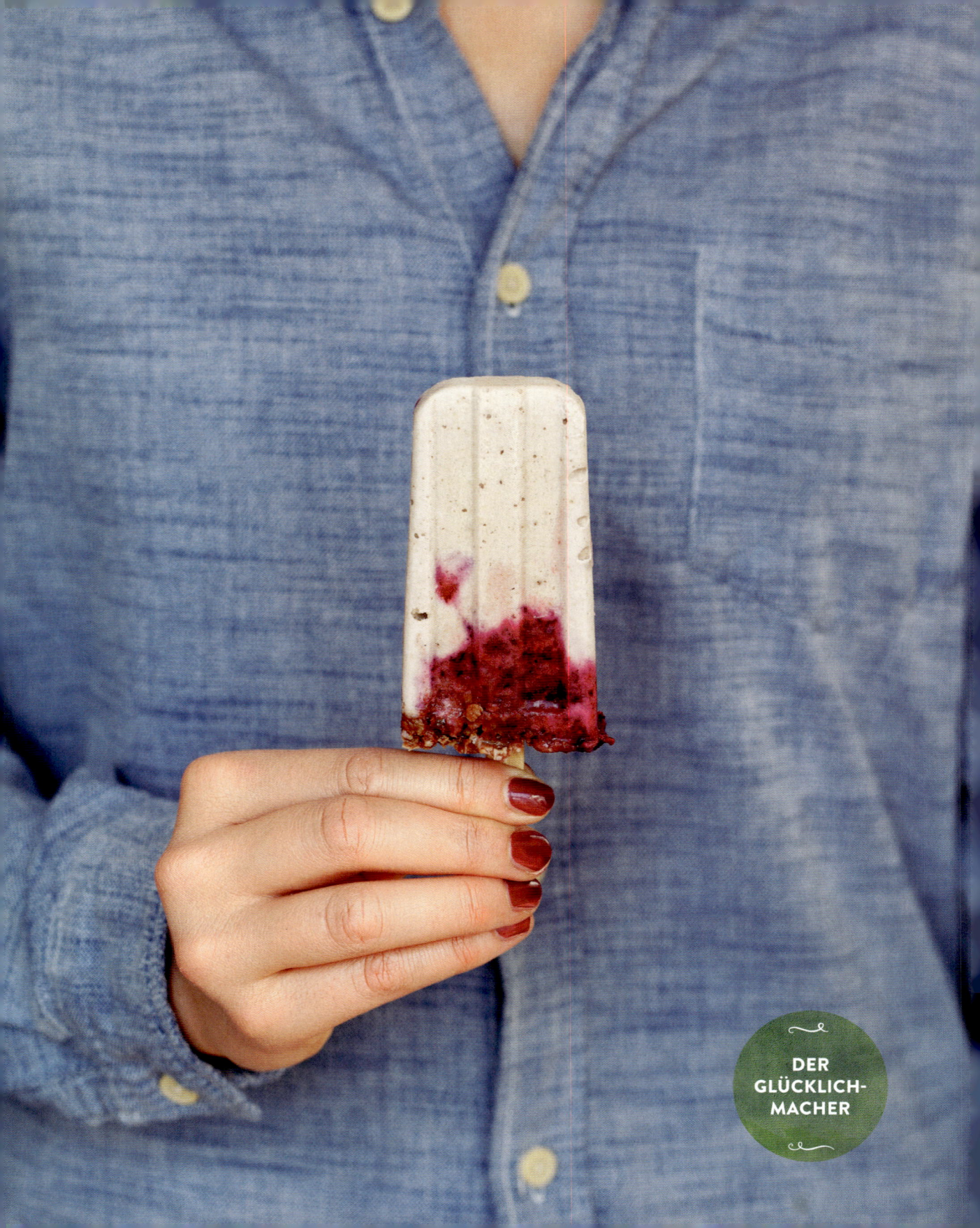

DER GLÜCKLICH-
MACHER

KOKOS-CASHEW-ICE-POPS MIT SCHOKO-PISTAZIEN-CRUMBLE

Eis am Stiel erinnert an Urlaub und Kindheitstage. Schon mal Eis selber gemacht? Diese **VEGANE KÖST-LICHKEIT** aus Cashewkernen schmeckt allen von Gross bis Klein. Eine Ice-Pop-Form ist eine praktische Anschaffung – die **ZUBEREITUNGSMÖGLICHKEITEN** mit Fruchtsäften und frischen Früchten oder auch auch rohen Nussmassen sind **UNBEGRENZT.** Viel Freude damit!

 ZZ: 25 MINUTEN

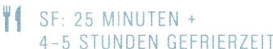 SF: 25 MINUTEN +
4–5 STUNDEN GEFRIERZEIT

ZUTATEN FÜR 8 ICE POPS

FÜR DIE ICE POPS

250 g Himbeeren

300 g Cashewnüsse, für mind.
4 Stunden eingeweicht

2 Bananen

70 g Kokosöl

150 ml Kokosmilch

60 ml Wasser

50 g Kakao-Butter oder Kokosöl

1 TL Vanillepulver

½ TL Salz

1 TL Zitronensaft

16 Himbeeren für die Deko

FÜR DEN CRUMBLE

ca. 70 g Pistazien

2 EL Kokosnussöl

1–2 EL Ahornsirup

40 g Haferflocken

½ TL Zimt

1 EL Kakao

1. Himbeeren mit einem Pürierstab pürieren. Himbeerpüree zur Seite stellen.

2. In einer Küchenmaschine alle anderen Zutaten für die Ice Pops vermischen, bis eine schöne cremige Masse entsteht. Ice Pops zweidrittelhoch mit der Masse füllen. Himbeermus gleichmäßig darauf verteilen. Für den Marmoreffekt mit einem Strohhalm oder Holzspieß das Himbeermus nach unten in die Formen ziehen. 2 Himbeeren pro Form mittels des Strohhalms oder Spieß nach unten ziehen.

3. Für den Pistaziencrumble Pistazien hacken. Kokosöl in einem Topf erhitzen. Die restlichen Zutaten hinzugeben und alles gut verrühren.

4. Pistaziencrumble auf das Himbeermus geben und Ice Pops in der Tiefkühltruhe mind. 3–4 Stunden gefrieren lassen.

Tipps: Um die Ice Pops schneller aus der Form zu bekommen, einfach kurz unter warmes Wasser halten. Diese Ice Pops kann man mit anderem Früchtemus genauso zubereiten, z.B. mit pürierten Mangos, Aprikosen, diversen Beerensorten etc.

 LF   VG **Glutenfrei** *bei Verwendung zertifizierter glutenfreier Haferflocken*

RAW-KOKOS-KUCHEN MIT HEIDELBEEREN

Fast wie eine Eistorte, denn dieser Kuchen bleibt **BIS ZUR VERWENDUNG GEKÜHLT**. Ich habe ihn immer auf Vorrat in der Tiefkühltruhe — als **PRAKTISCHES DESSERT**, wenn unerwartet Besuch kommt und ich den Gästen etwas Süßes anbieten möchte.

 ZZ: 30 MINUTEN

 SF: 30 MINUTEN + ZEIT ZUM GEFRIEREN UND AUFTAUEN

ZUTATEN FÜR EINE KLEINE TORTE

FÜR DEN TEIGBODEN

130 g Mandeln

80 g Kokosflocken

1 TL Salz

1 TL Vanillepulver

2 EL Kokosöl

180 g Datteln, 4 Stunden in Wasser eingeweicht

FÜR DIE FÜLLUNG

500 g Cashewnüsse, mind. 4 Stunden in Wasser eingeweicht

ca. 110 g Kokosöl

110 g Kokosmilch

60 ml Wasser

50 g Kakao-Butter oder Kokosöl

1 TL Vanillepulver

½ TL Salz

1 TL Zitronensaft

SONSTIGE ZUTATEN

250 g Heidelbeeren plus Beeren für die Deko

2 EL Pistazien

1. In einer Küchenmaschine Mandeln, Kokosflocken, Salz und Vanille gut vermischen.

2. Kokosöl hinzugeben und so lange rühren, bis die Masse einen schönen Glanz bekommt. Eingeweichte Datteln hinzugeben und alles gut vermixen.

3. Masse in eine ca. 22 cm große Springform pressen. Boden bis zu Verwendung in den Kühlschrank stellen.

4. In einer Küchenmaschine alle Zutaten für die Füllung vermischen, bis eine schöne cremige Masse entsteht. Boden aus dem Kühlschrank nehmen und Masse gleichmäßig mit einer Teigspachtel auf dem Boden verteilen.

5. Heidelbeeren mit einem Stabmixer pürieren. Torte mit den pürierten Heidelbeeren bestreichen und die Torte über Nacht oder mind. 4 Stunden in den Tiefkühler geben. Pistazien hacken. Torte 45 Minuten vor Verwendung aus dem Tiefkühler nehmen, mit den gehackten Pistazien bestreuen und servieren.

Info: Typische Rohköstler ernähren sich heute eher vegan und wollen ihr Essen nicht gekocht. Gemüse, Obst und Wildpflanzen und deren wertvolle Inhaltsstoffe sollen ihnen zu 100 Prozent zur Verfügung stehen. Das Beste in Gemüse und anderen roh genießbaren Lebensmitteln bleibt in unveränderter Qualität erhalten. So gibt es keine Einbuße durch Erhitzen, zu lange oder falsche Zubereitung.

GF   LF   VG

Mein Jüngster war anfangs skeptisch, er kommentierte den Beginn der Testphase mit: „Heute beginnt die schlimmste Zeit meines Lebens." Doch nachdem er probiert hatte, hat er sich dazu herabgelassen, das Porridge so gut wie ganz aufzuessen.

Kein Wunder, es schmeckte super!

Manuela, 54

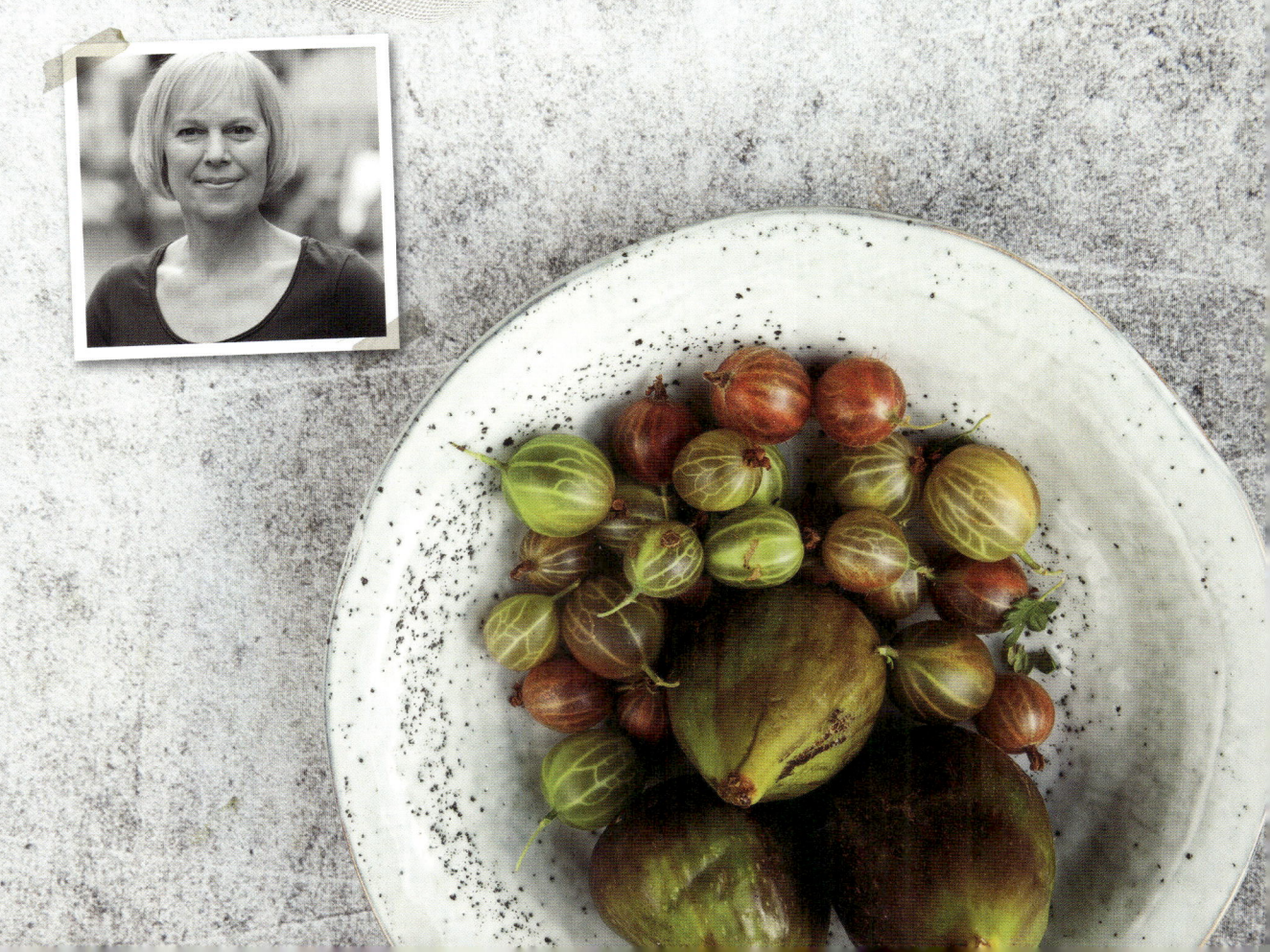

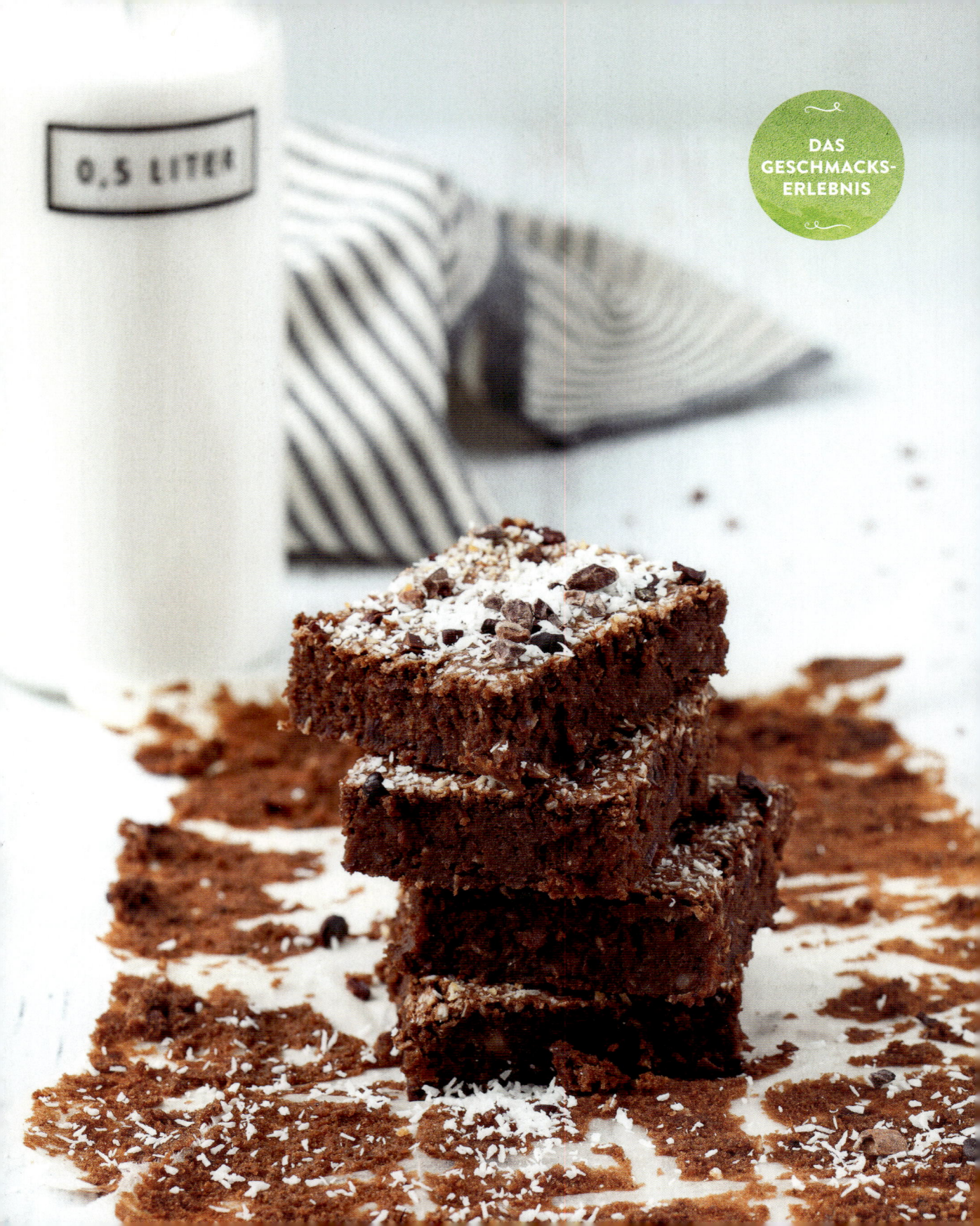

0,5 LITER

MEHLFREIE KOKOS-BROWNIES

Diese Brownies begeistern auf ganzer Linie. Sie enthalten natürliche Fette und Zucker aus Agavensirup, kommen **KOMPLETT OHNE MEHL UND HAUSHALTSZUCKER** aus und sind durch eine ganz spezielle Zutat — die Kidneybohnen — extrem saftig.

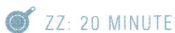 ZZ: 20 MINUTEN

SF: 45-55 MINUTEN + ABKÜHLZEIT

ZUTATEN FÜR EINE QUADRATISCHE FORM MIT 27 X 25,5 X 5,5 CM GRÖSSE

30 g Kokosöl plus Öl für die Form

240 g Kidneybohnen aus der Dose

3 Eier

1 Prise Salz

60 g Mandelmus

140 g Ahornsirup

40 g Kakao

2 EL Kokosflocken

2 EL Kokosflocken für die Deko

2 EL Kakaonips für die Deko

1. Backofen auf 170 °C Umluft (190 °C Ober-/Unterhitze) vorheizen. Eine kastenförmige oder quadratische Kuchenform mit Kokosöl ausstreichen. Kidneybohnen mit einem Stabmixer oder in einer Küchenmaschine pürieren. Eier trennen und Eiweiß mit Salz steif schlagen.

2. Kokosöl, Mandelmus, Ahornsirup, pürierte Kidneybohnen, Eigelb, Kakao und Kokosflocken in einer Schüssel oder mit einer Küchenmaschine gut vermengen. Eischnee vorsichtig zum Schluss unterheben.

3. Teig in die Kuchenform geben, mit Kokosflocken und Kakaonips bestreuen und Kuchen auf der mittleren Schiene ca. 25–30 Minuten backen. Teig mind. 15 Minuten in der Kuchenform auskühlen lassen.

Tipp: Brownies im Kühlschrank aufbewahren oder einfrieren.

GF   LF   VEG

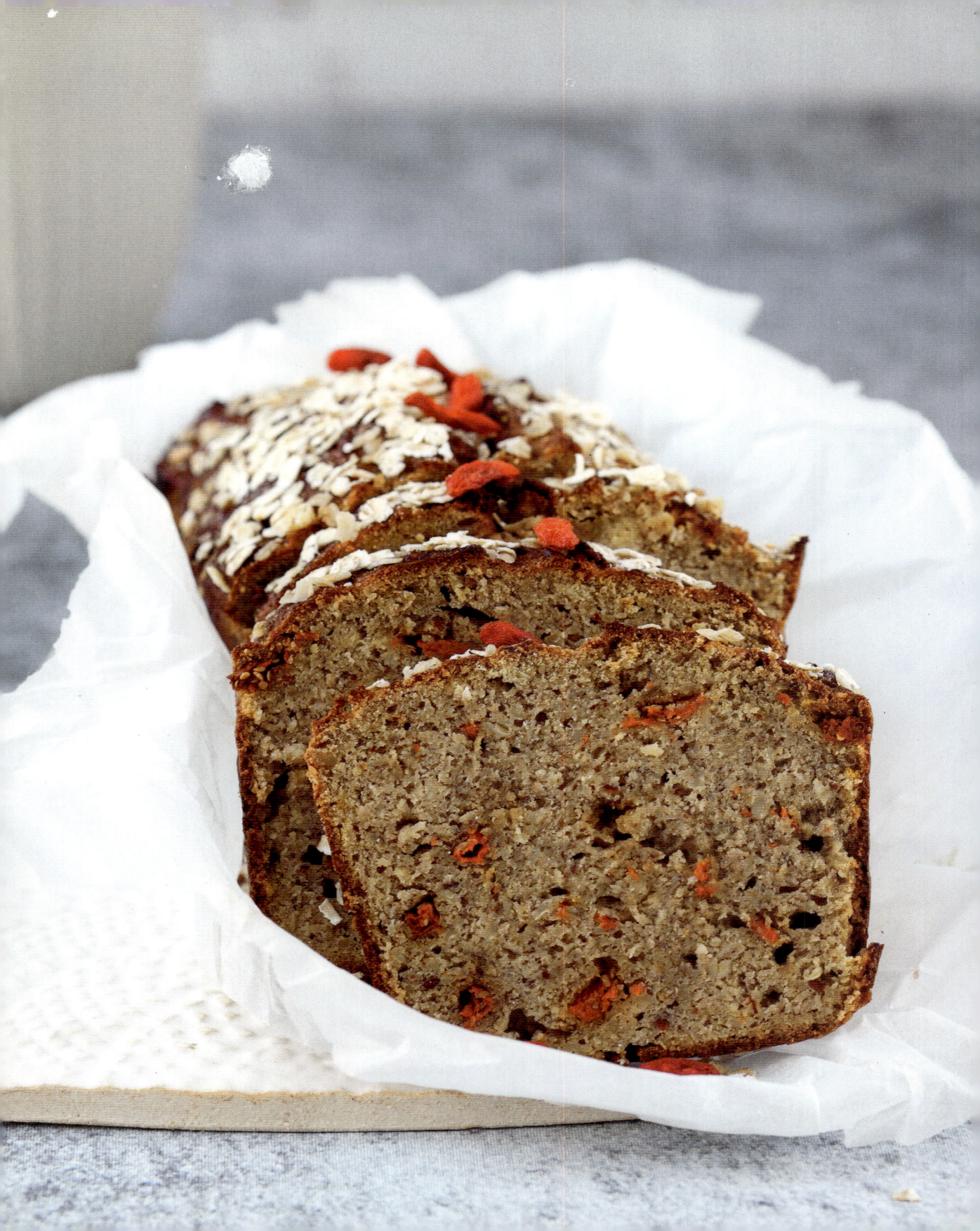

KOKOS-GOJIBEEREN-BROT MIT BANANEN

Dieses „Brot", auf Englisch loaf genannt, ähnelt durch seine Süße mehr einem Kuchen. Es ist **WUNDERBAR SAFTIG** und ein köstlicher Snack für **ZWISCHENDURCH ODER UNTERWEGS.**

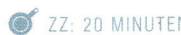 ZZ: 20 MINUTEN

SF: 1 STUNDE 20 MINUTEN + ABKÜHLZEIT

ZUTATEN FÜR EINE KASTENFORM MIT CA. 22 CM LÄNGE

75 g Kokosöl

1 EL Kokosblütenzucker

4 Eier

40 g Kokosmehl

2 große reife Bananen

40 g Mandelmehl

4 EL Gojibeeren

2 TL Backpulver

1 TL Zimt

30 g Haferflocken

1 EL Chiasamen

1 Prise Salz

1 EL Haferflocken für die Deko

1. Backofen auf 180 °C Umluft (200 °C Ober-/Unterhitze) vorheizen. Kastenform einfetten und mit Backpapier auskleiden (durch das Einfetten kann man das Backpapier besser legen).

2. Kokosöl und Zucker in eine Rührschüssel geben und mit einem Handrührgerät cremig mixen. Nach und nach die Eier und das Kokosmehl unterrühren.

3. Bananen mit einer Gabel zerdrücken und Mandelmehl, Gojibeeren, Backpulver, Zimt, Haferflocken, Chiasamen und Salz unter die Eier-Mischung rühren.

4. Masse in die Kastenform gießen, glatt streichen und mit Haferflocken bestreuen. Im vorgeheizten Ofen auf der mittleren Schiene ca. 1 Stunde backen. Evtl. nach ca. 30–45 Minuten mit Alufolie abdecken, damit es nicht zu dunkel wird. 15 Minuten in der Form auskühlen lassen, anschließend in Scheiben schneiden.

Tipp: Schmeckt auch mit Cranberrys oder frischen Beeren wie Heidelbeeren toll.

VEG

Glutenfrei *bei Verwendung von glutenfreiem Backpulver und zertifizierten glutenfreien Haferflocken*

BANANA BREAD MIT KOKOSÖL

Kennengelernt habe ich das süssliche und leckere Banana Bread in Neuseeland. Dort gibt's diese Leckerei in fast jedem Café. Es verbreitet beim Backen einen herrlichen Duft und ist **RUCKZUCK FERTIG.** Ein optimales Rezept, wenn man wieder mal nicht schnell genug war und die Bananen nicht rechtzeitig gegessen hat. Dann, wenn sie schon bräunlich und sehr süss sind.

 ZZ: 25 MINUTEN

SF: 1 STUNDE 10 – 1 STUNDE 15 MINUTEN

ZUTATEN FÜR 1 KASTENFORM MIT 22 X 13 CM

115 g Kokosöl

140 g Ahornsirup

2 große Eier

180 g Vollkornmehl

2 TL Backpulver

1 Prise Salz

50 g geriebene Mandeln

3 mittelgroße reife Bananen

125 g saure Sahne

Öl für die Form

1 kleine Banane für die Deko

50 g Walnüsse

1-2 EL Rohrzucker

 To go: Süßer Snack zwischendurch, toll auch als Frühstück (Scheiben einfrieren).

1. Backofen auf 180 °C Umluft vorheizen. In einer Rührschüssel Kokosöl mit dem Ahornsirup cremig verrühren. Eier nach und nach hinzugeben und alles verrühren. In einer weiteren Schüssel Mehl mit Backpulver und Salz verrühren. Geriebene Mandeln hinzugeben.

2. Die 3 mittelgroßen Bananen mit einer Gabel zerdrücken. Mehlmischung unter die Eier-Kokosöl-Mischung rühren. Saure Sahne sowie Bananen hinzugeben und alles gut vermengen.

3. Backform mit Kokosöl ausstreichen und Teig einfüllen. Walnüsse in den Teig versenken, sodass sie ganz mit Teig bedeckt sind. Restliche Banane schräg in Scheiben schneiden und auf dem Teig mittig verteilen.

4. Banana Bread in den vorgeheizten Ofen geben und etwa 45–55 Minuten backen. Etwa 15 Minuten vor Backende Rohrzucker auf die Bananenscheiben streuen, so dass diese schön karamellisieren.

5. Kuchen aus dem Ofen nehmen, etwas auskühlen lassen und in Scheiben schneiden.

Tipp: Banana Bread schmeckt auch getoastet himmlisch, besonders mit einem Stück Butter. Am besten eignet sich dafür ein Klapptoaster.

 VEG

Glutenfrei *bei Verwendung von glutenfreiem Backpulver und glutenfreiem Mehl*

Laktosefreie Variante: *Kokosmilch statt saurer Sahne verwenden*

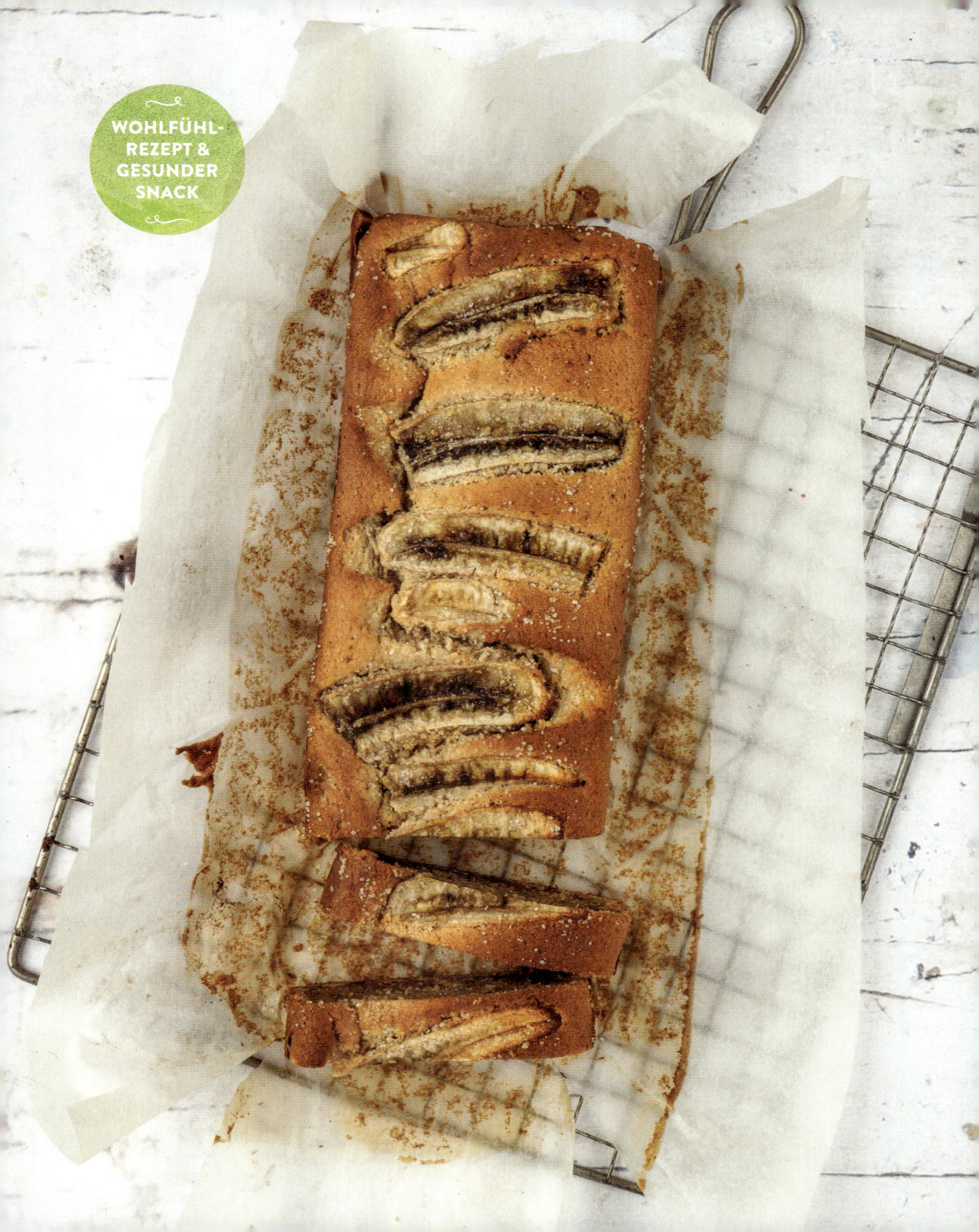

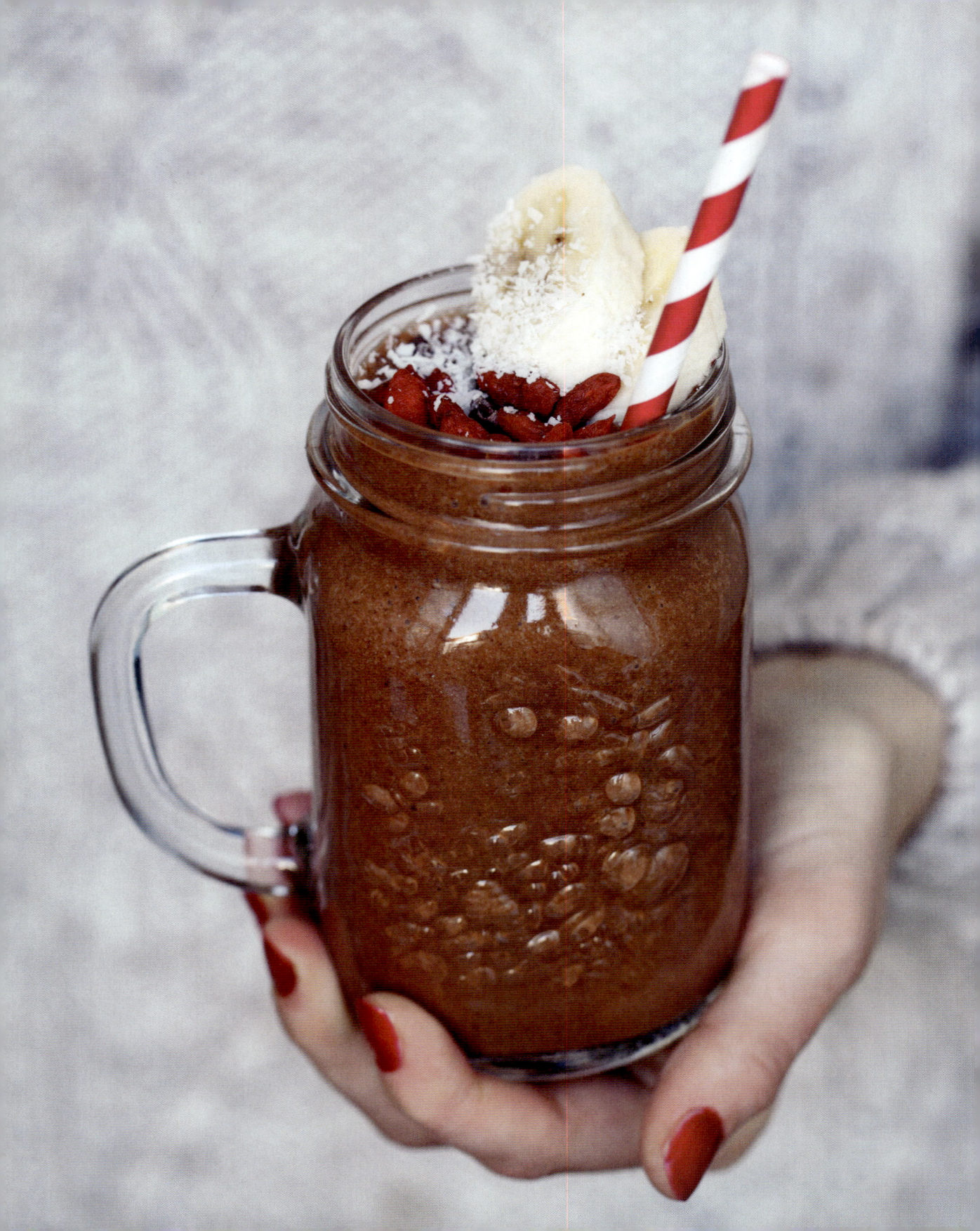

CHOCAHOLIC-KOKOS-SHAKE

Dieser Shake ist mein persönlicher **GLÜCKLICHMACHER** für graue Tage! Bananen zählen genau wie Schokolade zum so genannten Mood Food. Oft hört man, dass Schokolade glücklich macht. Das trifft aber eigentlich eher auf Kakao zu. Er enthält wertvolle Substanzen, unter anderem Theobromin, Serotonin und Dopamin, die eine stimmungsaufhellende Wirkung haben können. Serotonin steckt auch in Bananen.

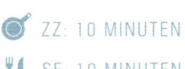 ZZ: 10 MINUTEN

SF: 10 MINUTEN

ZUTATEN FÜR 2 SHAKES

1 Banane

2 Medjool-Datteln

300 ml Kokosmilch

1 EL Chiasamen

½ TL Vanillemark

½ TL Zimt

1 TL Kakaonibs

2 EL Kakao

200 ml Mandelmilch

5 Eiswürfel

1 EL Maca-Pulver

FÜR DIE DEKO

einige Bananenscheiben

1 EL Gojibeeren

2 TL Kokosflocken

1. Banane schälen, Datteln entkernen und alle Zutaten in einen Mixer geben.
2. Schokoladen-Shake in Gläser füllen und mit Bananenscheiben, Gojibeeren und Kokosflocken dekorieren.

Tipps: Der Drink eignet sich auch als Dessert. Dafür die Masse in kleine Dessertgläser abfüllen und über Nacht kühlstellen. Mit frischen Beeren und Kokosflocken servieren.
Mandelmilch lässt sich leicht selber machen: 100 g blanchierte Mandeln im Mixer mahlen. 250 ml stilles Wasser dazugeben, 1 kleine Prise Salz und, wenn gewünscht, 1 EL Ahornsirup hinzufügen. Nochmals für ca. 10 Sekunden mixen.

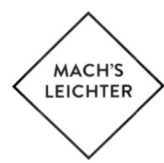

MACH'S LEICHTER

Anstatt Kokosmilch kann man auch eine kohlenhydratärmere Milch verwenden, z.B. Mandelmilch.

GF   VG

VIETNAMESISCHER EISKAFFEE

Diesen vietnamesischen Eiskaffee habe ich über einen lieben Freund kennengelernt — er schmeckt **HERRLICH SÜSSLICH, MACHT WACH UND IST IDEAL FÜR HEISSE SOMMERTAGE.**

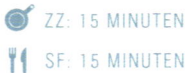 ZZ: 15 MINUTEN

SF: 15 MINUTEN

ZUTATEN FÜR 2 PERSONEN

4 Doppelshots Espresso – am besten vietnamesischen

300 ml Mandelmilch

2 TL Dattelsüße oder 4 frische Datteln

½–1 TL Zimt

½ TL Kardamompulver

8 Eiswürfel

1. Kaffee aufkochen. Mandelmilch mit Dattelsüße oder frischen Datteln, Zimt und Kardamom in einen Mixer geben und alles gut vermixen.

2. Jeweils 3 Eiswürfel in ein Glas geben, Mandelmilch hineingießen und mit Kaffee aufgießen.

Tipp: Als Süße kann man auch Ahornsirup oder Kokosblütenzucker nehmen. Auch die Milch kann man mit seiner Lieblingsmilch austauschen. Original wird der Kaffee in Vietnam mit eigenen kleinen Maschinen und süßer Kondensmilch zubereitet.

GF LF VG

GRÜNKOHL-CHIPS

SNACKS vor dem Fernseher zum Knabbern müssen nicht immer ungesund sein. Jeder kennt den Heißhunger auf etwas Salziges und evtl. Fettes zwischendurch. Diese Grünkohl-Chips sind die ideale Lösung. Denn **GRÜNKOHL IST DAS SUPERFOOD SCHLECHTHIN.**

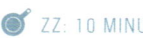 ZZ: 10 MINUTEN

SF: 20–25 MINUTEN

ZUTATEN FÜR EIN BLECH CHIPS

250 g Grünkohl

ca. 2 EL Olivenöl

Kräuter-Salz

1. Backofen auf 190 °C Ober-/Unterhitze (170 °C Umluft) vorheizen. Grünkohl von den holzigen Stängeln zupfen und in kleinere Stücke zerreißen. Die Größe der Stücke sollte in etwa die von Kartoffelchips haben.

2. Grünkohlstücke in eine Schale geben und Olivenöl hinzufügen. Wichtig ist, dass die Stücke auf beiden Seiten mit Olivenöl überzogen sind.

3. Auf ein mit Backpapier belegtes Backblech verteilen und im vorgeheizten Ofen auf der 2. Schiene von unten ca. 10–15 Minuten knusprig backen. Mit einem Holzlöffel die Backofentür einen Spalt breit offen halten. Eventuell nach einigen Minuten einmal wenden.

Tipp: Ideal für unterwegs oder als Snack bei Partys + Co.

GF LF VG

ROTE-BETE-KAKAO-KUCHEN

ROTE BETE TRIFFT AUF SCHOKOLADE UND VERKLEIDET SICH IN EINEM KUCHEN. SEHR SPANNEND! DAS ERGEBNIS KANN SICH DEFINITIV SEHEN LASSEN. MEINE FREUNDE HABEN ALLE EXTREM SKEPTISCH REAGIERT, ALS ICH DIESEN KUCHEN ZUM GEBURTSTAG MEINES BRUDERS SERVIERT HABE. ÜBERRASCHT WAREN SIE ALLEMAL, ABER SEHR POSITIV. HÄTTEN SIE'S NICHT BESSER GEWUSST, HÄTTEN SIE AUF KIRSCHEN GETIPPT.

 ZZ: 25-30 MINUTEN

 SF: 1 STUNDE – 1 STUNDE 10 MINUTEN

ZUTATEN FÜR EIN BLECH

200 g Schokolade (70 %)

100 g Kokosöl

300 g Rote Bete, gekocht

3 Eier

5 EL Honig

3 EL roher Kakao

1 Prise Salz

30 g Kokosmehl

1 TL Backpulver

100 g Mandeln, gerieben

80 g Mandeln, gehackt

Kakao (optional)

1. Backofen auf 180 °C Umluft (200 °C Ober-/Unterhitze) vorheizen. Die Hälfte der Schokolade klein hacken.

2. Die andere Hälfte der Schokolade über einem Wasserbad zum Schmelzen bringen. Kokosöl untermischen und gut verrühren.

3. Rote Bete mit einer Küchenmaschine oder einem Stabmixer pürieren und mit Eiern, Honig, Kakaopulver und Salz vermengen.

4. Kokosmehl, Backpulver, geriebene Mandeln, gehackte Mandeln und gehackte Schokolade zu der Masse geben und alles mit der Küchenmaschine oder dem Handrührgerät gut vermengen.

5. Masse in ein hohes mit Backpapier ausgelegtes Backblech oder in eine große Auflaufform geben und im vorgeheizten Ofen für ca. 30–40 Minuten backen.

6. Kuchen in der Form auskühlen lassen, dann samt Backpapier aus der Form nehmen und in Stücke schneiden. Nach Belieben mit etwas rohem Kakao bestreuen.

Tipps: Der Kuchen wird eher herb. Wenn Sie es lieber süß möchten, einfach die Honigmenge erhöhen.

Anstatt Honig, der auch zu den Superfoods zählt, könnte man auch Ahorn- oder Agavensirup verwenden.

Falls die Masse nicht flüssig genug ist, einfach ein wenig Milch hinzugießen.

VEG

Glutenfrei *bei Verwendung von glutenfreiem Backpulver*

Laktosefrei *bei Verwendung laktosefreier Schokolade*

KURKUMA-LATTE

Kurkuma, das zur Familie der Ingwergewächse gehört, ist ein wahres Wundermittel und gibt als Hauptzutat Currymischungen ihre gelbe Farbe. In Südostasien wird Kurkuma seit Jahrtausenden verehrt und auch „Heilige Ambrosia" genannt.

 ZZ: 10–15 MINUTEN

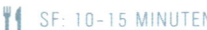 SF: 10–15 MINUTEN

ZUTATEN FÜR 2 KURKUMA-LATTES

1 cm frischer Ingwer

2 Tassen Mandelmilch oder Kokosmilch

1 TL Kurkuma

½ TL Zimt

1 TL Honig

1. Ingwer schälen und fein hacken. Zwei Drittel der Milch in einem Topf erhitzen und Zimt und Honig hinzugeben. Kurkuma und Ingwer zur Milch geben. Einköcheln lassen, bis die Milch eine schöne dunkelgelbe bis dunkelorange Farbe bekommt.

2. Restliche Milch separat erhitzen und mit einem Milchschäumer aufschäumen. Milchschaum auf die Kurkuma-Milch geben und Kurkuma-Latte servieren.

GF   **LF**   **VEG**

Vegane Variante: *Honig durch Kokosblütenzucker ersetzen*

ROTER POWERSHAKE

Dieser Shake macht mit seiner intensiven roten Farbe nicht nur optisch einiges her, sondern steckt auch voller Superfoods und damit voller Vitamine und Nährstoffe. Rote Bete wirken blutreinigend, entsäuern den Organismus und regen den Stoffwechsel an. Maca wirkt Wunder bei Stress und Belastung und die Gojibeeren toppen als Superfood.

 ZZ: 5–10 MINUTEN

 SF: 5–10 MINUTEN

ZUTATEN FÜR 2 PERSONEN

200 g Beeren-Mix aus Heidelbeeren, Erdbeeren und Brombeeren

3 große Handvoll Kopfsalat (ca. 150 g)

4 Datteln (evtl. vorher ca. 20 Minuten in Wasser einweichen)

200 ml Wasser

200 ml Rote-Bete-Saft

1 EL Gojibeeren

1 EL Macapulver

1. Beeren und Kopfsalat waschen. Datteln entkernen.

2. Alle Zutaten in einen Mixer geben und zu einem Smoothie mixen.

Tipps: Man kann den Drink mit noch mehr Ballaststoffen wie Leinsamen, Chiasamen oder Flohsamen aufwerten.
Statt Gojibeeren passen auch Heidelbeeren, statt Macapulver Kakao.

GF   **VG**

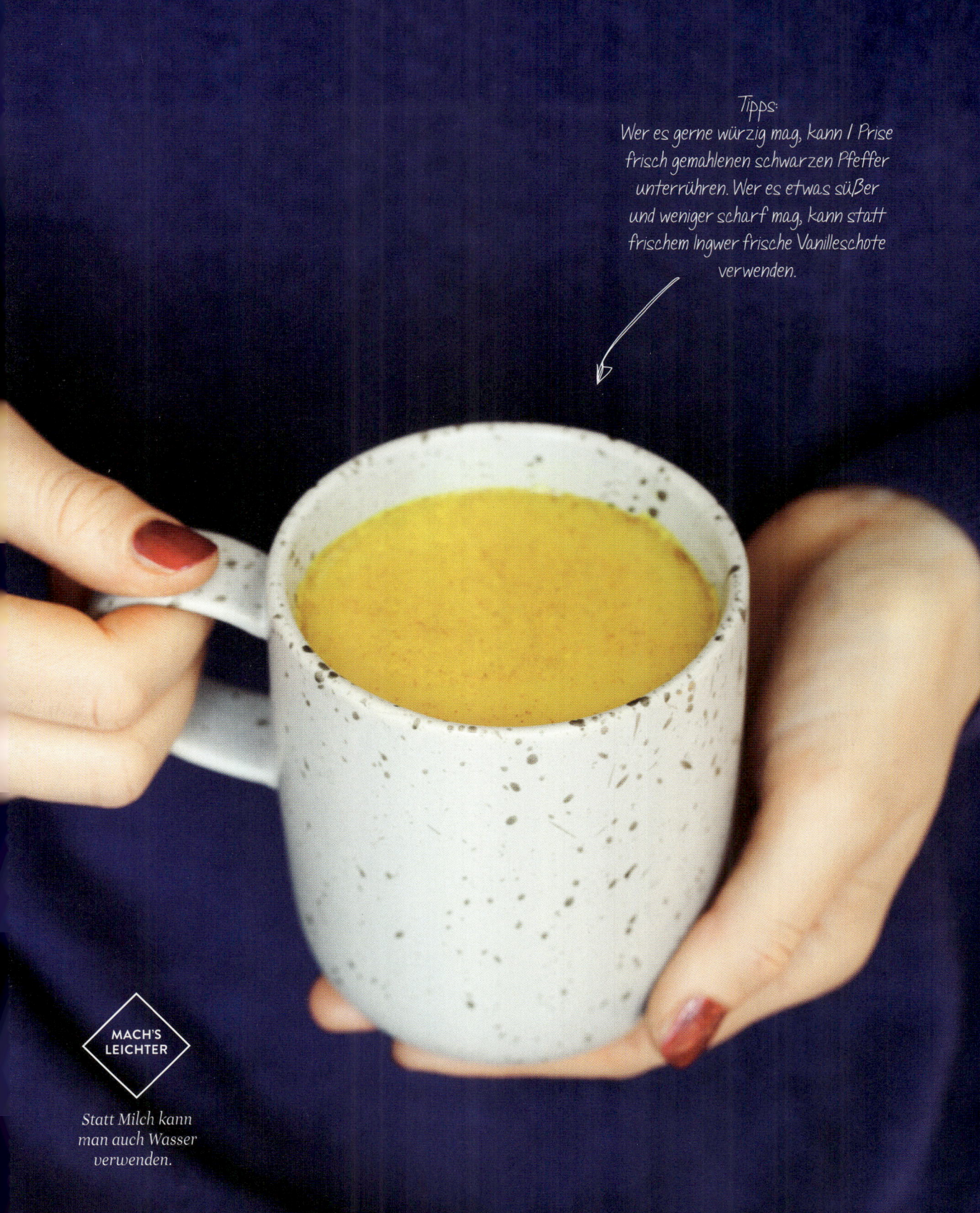

Tipps:
Wer es gerne würzig mag, kann 1 Prise frisch gemahlenen schwarzen Pfeffer unterrühren. Wer es etwas süßer und weniger scharf mag, kann statt frischem Ingwer frische Vanilleschote verwenden.

MACH'S LEICHTER

Statt Milch kann man auch Wasser verwenden.

Register

HINWEISE ZU DEN REZEPTEN:

Bei Backtemperaturen ist immer jene Art Hitze zuerst angegeben, die für das Rezept am besten geeignet ist. Sofern nicht anders angegeben, wurden Eier der Größe M verwendet. Der Hinweis „laktosefrei" findet sich nur bei Rezepten mit ausschließlich laktosefreien Zutaten. Werden Lebensmittel verwendet, die geringe Mengen Laktose enthalten, sind die Rezepte nicht als laktosefrei gekennzeichnet. Den Hinweis „glutenfrei" haben nur Rezepte, deren Zutaten unabhängig vom Hersteller glutenfrei sind. Werden Zutaten verwendet, die glutenhaltig oder glutenfrei sein können, z.B. Backpulver, findet sich der Hinweis „glutenfrei bei Verwendung von glutenfreiem Backpulver".

Wenn ich früher ein Kochmagazin oder Kochbuch verwendet habe, habe ich versucht, das nachzukochen, was am appetitanregendsten war und am besten aussah.

Ich besorgte mir die Zutaten und legte los. Irgendwann hat mich die Ästhetik der Speisenbilder so fasziniert, dass ich versuchte, mein selbst zubereitetes Essen in Szene und ins richtige Licht zu setzen. Erst ab da wurde mir bewusst, wie viel Arbeit hinter so einem Prozess steckt. Für ein Kochbuch braucht es viele Arbeitsschritte, die ein Leser nicht sehen oder kennen kann.

Zudem sind viele gute Köpfe und helfende Hände beteiligt, die für ein paar Monate alles geben. Auch wenn es mir ein Anliegen war, bei meinem ersten Buch so gut wie alles selbst zu machen, angefangen von der Konzept- und Rezeptentwicklung, über das Kochen und das Foodstyling bis hin zum Shooting, wäre dieses Buch ohne die Unterstützung von besonderen Menschen nicht das geworden, was es ist.

Allen voran möchte ich zwei Menschen danken: meiner Grafik-Designerin **Julia Leissing,** die immer versteht, wie ich Dinge umgesetzt haben möchte und die immer die schönsten Sachen designt. Dazu gehört mein erstes Kochbuch.

Ebenfalls möchte ich meiner Kollegin **Julia Stix** danken, die meist meine Gedanken lesen kann, wunderschöne Fotos macht und geschmacklich mit mir genau auf einer Wellenlänge ist.

Besonders danken möchte ich **meinen Eltern,** die mich immer unterstützt und mir meine Träume ermöglicht haben.

Vor allem meiner Mutter möchte ich für ihre Zeit und Geduld danken – ich könnte mir keine bessere Lektorin und Köchin als sie wünschen. Danke an meinen Bruder Florian für das Verständnis und die Geduld.

Danke an meine Freundin **Marie-Thérèse Zumtobel,** die den wundervollen Trailer für dieses Buch gemacht hat. Eine tolle Kamerafrau, die weiß, wie Geschichten bildlich erzählt werden.

Danke an **Maria Ritsch,** meine Tante **Ulli Zumtobel,** meine wunderbaren Freunde **Peter Fetz, Patrick Prokesch** und **Tobias Baldauf, Marie Harpøth,** meine liebe Freundin **Kendra Rainalter,** meine liebe Bloggerkollegin **Anna-Sophie Standl,** die mich alle bei meinen Koch- und Fotografiesessions oft geduldig und inspirierend unterstützt haben.

Danke an **Lena Steger, Theresa Amann-Lobo** und **Constantin Amann, Stephanie De Mayer, Thomas und Christina Primus** und **Karoline Hörburger** für eure großartige Unterstützung beim Testkochen.

Danke an alle Firmen, die mir Geschirr geliehen haben. Besonderer Dank gilt hier **Gerti Schneider** mit ihren wunderhübschen Tellern und Schüsseln sowie RIESS, Feinedinge und House Doctor.

Danke, **Eva Brunold,** für das schöne Make-up für die Fotoshootings.

Dank gebührt der wunderbaren **Laura Karasinki,** die mir ihr wunderschönes Atelier für das Shooting zur Verfügung gestellt hat. Eine inspirierende Frau mit unendlicher Kreativität.

Danke an **Hemma und Ludwig** für die viele Energie, die ihr mir immer schenkt und die wertvollen Tipps bezüglich gesunder Ernährung.

Danke an meine geduldige und liebe Betreuerin **Stefanie Neuhart,** die immer an mich geglaubt und dieses Projekt intensiv betreut und gepusht hat.

Danke, **Else Rieger,** für das super Lektorat und deine wertvollen Inputs.

Danke an meinen Programmierer **Andi Bilz,** der eine super Arbeit für mich leistet und auch die LCF-Website für mich programmiert hat. Ohne dich würden weder mein Blog noch meine LCF-Website laufen.

Danke an meine Blogger-Kollegin und Freundin **Karin Stöttinger,** die selber ein tolles Kochbuch im Brandstätter Verlag herausgebracht hat und immer für Fragen zur Verfügung stand und mir beim Kochen unter die Arme gegriffen hat. Danke für dein Vertrauen, deine Geduld und die nützlichen Informationen.

Danke an euch, ihr treuen Leser und Foodies. Ihr seid die Besten!

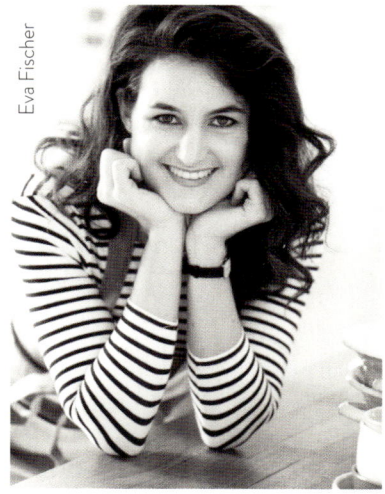

Eva Fischer

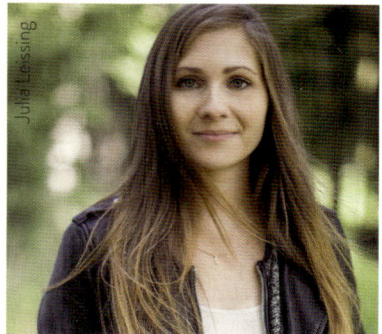

Julia Leissing

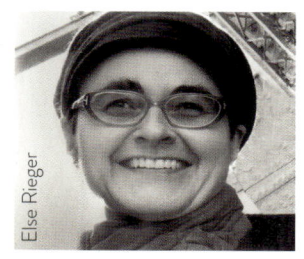

Else Rieger

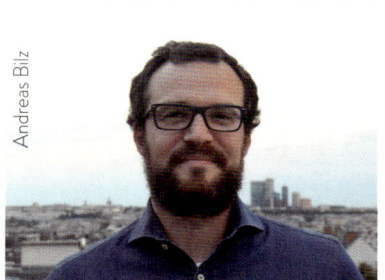

Andreas Bilz

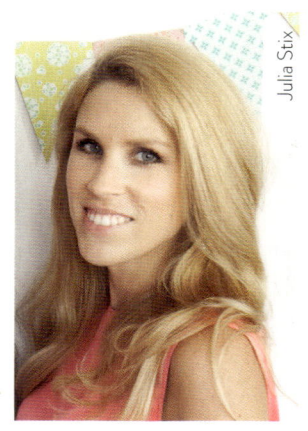

Julia Stix

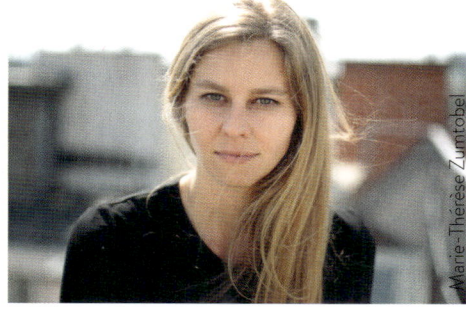

Marie-Thérèse Zumtobel

EVA FISCHER,

geb. 1986 in Vorarlberg, ausge-bildete Gesundheitsmanagerin, Ernährungsexpertin, Food-Fotografin, -Stylistin, -Bloggerin sowie Rezeptentwicklerin. Für ihren beliebten Blog foodtastic wurde sie mehrfach mit Awards ausgezeichnet. Sie schreibt regelmäßig für Magazine, gibt Workshops, ist Gast bei TV-Auftritten oder Food-Events. Neben fachlichen Beiträgen zu Ernährung & Gesundheit liebt sie es, zu reisen und neue Geschmä-cker zu entdecken.

ANDREAS BILZ,

geb. 1982 in Bregenz, lebt und arbeitet in Wien als Web-Entwickler. Würde am liebsten Evas Desktop aufräumen. Hat dazu aber keine Zeit, da es immer viel zu tun gibt.

JULIA LEISSING,

geb. 1984 in Vorarlberg, Ausbildung in Wien auf der Graphischen, seit über 10 Jahren Wahlwienerin. Julia und ihr Mann lieben Reisen, auf denen sie viel Neues ausprobieren, und bauen ihr eigenes Gemüse auf der Terrasse an. Foodtastic unter-stützt sie grafisch seit der 1. Stunde, weitere Projekte gibt's auf www.julikat.com zu sehen.

JULIA STIX,

wurde 1984 in Wien geboren, eine Stadt, die bis heute ihr Lebensmit-telpunkt geblieben ist. Als freiberuf-liche Fotografin arbeitet sie überall dort, wo ihr gute Motive vor die Lin-se kommen. Die Kulinarik und ihre Protagonisten haben seit jeher einen besonderen Platz in ihrer Arbeit.

ELSE RIEGER,

geb. 1970 in Salzburg, deutsche Wahlwienerin. Schätzt an Koch-büchern die Herausforderung, Wissen und Handlungsanweisungen bestmöglich in Worte und Bilder zu kleiden.

MARIE-THÉRÈSE ZUMTOBEL,

geb. 1983 in Vorarlberg, freischaf-fende Kamerafrau und Regisseurin. Sie arbeitet vorwiegend im Doku-mentar- und Spielfilmbereich, dreht aber auch Werbungen und Musik-videos. Viele ihrer Kurzfilme sind preisgekrönt und wurden auf internationalen Filmfestivals gezeigt. Wenn sie nicht dreht, interessiert Marie-Thérèse sich für Psychologie, Kulinarik und andere Länder und Kulturen.

IMPRESSUM

Bibliografische Information der Deutschen Nationalbibliothek
Die Deutsche Nationalbibliothek verzeichnet diese Publikation in der Deutschen Nationalbibliografie;
detaillierte bibliografische Daten sind im Internet über http://dnb.d-nb.de abrufbar.

1. Auflage

REZEPTE, FOTOGRAFIE & TEXTE: Eva Fischer, www.foodtastic.at
**FOTOGRAFIE EVA FISCHER, LANDSCHAFTSBILDER
UND 31, 46, 71, 115, 155, 160, 170, 180, 185:** Julia Stix, www.juliastix.com
GRAFISCHE GESTALTUNG: Julia Leissing, www.julikat.com
LEKTORAT: Else Rieger
REDAKTION TESTIMONIALS: Madelaine Blaha
PROJEKTLEITUNG BRANDSTÄTTER VERLAG: Stefanie Neuhart

BILDNACHWEIS:
Buchrücken, VS, 11, 16, 30, 70, 114, 154, 186, 190, NS: © Thinkstock, 78: © Privat,
89: © Nicole Heiling Photography, 173: © Alexander Vejnovic | Fotostudio Düsseldorf

Copyright © 2016 by Christian Brandstätter Verlag, Wien

ISBN 978-3-7106-0036-4

Christian Brandstätter Verlag
GmbH & Co KG
A-1080 Wien, Wickenburggasse 26
Telefon (+43-1) 512 15 43-0
Telefax (+43-1) 512 15 43-231
E-Mail: info@brandstaetterverlag.com
www.brandstaetterverlag.com
Designed in Austria, printed in the EU

Wir danken **SONNENTOR** für die freundliche Unterstützung.

SONNENTOR®
Da wächst die Freude.

FÜR DAS ZURVERFÜGUNGSTELLEN VON GESCHIRR DANKEN WIR:
HOUSE DOCTOR de.housedoctor.dk
GERTI SCHNEIDER www.zur-augenweide.at
FEINEDINGE www.feinedinge.at
RIESS www.riess.at

Vielen Dank an unsere **LCF-TESTIMONIALS**, die das 21-Tage-Programm während
der Buchproduktion vorab getestet und uns wertvolles Feedback gegeben haben!

www.lifechangingfood.info

Haftungsausschluss
*Dieses Buch ist ein Kochbuch und enthält Rezepte mit natürlichen, sorgfältig zusammengestellten Zutaten. Es ist jedoch kein medizi-
nischer Ratgeber und die darin enthaltenen Rezepte sind nicht zur medizinischen Behandlung von Beschwerden gedacht. Der Verlag
und die Autorin übernehmen keine Haftung für etwaige nachteilige Folgen in Zusammenhang mit dem Gebrauch des Buches. In allen
medizinischen Fragen oder bei körperlichen Beschwerden ist Hilfe von fachlicher Seite (Arzt, Heilpraktiker) in Anspruch zu nehmen.*